KB058512

걸어라, 사랑을 향해

걸어라, 사랑을 향해

21세기 한의학이 들려주는 생태주의 건강섹스론

한의사 **이은주** 지음

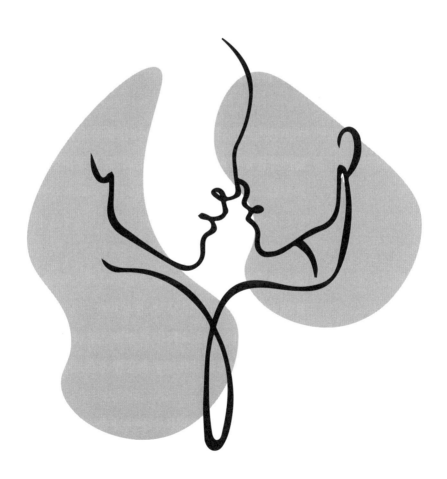

21세기북스

'생태주의 건강 성생활'이란 주제를 걸고 고정칼럼을 시작한 것은 2012년 9월이었다. 남성 전립선 치료를 전문으로 하면서 건강한 부부 성생활에 관심을 기울인 지 15년이 되던 해였다. 2000년대에 들어서며 사회적으로 결혼 기피나 섹스리스sexless 현상이 뚜렷이 감지되기 시작했는데, 전문 의료인의 관점에서는 이것이 자연생태나 사회생태의 변화와 무관치 않아 보였다. 건강이란 육체적·정신적 조화와 균형을 통해 유지되는 것인데, 전통적인 성생활의 변화는 이러한 조화와 균형이 크게 흐트러지고 있음을 보여주는 징표로 읽혔기 때문이다. 당시는 때마침 동일본 대지진과 후쿠시마 원전 폭발에 따른 방사능의 위협이 현실로 체감되어 지구환경의 문제가 더욱 절박하게 인식되던 때이기도 했다. 이런 배경에서, 인간의 건강문제를 생태학적 관점으로 살피고 대안을 모색해보자는 취지로 이 책의 토대가 된 칼럼을 기고하기 시작했던 것이다.

당시만 해도 '환경으로부터의 역습'이란 경고는, 적어도 대한민국 내에서는 그다지 실감하기 어려운 '구두경고'의 수준으로 인식되기 쉬웠다. 그러나 그동안 태평양의 '쓰레기 섬' 이야기가 현실이 되고, 급증한 초미세먼지 때문에 집집마다 공기정화기를 사들이는 소동을 겪었으며, 2016년 경주 지진을 시작으로 급격히 증가한 미소지진微小地震을 경험하는 등 한국인들에게도 환경생태의 문제는 피부에 와닿는 현실이 되었다.

무엇보다 결정적인 경험은 세계적 팬데믹을 불러온 COVID-19 사태일 것이다. 20세기부터 익숙해진 산업화 시대의 일상이 세계 전역에서 일시에 중단되는 충격적인 사태였다. 직장 학교와 종교 체육시설들이 일시에 문을 닫고 자유로운 이동이나 집회마저 제약되는, 상상도 못 하던 재앙이 현실이 되었다. 폭음은 들리지 않지만 필시 전쟁이었다. 일개 미물인 바이러스에 의해 어느 전쟁 때보다 더 큰 인명피해와 경제적 피해를 세계 인류가 동시에 경험한 것이다.

환경생태의 문제에 관심을 가져온 사람들이면 누구나, 이것이 '파괴되는 자연으로부터의 거대한 역습'임을 알아챌 수 있었다. 자연환경의 보호가 자연을 위해서보다 인간 스스로의 건강과 안녕, 행복을 지키기 위해 먼저 필요한 것임을 충격적으로 일깨워준 사건이다. 자연생태계 파괴에 따른 반작용은 예상보다 빠르게, 더 광범위하게, 향후에는 지금보다 한층 더 치명적인 강도로 일어날 수 있음도 일깨워준 경고이자 재난이었다.

이제 우리는 향후 자연생태의 질서가 어떻게 변해갈지, 그리고 인류가 이러한 변화 가운데서 어떤 미래를 향할 수 있을지 연구와 실천을 더 이상 미뤄둘 수 없다. 개발 위주의 인간 중심적이고 이기적인 자세에서 벗어나 자연과 조화를 이루며 공생할 길을, 인류가 하나가 되어 모색해야만 한다. 파괴되는 자연을 보호 복원하지 않고서는 지구 환경을 구해낼 수 없으며, 조화와 균형을 잃은 환경 가운데서는 개개인의 건강도, 건강한 종족보존도 불가능하기 때문이다.

지난해, 칼럼의 연재 차수가 1백 회를 넘어섰다. 매달 한 번씩 게재했으니 자그마치 10년의 세월이 흐른 것이다. 애당초 이처럼 장기간의 연재를 계획했던 것은 아니나, 칼럼을 이토록 오래 지속할 수 있었던 것은 매회 '시절 이슈'를 어느 정도는 담아냈고 또 사회적으로도 필요한 담론이기 때문이 아닐까 하는 생각이 든다. 이에 부족함을 무릅쓰고 그간 써온 칼럼을 한 권의 책으로 정리하게 되었다. 1백 편이 넘는 글들 가운데서 내용이 중복되었거나 시기적으로 무의미해진 글 몇 편을 추려내고 92편을 남겨 책으로 묶는다.

이 책의 토대가 된 칼럼을 연재할 수 있도록 오랜 기간 지면을 할애해주신 월간 '뉴스메이커'의 황인상 편집국장님, 책 출판을 흔쾌히 수락해주신 '북이십일'의 신승철 이사님, 그리고 글 작업에 꾸준히 영감을 주시는 '평화엽서' 정명 시인님께 이 자리를 빌어 감사드린다.

2022년 2월
서울 역삼동에서

이 은 주

차례

2부   인간의 미래 – 새로운 인류가 시작되었다

3부 건강과 성性 ─ 사랑의 기쁨

4부 전립선 - 걸어라, 사랑을 향해

4부

1부

마음이 편해야 몸도 편안하다

누구도 피해 가지 못한 생로병사

'인간은 단 한 방울의 물로도 쓰러뜨릴 수 있는 나약한 존재면서 동시에 가장 강한 존재'라고 했던가. 인간이 지구상의 어떤 존재보다도 강하며 모든 먹이사슬에서 최상위의 자리를 차지한 '만물의 영장'이라는 점에는 의심의 여지가 없다.

하지만 그렇다고 해서 인간이 모든 두려움을 넘어선 지고한 존재는 아니다. 뛰어난 인간 중에서도 특히 빼어난 자질은 물론 최강의 부와 권력을 한 손에 거머쥔 영웅이라 해도, 역시 유한한 존재임을 부정할 수 없다. 온 대륙을 정복하여 절대 권력을 누렸던 고대의 진시황도 황제의 지위에서 겨우 13년을 살다가 죽었다. 그의 죽음은 특별한 의미가 있다. 그 어떤 힘을 가진 사람도 끝내 그 힘으로 이겨낼 수 없는 게 무엇인지를 잘 보여주기 때문이다.

그가 넘어서지 못한 적敵은 바로 병들고 죽는 일이었다. 진시황은 전쟁과 토목사업에 못지않은 정성으로 많은 전문가와 군사력, 노동력을 동원하여 불로불사의 묘약을 찾으려 애썼다. 소년 소녀 100명씩을 동방으로 보내고, 서역으로 건너가는 실크로드를 개척한 것도 모두 불로불사의 묘약을 구하겠다는 집념 때문이었다. 하지만 그 역시 노환과 죽음의 문제를 해결해주지는 못했다.

그는 오히려 다른 귀족들보다 더 빨리 죽었다. 아무리 평균수명이 짧은 시대였다 해도, 전쟁이나 사고로 죽은 게 아닌 이상, 그토록 호사를 누린 사람으로서 49세란 나이는 결코 장수한 것으로 볼 수가 없다. 아마 불로불사에 매달리지 않고 그저 호의호식하는 일반 제왕의 삶에 만족했더라면 그도 70~80세 정도는 너끈히 살다 가지 않았을까.

고타마 싯다르타로 하여금 삶의 유한성을 넘어서기 위한 고행과 수도 명상의 길을 가게 한 최초의 동기도 '생로병사'에 대한 궁금증이었다. 왜 인간은 늙고 병들어 죽어야만 하는가. 유복했던 귀족의 삶 밖에서 최초로 목격한 사문四門, 즉 생로병사의 한계에 대한 자각이 그를 고행의 길로 이끌었다.

현대인들은 의학 기술의 발달로 이미 평균수명 70~80세에 이르렀고, 100세를 넘는 초고령층도 얼마든지 볼 수 있다. 생물학적인 한계수명이 120세 정도라 하니, 평균수명은 아직도 더 늘어날 가능성이 높다. 하지만 늙고 병든다는 것은 인간에게 여전히 불편한 숙제다.

사람들이 노화를 의식하는 계기는 여러 가지 경우가 있을 것이다.

그중에서도 가장 흔한 경우는 바로 성적 능력의 저하를 자각할 때가 아닐까 싶다. 성적 능력의 저하는 단지 발기가 잘 안된다든지 여성으로서 섹스가 즐겁지 않다든지 하는 지엽적인 현상에서만 발견되는 것은 아니다. 여성의 경우 갱년기가 되어 폐경이 올 때 심리적으로는 박탈감과 우울증이 동반되는데, 그 원인을 단지 심리적 이유에서만 찾는 것은 적절하지 않다.

체내 호르몬의 변화는 심리 기제에도 영향을 준다. 남성의 경우는 발기력 약화와 성적 욕구의 감소를 하나의 신호로 볼 수 있다. 만일 이러한 변화를 자연스러운 것으로 여기고 스스로 성생활을 줄여나간다면, 몸도 몸 주인의 그러한 의도를 알아챈다. 머지않아 성적 욕망이 고갈된 노인의 몸으로 변해버릴 것이다. 호르몬 메카니즘에도 변화가 일어난다. 피부는 거칠어져 윤기가 사라지고, 머리카락은 힘을 잃고, 허리는 굳어진다. 근육은 기력을 잃고, 뼈는 연약해지면서 걷고 서기가 점차 힘들어진다. 바야흐로 '노인'이 되어버리는 것이다.

그 누구도 인간이 늙는 것을 막을 수는 없다. 그러나 늙되 건강하게 늙어서, 죽음이 오는 순간까지 젊을 때와 마찬가지로 팔팔하고 깔끔하게 살아보자는 게 항노화(안티에이징) 건강법의 핵심 목표라 할 수 있다. 성性의학의 관점에서는 성생활이 가능한 상태를 오래 지속하는 것이 바람직하다고 말할 수 있다.

성적 감각은 단지 쾌락이나 생식의 목적만을 위해서가 아니라 그 생명의 기운이 아직 건재함을 나타내는 지표가 될 수 있기 때문이다.

반드시 성생활을 지속해야만 한다는 것은 아니다. 다만 다른 사람들로부터 고립되지 않고 정서적 교감을 계속할 수 있는 환경을 갖는 것이 핵심이다.

가족이나 친지들과 서로를 의식하고 교류할 때, 그 자극으로 감정이 메마르지 않고 작용하게 된다. 감정의 작용은 호르몬에 의한 것이면서 동시에 호르몬 분비를 촉진한다. 정서적 균형을 유지하는 것은 곧 호르몬의 균형을 유지하는 필요충분조건이 될 수 있다. 이것이 건강 생리작용에도 영향을 미치는 것은 말할 필요가 없다. 더불어 행복하게 살자.

마음이 행복해야 몸도 행복해진다

17세기 데카르트에 의해 인체 해부학이 과학의 한 분야로 정착된 이래 거의 2백여 년간 적어도 과학의 세계에서는 인간의 몸과 마음이 거의 분명하게 별개의 것으로 취급되었다. 이는 당시 유럽 기독교의 막강한 권력과 충돌을 피하기 위해 불가피한 타협의 결과였다고 한다. 사람의 마음(정신과 영혼)은 오로지 종교에서만 다룰 수 있는 영역으로 인정해주는 대신 의학은 사람의 몸에 대하여 해부하고 치료할 수 있는 권한을 인정받은 것이다.

그러나 21세기에 들어 몸과 마음의 연관성과 직접적인 상호작용에 관한 연구는 상식적인 것이 되었다. 90년대 한국에서 일대 선풍을 일으켰던 '엔도르핀' 열풍을 기억하는 사람이 많을 것이다. 지금에야 엔도르핀의 효과를 거의 모든 사람이 알고 있지만, 그런 호르몬이 있다는 것을 대중이 알게 된 건 그리 오래전 일이 아니다. 미국의 신경과학자 캔디스 포트가 엔도르핀이라는 호르몬을 학계에 처음 보고한 것은 1974년이다.

호르몬이란, 사람의 감정에 의해 유발되어 여러 신체 조직의 반응을 유도하는 신경전달물질이라 할 수 있다. 사람이 기분 좋은 감정을 느낄 때 뇌로부터 엔도르핀이라는 화학물질이 생성되어 신체 여러 기관에 긴장을 풀고 안정을 찾을 수 있도록 작용한다는 사실이 알려진 후에 사람들은 적극적으로 '기분 좋은 감정'을 가지려고 노력하게 되었다. 이 원리를 따라 엔도르핀 생성에 도움을 주는 웃음이나 사랑의 감정들이 권장되었고, 여기에 효과적인 심리치료나 웃음치료 같은 방법론이 힘을 받게 되었다.

엔도르핀의 발견은 인간의 몸과 마음이 어떻게든 직접적인 상호작용의 관계가 있으리라는 오래된 믿음에 대한 과학적 증명이었다. 호르몬은 화학적으로 소수의 아미노산 결합을 의미하는 펩타이드 물질들이다. 많은 아미노산이 결합하면 단백질이 되고 2~3개 정도의 아미노산이 결합된 상태가 펩타이드다. 연구된 결과들을 보면, 인체 호르몬의 대다수는 소화호르몬과 성호르몬에 해당한다.

엔도르핀 발표 이후에 80종이 넘는 호르몬들이 새로 발견되거나 명명되었는데, 이것은 몸과 마음을 이분법적으로 엄격히 분리해 다루던 기존의 연구 패러다임에도 혁신적인 변화를 가져왔다. 이전까지 막연하게 '심인성心因性'이라 진단되던 원인 모를 질환들에 관한 연구도 그렇지만, 일상 영역에서도 호르몬에 주안점을 둔 여러 아이디어가 넘쳐나고 있다. 여성호르몬, 남성호르몬, 각종 소화호르몬들이 질병 치료에 이용되고 있으며, 지금은 건강식품이나 화장품에서도 '펩타이드'라는 말이 흔히 쓰이고 있는 것을 볼 수 있다.

체내에서만 발생하는 것으로 알고 있던 면역 물질 멜라토닌은 이제 인공적으로 추출되어 신경안정제(수면제)를 대신하고 있으며, 모성을 자극하는 감정의 호르몬 옥시토신은 엄마의 젖 분비를 돕는 작용뿐 아니라 젖소의 우유 분비를 촉진하는 용도로도 사용되고 있다. 근육을 강화시키는 남성호르몬은 한때 운동선수들에게 자주 이용되었으나 지금은 대부분 경기에서 금지약물로 지정되어 있다. 사랑의 감정에 의해 발생하는 도파민이라든가 여러 종류의 남성호르몬과 여성호르몬들은 이제 일반인들에게도 익숙하다. 여성호르몬은 남성호르몬 과잉으로 성충동을 억제하지 못하는 성도착자들의 심리를 안정시키는 데도 효과가 있다고 한다.

인체에서 다양한 신경전달물질이 발생하고 있다는 것은 무엇보다 몸과 마음이 과학적 기전을 통해 연결되고 있음을 보여주는 유력한 증거가 된다. 사람이 외부로부터 어떤 자극을 받을 때, 뇌라는 신체 기관에서는 분노, 공포, 그리고 사랑과 같은 감정이 일어나며, 그 감정에 따라 필요한 화학물질(호르몬)이 발생한다.

이 호르몬이 몸 전체에 감정의 신호를 전달하고, 인체의 각 기관은 그 신호에 맞춰 반응하게 된다. 감정과 반응, 그 사이를 연결하는 신경

전달물질의 매카니즘은 마음을 통해 몸을, 몸을 통해 마음을 치료할 수 있다는 이론의 토대가 되고 있다.

데카르트 시대에 몸과 마음이 서로 신성불가침의 영역처럼 분리되었다고 했지만, 동양의학의 전통에서는 몸과 정신, 인간과 우주의 원리는 한 시도 분리해 파악된 적이 없다. 몸과 마음, 인간과 우주 사이의 조화로운 균형을 염두에 두면, 그대로 생태주의가 된다.

현대인의 질병은 바로 그러한 조화와 균형을 무너뜨린 데서 발생한다. 호르몬의 대다수가 성호르몬과 소화호르몬에 해당된다는 것은, 인체 건강을 위해 무엇을 유의해야 하는지와 관련이 있다. 절제하면서도 부족함 없는 식사, 절제하면서도 중단되지 않는 성생활이 건강을 위해서는 가장 이상적이라는 의미다.

그래도 사랑해야 하는 이유

사람의 기운이 한창 펄펄한 연령 기간을 '장년壯年'이라고 부른다. 예전 같으면 30세에 들어설 때 시작하여 50세가 되기 이전까지, 즉 30~40대의 기간을 일컬었다. 이 기간은 사람이 신체적, 정신적으로 완전하게 성숙하여 사람 구실을 가장 활발하게 할 수 있는 나이다.

그런데 요즘은 사람들이 장년이라는 말을 잘 쓰지 않는 것 같다. 너무 오래된 용어라서 낡은 느낌이 있기 때문일까. 하지만 그 이상의 이유도 있을 듯하다. 이를테면, 이 말을 순우리말로 바꿔볼 때 '어른'이라는 의미로도 생각해볼 수 있다. 어른이란 신체적으로 성장기를 넘어 완숙된 개체임을 의미할 뿐 아니라, 스스로 자신의 판단에 책임을 질 수 있는 정신적 성숙, 그리고 자신과 자기 식솔들의 삶을 책임지고 이끌어나갈 수 있는 경제적, 사회적 역량을 갖춘 존재를 의미하기도 한다.

과거 농경시대에는 한 사람의 사회인으로서 알아야 할 필수 지식이 그리 많지 않았다. 농사를 짓는 데 필요한 지식과 기술은 자라나면서 이미 익숙해지고, 국가에 충성, 부모에 효도(삼강오륜) 같은 단순하고 간결한 가치를 이해하면 더 이상 알아야 할 것이 그리 많지 않았을 것이다.

그러나 현대인에게는 알아야 할 게 너무 많다. 학교 교육제도가 발달했지만, 10년 이상 학교를 충실히 다녀도 다 이해하지 못하는 일이 일상에 널려 있다. 현대인에게 사회적 의미에서 어른이라는 명칭은 그 자격조건부터가 호락호락하지 않다. 경제적 자립 능력까지 고려하면 지금의 장년은 30대 후반에서 시작하여 50대 중후반까지로 그 기간을 늦추어 보는 게 더 타당할 것 같다.

결혼과 성생활에서도 현대의 젊은이들은 출발점이 늦은 편이다. 30대 이전에 어른이 되어 결혼과 함께 가정을 꾸리는 경우가 드물어졌다. 인간의 평균수명이 지금의 80대 수준에서 크게 늘어나지 않는다고 전제할 때, 20대에 시작하여 생애 대부분을 '어른'으로 살았던 예전 세대에 비하면 지금의 젊은이들이 누릴 수 있는 어른으로서의 기간은 그만큼 짧은 것이다.

성인임을 나타내는 가장 전형적인 지표 하나가 성적性的 능력이다. 성적 자극을 받았을 때 생리활성 반응이 일어나는 속도나 정도를 보면 신체 능력을 가늠할 수 있다. 정신적 심리적 반응 여부도 포함된다. 몸이 건강할 때는 어느 정도의 자극으로도 정신의 각성이 일어나지만, 몸이 지쳐있을 때는 시큰둥한 심리상태에서 벗어나기가 쉽지 않다.

온전히 체력의 측면에서만 말하자면, 성적 농담에도 생리 반응이 잘 일어나는 상태가 그렇지 않은 상태보다는 바람직하다고 말할 수 있다. 물론 실제 일상에서 성생활을 잘 유지하는 것이 더욱 바람직하다. 원활한 성생활이 스트레스 해소와 긴장 완화에 좋은 효과가 있다는 사실은 잘 알려져 있다.

섹스는 긴장을 풀게 한다. 그 순간에 일어나는 몸의 생리반응, 다양한 생리활성물질(호르몬)의 분비가 몸 안의 왜곡되고 긴장된 상태를 완화하여 건강한 상태로 이끌게 된다. 생리활성물질은 물론 피가 잘 돌게 해주기도 하므로 면역기능 향상과 함께 신체적 정신적 질병에 대한 방어력도 높여준다. 물리적인 운동 효과도 대단히 크다. 전신운동 가운데서도 섹스만큼 큰 근육과 미세근육들을 총동원하여 움직이게 만드는 운동은 그리 많지 않다.

만족스러운 섹스는 정신적 안정감을 높여 숙면에도 도움이 된다. 여기에는 '정상적 섹스'라는 조건이 전제되어야 한다. 지하철에서의 추행 같은 것도 일종의 성적 자극에 해당할 수 있지만, 대개 그런 불쾌한 자극에는 엔도르핀보다 분노와 혐오의 감정에 해당하는 호르몬이 더 많이 분비된다. 사랑의 감정보다 의무의 감정, 강제라는 기분이 동반된 섹스는 긴장의 호르몬이 더 많이 분비되므로 오히려 심신 건강에 해롭다.

불안이 동반된 섹스도 마찬가지다. 불안과 긴장감 가운데 갖는 섹스가 반복되면, 관계를 가질 때마다 필요 이상으로 정기가 소모되어 몸이 더 빨리 망가질 수 있다. '사랑의 감정이 동반된 섹스'만이 축복일 수 있다. 설사 부부 사이라 하더라도 건강을 위해서라면 좋아하는 감정이 동반된, 최소한 섹스 그 자체에 대한 열망을 공유하는 상태에서의 섹스가 되도록 노력할 필요가 있다.

이러한 성생활은 몸에 대한, 그리고 사랑의 감정에 대한 자신감과 자존감도 높여준다. 그것은 일상생활과 사회생활에서의 자신감과 활력으로 이어질 수 있다. 사회적 성공과도 무관치 않은 셈이다.

04

마음까지 편안해야 건강이다

"건강이란 단순히 질병이나 허약함이 없는 상태만이 아니라 신체적, 정신적, 사회적으로 완전히 충족된 상태(a state of complete physical, mental and social well-being)를 말한다." 세계보건기구WHO가 내리고 있는 건강의 정의다.

예를 들어 힘이 좋다든가 유별한 장애를 갖고 있지 않을 때도 우리는 '건강한 사람'이라고 쉽게 말할 수 있지만, 건강에 대한 보편적 판단은 그런 신체적 기준만으로는 부족하다는 것이다. 정신적으로 건강할 뿐 아니라 사회적으로도 안정된 삶의 질을 유지하고 있어야 한다.

기본적으로 몸이 건재하더라도 정신적 울분에 사로잡혀 있거나 우울증에 빠져있다면 완벽한 건강 상태와는 거리가 있다. 정신적 균형을 유지하고 있더라도 사회적으로 노예 상태에 있다거나 전쟁이나 테러, 빈곤, 또는 공기오염이나 수질오염, 소음 같은 환경공해 등으로 인한 위협감(공포)에서 벗어나지 못하고 있다면 온전한 건강한 상태라고 말할 수 없다.

실제로 사람의 몸에서 일어나는 대개의 질병은 긴장과 공포의 감정에 의해 시작되고 악화된다. 만일 몸의 질병이나 장애만을 생각한다면 사람의 건강을 지키는 것은 오로지 의사들에게만 의지할 몫일 테지만, 그것은 사람이 건강하게 사는 데 필요한 여러 가지 요소 가운데한 부분일 뿐이다. 제대로 건강한 삶을 살기 위해서는 사회와 각 개개인의 노력이 동시에 따라야 한다.

따라서 의사나 의학자들에 의한 의료기술의 발전 못지않게 구성원전체의 삶의 질을 높이기 위한 복지제도라든가 사회적 안전망 확보도중요하다. 사람의 건강이 정치나 사회관습, 경제 상황 등과도 밀접한연관을 갖는다는 의미다.

아무리 좋은 약과 치료법이 있어도 질병을 유발할 수 있는 환경이개선되지 않고, 개인의 정신을 우울하게 하는 정치 사회적 환경이 변화하지 않으면 그 사회에서는 질병이 사라질 수 없다. '사상의학四象醫學'의 창시자로 알려진 우리나라의 명의名醫 동무東武 이제마 선생은1백여 년 전부터 사람의 질병 치료와 관련하여 체질이나 질병의 종류와 함께 환자가 살고 있는 환경을 파악할 필요가 있다고 했다.

더불어 한 인간의 질병을 고치는 것은 소의小醫의 일이요, 사람이 병들지 않고 잘 살 수 있도록 세상의 병을 고치는 것이 대의大醫의 일이라고 설파했다. 그러나 한 개인의 건강을 지키는 소의에도 총체적 관점과 노력은 대의와 똑같이 요구된다.

몸에 이상이 나타났을 때 그것을 고치는 것은 가장 소극적 노력이며, 몸에 이상이 나타나려는 징후가 보일 때 미리 손을 쓰는 것은 그보다 나은 것이고, 몸에 이상이 생기지 않도록 일상생활에서 건강관리를 제대로 하는 것이 가장 적극적이고 지혜로운 대처라 할 수 있다.

평소 건강을 제대로 돌보지 않다가 병이 발생한 후에 치료하려면 그만큼 더 큰 비용과 대가를 치러야 한다. '호미로 막을 것을 가래로 막는다'는 속담처럼 평소 예방적 건강관리를 적극적으로 잘한다면 경제적으로도 유익이 되는 셈이다.

개인이 건강을 지키기 위해 해야 할 중요한 수칙들은 이미 수많은 방법이 소개되어 있다. 예를 들면 일노일로一怒一老 일소일소一笑一少와 같이 한번 노하면 한번 늙게 되고 한번 웃으면 한번 젊어진다는 말이 있다. 요즘은 웃음을 통하여 비만과 신경성 질환, 나아가 만병을 고친다는 '웃음치료' 같은 것도 대중화되고 있다.

스트레스 없이 즐겁게 사는 것이 중요하다는 뜻이다. 잘 자는 것과 규칙적인 식사, 오염되지 않은 건강한 물과 영양의 균형도 다 중요하다. 규칙적인 운동 또한 빼놓을 수 없다. 규칙적인 운동을 하지 않고는 건강을 유지할 수가 없다.

남성의 전립선 질환에 대한 치료법도 날로 새로운 수단들이 등장하고 있지만 역시 가장 좋은 치료법은 음식과 운동, 스트레스 해소 등 총체적인 노력을 통해 평소 관리를 철저히 하는 것이다. 전립선 질환도 과로와 스트레스, 냉기, 습관적인 음주, 불결한 성생활 등에 의해 질환이 더 쉽게 나타나거나 악화될 수 있다.

규칙적인 하체운동을 위해 자주 걷고 움직여주는 것만으로도, 그렇지 않은 경우에 비해 건강을 유지하는 데 크게 유리하다. 이상이 생긴 이후 치료를 받는 것은 그다음의 일이지만, 일단 이상 징후가 발생했을 때 미뤄두지 말고 초기에 적극적인 치료와 관리법으로 대응하는 것이 최선임을 잊지 말자.

05

"가족의 화합이 살길이다"

행복이 무엇인지 잘라 말하긴 어렵지만, 사람이라면 누구나 원하는 것이 바로 행복한 삶일 것이다. 공부를 하는 것도 행복하기 위해서고, 돈을 버는 것도, 권력이나 명예를 구하는 것도, 다른 어떤 성취나 성공을 얻으려는 것도 궁극적으로 행복하게 살기 위해서일 것이다. 그러나 종종 자기가 성취하려는 목표에 매몰되어 '행복'이라는 말을 잊고 사는 사람들을 볼 수 있다. 하지만 그가 성취를 목표로 하게 된 동기라거나 보다 근원적인 이유를 살펴보면 그 뿌리에는 '행복해지고 싶다'는 동기가 내재하고 있다.

현대인의 삶이 고통스럽게 된 데에는 행복을 얻는 과정이 그리 호락호락하지 않다는 점도 있겠지만, 다른 한편으로는 행복이라는 본래의 목적의식 자체를 망각하는 경우가 적지 않다. 본말전도本末顚倒라고 할 수 있다. 본래는 행복해지기 위해 성공을 지향했던 것인데, 어느 사이에 본래의 목표는 잊어버리고 성공에만 매달리다가 스스로 정신적 공황에 빠지고 마는 것이다.

다양한 방송 채널에 등장하는 최고 인기의 연예인이 '공황장애'에 빠졌다는 소식을 종종 듣는다. 아마 눈에 띄는 프로그램만 따져보더라도 일주일 내내 강행군이 계속되었을 것이다. 그가 많은 방송 프로그램에 겹치기 출연을 마다하지 않은 이유는 무엇일까. 처음에는 인기도 필요했을 것이고 무엇보다 그에 따르는 수입이 필요했을 것이다. 그리고 큰 인기나 많은 수입이 처음에는 행복감을 주었을 것이다.

그러나 인기도 얻고 소득도 넉넉해졌을 때, 그는 행복해졌을까. 행복을 느끼기에 충분한 인기와 수입의 경계선이 어디쯤인지를 생각해보기도 전에 그는 과로에 시달리고 일상에 시달리면서 오히려 더 많은 소득을 필요로 하는 상황에 내몰렸을 것이다. 행복해지고자 하는 동기에서 시작했다면, 그것을 느낄 때 속도를 조절할 수 있어야 했다.

비단 그만의 문제가 아니다. 불과 몇십 년 전만 해도 많은 한국인이 목표하는 행복의 경계는 밥을 굶지 않고 겨울이면 따뜻한 옷을 입고 따뜻한 집에서 잠자는 것이었다. 이제는 아파트도 충분하고 부러워하던 가전제품도 어지간하면 다 갖추고 산다. 과연 행복해졌을까? 이것으로 우리가 충분히 행복해졌다면 OECD 최고의 자살률 같은 건 나타나지 않아야 한다.

그러나 현실은 반대다. 오히려 행복감은 낮아지고 사회에 대한 불만은 여전하다. 빈부격차는 늘어나고 누구나, 우리 사회가 더 각박하고 불안해졌다는 느낌을 받고 있다. 지금의 현실 속에서 쓰러지지 않고 유지하기 위해 사람들은 일가친척도 잊고 이웃과도 단지 경쟁상대가 되어야 한다. 추구하던 것에 의해 삶이 더 무거워졌다면, 필경 본말이 전도된 것이다.

새해에는 각각의 개개인들이 잃어버린 행복을 되찾기 위한 노력을 시도해보면 좋겠다. 돈을 더 벌고 칭송을 더 받고 지식을 더 쌓겠다는 방법론에 대한 목표가 아니라, 행복을 되찾기 위해 필요한 것이 무엇인가에서 시작하는 것이다.

'새해의 행복 플랜'이라고 이름 붙여 보면 어떨까. 이 계획에는 다양한 실행 목표를 담을 수 있지만, 무엇보다 '가족의 화합'을 빼놓지 않으면 좋겠다. 가화만사성家和萬事成. 집안이 화목하면 무엇이든 이룰 수 있다고 하지 않던가.

아마도 온 가족이 화목한데 행복을 느끼지 못하는 사람은 없을 것이다. 성공을 위해 가족끼리 다그치고 화내고 몰아대고 흩어지지 말고, 서로 포용하고 이해하며, 분발이 필요하다면 믿고 격려하는 것으로 방법을 바꿔보는 것이다. 삶이 팍팍해지면 가장 가까운 사람에게 먼저 짜증을 내는 것이 인지상정인데, 이러한 패러다임을 바꾸는 것이다.

가장 가까운 사람과 먼저 화합한다면 어떤 힘든 상황이라도 극복하고 나가는 힘을 얻을 수 있다. 새해 행복 플랜의 목표는 '가족화합'으로 시작됐으면 한다. 가족 화합의 중심에는 대개 부부가 있다. 한 번 더 바라봐주고, 한 번 더 안아 주고, 한 번 더 사랑을 속삭여준다면 부부애는 자라나게 되어 있다. 사랑은 놀라운 힘을 발휘한다.

부부의 성생활에 있어서도 사랑하는 마음이 앞선다면 일상적 피로 정도는 거뜬히 이겨낼 수 있다. 최고의 정력제는 사랑하는 마음이다. 날이 춥더라도 온 가족이 함께 운동하면서 몸의 활력을 되찾도록 노력하자. 몸을 일깨우면 마음도 건강해진다. 더 이상 뒤로 물러서지 말고 앞으로 나아갈 용기를 내보자. 행복은 절실하게 바라는 사람에게 찾아온다.

06

젊음과 정력을 한꺼번에 잡는 운동

운동 부족, 영양 과다, 스트레스. 세 가지는 현대인들의 건강을 위협하는 가장 큰 요인들이다. 이런 위협요인에서 벗어나기 위해서는 식사조절과 운동, 그리고 정신적 안정을 유지하기 위한 노력을 게을리하지 말아야 한다. 여기에 공해로 인한 공기와 물, 식품 등의 오염과 흡연, 과음, 수면 부족 등이 더해지면 누구라도 병이 안 생길 수 없다.

운동 부족과 영양 과다, 스트레스는 반드시 비만을 가져오고 당뇨, 고혈압, 심혈관계 이상과 같은 문제를 일으키게 된다. 아직 젊은 사람들은 몸의 저항력이 높아 위험이 덜하다고 할 수도 있겠지만, 방심해서는 안 된다. 30대에서의 성인병 발생률이 점점 높아지고 있으며 심지어 소아비만, 소아당뇨와 같은 상식을 조롱하는 '어린 성인병 환자'들도 늘어나고 있다. 청년기까지 아무 문제가 없다 하더라도 잠재적 위험은 계속 쌓이고 있다.

건강이 나빠지기 시작할 때 나타나는 일차적 증상은 피로와 무기력이다. 이것은 남성의 발기력 부족이나 조루 같은 '정력 감퇴' 현상으로 이어지며, 성적 욕구가 저하될 뿐만 아니라 매사에 의욕을 잃는다. 근래 국내에서 출산율이 크게 떨어지고 있는 데에는 젊은 부부들의 임신 능력 저하도 한 요인으로 작용하고 있다.

불임의 요인이 여성에게만 있는 것이 아니라 남성에게 있는 케이스도 적지 않다. 사회적 심리적 영향도 있겠지만, 임신 능력이 떨어지는 남성의 대다수는 실제로 생리적인 기능이 저하되어 있다. 이러한 현상 역시 운동 부족, 영양 과다, 스트레스와 연관이 있다.

원인이 뚜렷하다면 해결책도 뚜렷할 수 있다. 남성으로서의 능력을 기르고 생식능력을 회복하기 위해서는 영양이 균형 있게 조절된 식사 관리와 함께 운동 부족, 스트레스 등의 문제를 해결해야 한다. 흔히 스트레스는 외부에서 가해지는 것이므로 자기 힘으로 어쩔 수 없다고 생각하기 쉽다. 그러나 똑같은 외부로부터의 자극에 대해서도 사람마다 반응의 형태나 정도가 다른 것을 보면 스트레스 관리 또한 자기 노력을 통해 상당 수준 조절할 수가 있다.

실제로 스트레스에 대한 반응은 자극받는 사람의 상태, 즉 피로의 정도나 영양 상태 등에 의해 달라진다. 스트레스 내성耐性은 단순히 성격이나 인격 수양의 정도가 아니라 몸의 기력이나 면역성 같은 생리적 상태와도 밀접히 연관되어 나타난다. 몸이 허약해서 스트레스에 취약해지면 스스로 자극적인 환경을 피하게 되기 때문에 사회생활에 문제가 생길 수 있고 성격도 소극적으로 변하며, 정신적으로 우울증과 같은 퇴행적 심리가 뚜렷해지기도 한다.

음식물은 영양 과다뿐만 아니라 영양의 질에도 관심을 두어야 한다. 근래 트랜스지방에 대한 경고를 많이 볼 수 있는데, 과자나 빵, 인스턴트 음식 등 트랜스지방을 많이 함유한 음식들은 사람의 스트레스 내성에도 안 좋은 영향을 주는 것으로 알려져 있다. 충분한 수면도 중요하다. 밤에 잠을 설치면 낮 동안의 피로가 회복되지 않을 뿐 아니라, 불빛이 없는 심야시간대에 주로 분비되는 면역 관련 호르몬의 부족으로 만성피로가 생기기 쉽다.

도시에 사는 현대인은 무엇보다 정기적인 운동을 주요 일과의 하나로 삼을 만큼 진지하게 실행해야 한다. 어떤 운동이든 좋으나, 전신이 동시에 자극될 수 있는 유산소운동을 택하는 것이 좋다. 걷기나 뛰기와 같은 운동은 체중조절뿐 아니라 체내 장기를 고루 자극하여 소화와 순환기 계통에 좋고, 근육과 뼈를 단단히 유지하는 데에도 도움이 된다. 근육은 혈액의 창고라고 한다. 근육이 발달하면 실핏줄도 발달해 혈압 안정과 고혈압 예방에 유리하다.

남성 기능에 가장 중요한 역할을 하는 전립선을 강화하는 데는 걷기만큼 좋은 운동이 없다. 매일 30분 이상 걷기를 생활화하면 나이가 든 남성들도 성적으로 정상 수준의 정력을 유지할 수가 있다. 걷기는 혈액순환을 좋게 하므로 발기력에 좋은 영향을 줄 뿐만 아니라 전립선 기능 강화에도 도움이 된다. 야외에서 걷기가 어려운 환경이라면 실내에서 줄넘기나 워킹머신, 자전거 등을 이용하는 것도 차선책이 될 수 있다.

　에어로빅, 재즈댄스, 스포츠댄스, 배드민턴, 스쿼시 등과 같이 어느 정도 격한 자극과 스트레칭이 포함된 운동은 걷기를 대신하기에 충분하고, 30분 이상 땀이 날 정도의 운동량이 필요하다. 따지고 보면 성능력을 의미하는 정력이란, 건강과 별개의 것도 아니다. 건강한 사람이라면 성생활도 정상으로 유지할 수 있을 터이니, 정력은 건강의 척도라 할 수 있다.

07

강한 남성 – 채식의 비중을 높여라

요즘 들어 채식주의는 하나의 시대정신과도 같아 보인다. 세계적으로 채식을 실천하는 사람들의 수가 크게 늘었을 뿐 아니라 그 종류도 다양해졌다. 채식주의자를 나타내는 말만 해도 예전에는 단순히 배지테리언Vegetarian이라는 한 마디로 통용이 되던 것이 이제는 채식의 형태나 입장에 따라 여러 가지 표현으로 세분화 되었다.

채식주의자를 나타내는 일반적인 배지테리언은 이미 잘 알려진 보통명사가 됐지만, 아직 영어사전에도 등재되지 않은 신조어들이 많다. 철저하게 식물성만 취하는 사람과 어느 정도 육류나 유제품을 섭취하는 사람으로 나뉘어 지면서 육류 섭취의 정도에 따라 다양한 형태의 분류가 생기게 되었다.

철저한 채식주의자는 비건Vegan으로 불린다. 다른 동물에게서 생산된 것이라면 아무것도 먹지 않는 철저한 채식주의자다. 달걀이나 우유, 또는 그것이 들어간 가공식품도 먹지 않는다. 우유를 생산하는 젖소가 얼마나 부도덕한 방법으로 사육되는지를 알리는 캠페인도 열정적인 비건들에 의해 확산되고 있다. 비건의 채식주의는 단순히 영양이나 건강에 대한 관심에 머물지 않고 동물보호나 환경윤리 같은 철학적 담론, 또는 캠페인과 연계되는 경우가 많다.

채식을 취하되, 다소 유연성을 지닌 채식주의자도 있다. 주로 달걀과 우유 정도를 허용한다. 지난 세기 인도의 독립을 이끌어낸 마하트마 간디도 원칙적으로 배지테리언이었으나 채식만으로는 부족해지기 쉬운 양분을 보충하기 위하여 우유나 달걀을 섭취하는 유연한 채식주의자였다. 세미 배지테리언Semi Vegetarian, 또는 플렉서테리안Flexitarian으로 불린다.

사실 대다수 채식주의자는 세미 베지테리언의 범주에 속한다고 볼 수 있다. 이들은 채식 위주로 먹되 달걀Ovo과 유제품Lacto, 어패류Pesco 등을 먹기 때문에 섭취하는 육식의 종류에 따라 '락토 베지테리언' '오보 베지테리언' '페스카테리언' 등으로 불린다. '오보-락토 베지테리언'이라는 명칭도 있다.

동물성 식품을 철저히 배제하는 비건의 경우라도 모두 같은 형태의 채식을 하는 건 아니다. 철저한 채식이라는 점에서 모든 비건들이 비슷하지만, 그 가운데서도 어떤 종류의 야채를 주로 먹는가, 또는 불에 익혀 먹는가, 생식을 주로 하는가에 따라서도 세분된다. 삶거나 익히지 않고 날것만을 먹는 로우비건Row Vegan, 주로 과일 위주로 먹는 프

루테리안Fruitarian도 있다. 이들은 과일조차도 나무에서 직접 따기보다 되도록이면 제대로 익어 절로 떨어지는 정도의 과일, 곡물, 견과류를 먹는데, 종교적 신념에서 비롯한 경우가 많다.

식단에서 동물성 식품을 제하고 채식의 비중을 높일수록 건강에 좋으냐고 묻는다면, 어느 정도는 그렇다고 할 수 있다. 어떤 학자들은 인간을 포함하여 거의 모든 잡식성이나 육식동물들이 본래 채식을 하는 동물이었다고 주장한다. 그러니까 일체의 육식을 중단하고 채식으로 돌아가도 영양에 문제가 생기지는 않는다는 것이다.

그러나 '절대로 그렇다'라고 동의하기는 쉽지는 않다. 현대의 영양학 교과서를 기준으로 본다면 그것은 불완전하다. 채소나 과일만으로는 얻을 수 없는 필수영양소들이 있기 때문이다. 채식 문제를 역사 문화적인 관점에서 살펴볼 필요도 있다. 고기 없이 채소 과일을, 그것도 날것으로 매일 먹는 일은 현실적으로 열대지방에서는 가능하고 한대지방에서는 불가능한 일이다. 더운 지역에서는 고기가 쉽게 부패하여 자주 갖춰두고 먹기 어렵지만, 싱싱하고 다양한 과일과 채소는 언제든지 쉽게 얻을 수 있다. 반면 야채나 과일이 잘 자라기 어려운 한대지방에서는 채식보다는 육식이 상대적으로 유리할 수 있다.

일반적으로 인간은 식물과 동물에서 다 같이 건강 유지에 필요한 영양소를 얻을 수가 있으며 동식물성 식품뿐만 아니라 미네랄로 표현되는 광물질의 섭취도 필요하다. 대체로 미네랄 성분은 마시는 물이나 채식을 통해 흡수된다. 따라서 다양한 식품을 고루 섭취함으로써 자연스럽게 흡수되는 것을 기대할 수 있다.

남성 기능에 특히 필요한 금속원소는 아연Zn이다. 아연 성분이 부족하면 정액이 줄어들고 전립선의 기능도 위축될 수 있다. 아연이 많이 포함된 신선한 굴과 조개류, 달걀, 콩, 시금치 등을 통해 자연스럽게 섭취할 수 있다. 특히 토마토는 미네랄 공급과 함께 전립선암을 예방하는 데도 도움이 된다. 암 예방에 좋다는 셀레늄도 다양한 야채를 통해 섭취할 수 있다.

볼일 본 후엔 뒤돌아보는 습관을

기원전 5세기 중국 춘추시대의 오나라와 월나라는 매우 흥미로운 경쟁사를 갖고 있다. 두 나라는 사실 변방 국가들이다. 그런데 오나라는 제齊, 초楚, 진晉 등 중원 강국에서 군주와 갈등을 빚은 영웅들이 앞다투어 망명을 오는 바람에 별안간 강국이 되었다. 초나라의 신공무신이 먼저 와서 기마술을 가르쳐준 뒤, 오자서 손무孫武 같은 쟁쟁한 장수들이 들어와 병법을 가르치고 군사를 조련한 덕분에 오나라 합려왕은 순식간에 중원을 휩쓸며 패권을 쥐게 되었다.

오나라가 갑자기 강대국이 되자 바로 이웃해 있던 월나라는 고래 싸움에 새우등 터지는 신세가 됐다. 마침내 오나라가 침공해오자 월왕 구천이 맞아 싸웠다. 오나라 군대가 매우 강했으나 월나라 군사들은 오나라 군진 앞에서 스스로 자기 목을 베는 기상천외한 고육지계를 구사하며 혼전을 벌인 끝에 합려왕에게 상처를 입혀 위기에서 벗어났다. 그 여파로 합려왕이 죽고, 오나라에서는 아들 부차가 왕위에 오른다. 이것이 제1라운드다.

오나라는 아직 중원의 나라들과 전쟁을 계속하고 있었는데, 언젠가 보복당할 것을 두려워한 월왕 구천은 그 틈을 타서 오나라로 쳐들어 갔다. 그러나 쟁쟁한 장수들이 버티고 있는 오나라의 상대가 되지 못했다. 오히려 오군에게 전멸당하고, 구천은 항복하여 포로가 된 것이 제2라운드다.

이후 월왕 구천은 머리를 바싹 조아려 젊은 오왕의 신하가 되었다. 아주 비천한 자세로 궂은일을 마다하지 않고 스스로 신하를 자처하며 오왕에게 충성을 보인 끝에 동정을 사고 환심을 얻어 수년 만에 구천은 자기 나라로 돌아올 수 있었다. 이후 구천은 짚단이 쌓인 헛간에서 잠을 자고 매일 벽에 달아놓은 짐승의 쓸개를 씹으면서 복수를 준비했다. 여기서 나온 말이 와신상담臥薪嘗膽이다. 이후 오왕 부차가 방심한 때를 기다린 끝에 보복 공격에 성공한다. 일진일퇴를 반복한 3라운드의 결말이다.

그런데 이 이야기에서 한 가지 흥미로운 점이 있다. 월왕 구천이 오왕의 포로가 되었을 때 오왕 부차에게 잘 보이기 위하여 여러 가지 조언하는데, 건강 상태를 살피기 위하여 부차의 대변을 찍어 맛본다는 이야기다. 사실 이 방법은 그리 낯설지 않다. 한국이나 중국의 역대 왕조에서 임금이 병증이 있을 때 어의들이 대변을 찍어 맛보고 병증을 진단했다든지, 날마다 매화틀에 받아낸 왕의 배설물을 어의가 반드시 살폈다는 등의 기록을 보면, 변 검사는 일찍부터 건강 진단의 수단으로 널리 활용되었음을 알 수 있다.

사람의 분변은 분해된 상태만으로도 소화능력을 알 수 있을 뿐 아니라 음식이 내장을 돌아 나오는 과정에서 흡수된 몸속 여러 장기로부터의 분비 물질들을 통해 오장육부의 상태와 관련한 정보를 담고 있다. 현대의 일반적인 건강검진에서도 소변과 대변검사는 혈액과 함께 건강 상태를 측정하는 주요 수단으로 활용되는 것과 같은 이치다. 평소 자기 건강을 잘 돌보려면 일을 보고 나서 '뒤도 안 돌아보고' 물을 내릴 게 아니라, 반드시 뒤를 한 번 돌아보고 육안으로라도 변의 상태(양과 빛깔, 모양)를 관찰하는 습관을 들이는 게 좋다. 방귀 냄새도 참고할 가치가 있다. 전문가처럼 문제를 잘 판단하긴 어렵겠지만, 적어도 무언가 문제가 생기고 있는 경우 이를 알아챌 수는 있을 것이다.

아무 문제 없이 소화가 잘되고 있을 때, 가장 이상적인 대변은 보통 '황금빛을 띤 바나나 모양의 덩어리 하나'면 된다. 이를 기준으로 냄새가 심하다면 뱃속에 유산균 등 유익균이 부족한 상태로 볼 수 있고, 방귀 역시 유난히 냄새가 심해진다. 변이 가늘게 나온다면 대장에 문제가 있는지 의심해봐야 한다. 피가 묻어나오는 것은 항문질환 아니면 대장의 문제와 연관이 있을 수 있다.

출혈 기관이 항문에 가깝다면 붉은빛이 살아있지만, 위장에서 출혈이 있는 경우는 변이 내려오는 동안 색이 검은색으로 바뀌어 나온다. 대장암이 있는 경우에는 진한 콧물 같은 점액질이 묻어나온다고 한다. 먹은 음식에 의해 색이 달라질 수도 있지만, 색의 변화가 일시적이지 않고 까닭 모르게 자주 반복된다면 그 원인에 주의할 필요가 있다.

소변은 신체 곳곳을 흘러 다니는 혈액으로부터 걸러지는 불순물을 포함하고 있으므로, 음식물이 지나가지 않는 몸 전체 상태에 대한 풍부한 정보를 담고 있다. 요즘은 소변 한 방울로 알아낼 수 있는 건강 정보가 혈액형, DNA 정보, 임신 여부, 간염이나 당뇨 등 각종 질병 및 암 예후 등 최대 40여 가지에 이른다고 한다. 볼일을 보고 뒤를 돌아보는 습관을 가지면 자기 몸의 건강 상태를 일상적으로 확인하는 방법이 될 수 있다.

09

실내운동으로 겨울을 이긴다

'천고마비天高馬肥'라는 옛말은 가을과 관련이 있다. 하늘은 높고 말이 살찐다는 뜻인데, 반드시 말이 아니더라도 동물들은 대체로 가을에 본능적으로 잘 먹고 잠이 늘며 살찌는 현상을 나타낸다. 그렇게 되는 원인으로 몇 가지 배경을 생각해 볼 수 있다. 첫째는 환경요인이다. 가을은 수확의 계절이기 때문에 먹이가 다른 계절에 비해 풍부해진다. 둘째는 해가 짧아지면서 아무래도 잠을 더 잘 수밖에 없게 된다는 점이다.

먹거리가 많아지는 철에 입맛까지 좋아져 많이 먹게 되고 반면 날씨는 점차 쌀쌀해지면서 낮이 짧아져 바깥에서 운동하는 양은 줄어든다. 군살이 늘어나는 건 당연한 결과다. 가을에 살이 찌는 것은 야생의 동물에게는 겨우살이에 대한 자연스런 대비가 되기도 한다. 체내에 지방 비축량이 늘어나, 겨울 추위로부터 체온을 지키는 데 도움이 되기 때문이다.

또 겨울잠을 자는 야생동물들은 자는 동안 아무것도 먹지 않거나 최소한만 먹으면서, 축적된 지방으로부터 기초대사에 필요한 에너지를 얻을 수 있다. 원인과 결과가 딱 맞아떨어진다. 빈틈없는 자연의 생태 시스템은 절묘하기도 하다.

자연 섭리는 그렇다 치고 더 이상 자연환경 그대로의 조건에서 살지 않는 인간에게는 이러한 생리적 변화가 야생에서 살아가는 동물들과는 좀 다른 의미를 갖는다. 가뜩이나 운동량이 줄어들기 쉬운 겨울에 살이 찐다는 것은 곧 '비만'을 의미할 수 있기 때문이다. 추위를 이기는 데 조금은 도움이 될 수 있으니 어느 정도 감수할 수는 있다 하더라도 정도 이상으로 살이 오르는 것은 경계해야 할 것이다.

군살만의 문제는 아니다. 체내지방이 늘어난다는 건 혈액 속 지방의 증가로 이어지기 때문에 다양한 문제의 원인이 될 수 있다. 겨울 추위와 연관되어 뇌졸중 같은 순환기계 질환이 늘어나는 것이 전혀 우연만은 아니다. 당연한 얘기지만, 겨울에도 운동을 중단하지 말아야 하며, 필요하다면 다이어트에도 관심을 두어야 할 것이다.

특별히 운동하는 사람이 아니라면 보통 사람들이 가장 무난하게 즐길 수 있는, 그러면서도 가장 효과가 좋은 운동은 일반적으로 유산소 운동이다. 걷고 뛰고 달리는 등 몸 자체를 사용하여 호흡과 맥박을 자극하고 장기나 근골격계의 단련에도 효과가 있어, 일상적인 건강관리법으로는 더없이 훌륭하다. 여러 유산소운동 중에 무엇이 더 좋은가는 굳이 구분할 필요가 없다.

달리기, 뛰기, 줄넘기, 자전거 외에 에어로빅, 춤(재즈댄스 힙합댄스) 그리고 태권도나 세도우복싱 같이 빠르고 느린 동작을 섞어가며 뛰고 뻗고 움츠리고 뒹구는 동작들이 배합되는 운동이라면 무엇이든 좋다. 그 밖에도 배드민턴, 농구, 탁구, 테니스 같은 구기 운동들도 유산소운동과 같은 동작들이 포함되어 있으므로 취미를 겸하여 즐길만한 운동이다. 겨울에 추위 때문에 바깥 운동이 여의치 않다면 실내에서 즐길 수 있는 운동 가운데 자기 조건에 맞는 운동 한두 가지를 정해서 하는 것이 좋을 것이다.

운동은 '군살을 줄이는' 효과에도 좋다. 몸매를 관리하는 데에는 우직할 정도로 꾸준한 운동보다 더 좋은 방법이 없다. 식이요법이나 물리적 시술 등에 비하면 운동법은 부작용의 가능성이 월등 낮을 뿐 아니라 신체기능의 강화와 면역능력 향상 등 부수적으로 얻을 수 있는 이익 또한 현저히 많다.

꾸준한 운동의 효과는 상당히 드라마틱한 사례도 많다. 출산 후 체중이 130kg까지 늘었다가 하루 십리씩 꾸준히 걸어서 출퇴근한 결과 70kg 이하로 줄어든 여성도 있었고, 체중이 100kg대로 올라간 여성이 2km의 조깅로를 하루도 빼놓지 않고 10바퀴씩 자전거로 돌아 마침내 50kg대로 내려갔다는 사례도 있다. 제아무리 비만이 끈질기다 해도 걷고 뛰는 데는 배겨내지 못하는 법이다. 다이어트에 실패하는 사람들의 가장 큰 실패 요인은 움직이지 않고 살만 줄여보겠다는 게으름에 있다.

요즘은 코로나19로 인한 경기 불황의 여파로 많은 헬스장들이 파격적인 요금 인하 이벤트를 하고 있다. 헬스장 입장에서는 계절의 겨울과 시절의 겨울이 맞물려 한층 더 시린 겨울이라 할 수도 있겠지만, 한편으로 운동하려는 이들에게는 좋은 기회일 수도 있겠다. 공자께서도 기회가 주어지면 나아가고, 주어지지 않을 때는 물러나 자신을 준비하는 것이 군자의 자세라 했다.

10

태양의 계절, 과일의 계절

일조시간이 12시간 이상이나 되는 여름은 태양의 계절이다. 햇빛은 심신 건강에 두루 도움이 되니 특히 몸과 정신의 건강을 강화하기에 좋은 계절이다. 햇빛이 잘 드는 곳에서 하루 한두 시간 정도 일광욕을 하는 것만으로도 인체는 비타민을 흡수하게 된다. 동시에 풍부한 야채가 쏟아져 나오는 것도 초여름부터 누릴 수 있는 자연의 혜택이다.

이즈음에 많이 나는 대표적인 열매가 토마토다. 토마토의 리코펜 성분은 남성을 강화시키는 데 유효한 성분으로, 특히 중년 이후의 남성들이 이를 자주 먹으면 전립선과 남성 기능에 도움이 된다. 토마토의 리코펜 성분은 토마토의 조직이 열에 의해 녹았을 때 인체에 잘 흡수될 수 있으므로, 날로 먹는 토마토보다 이를 가열해 만든 소스 형태로 먹을 때 더 높은 효과를 얻을 수 있다.

우리 식습관에서 토마토는 날로 먹는 경우가 많아 어떻게 가열해야 할지 막연하게 여길 수 있으나, 양식 메뉴를 예로 들면 피자나 리조토 같은 음식에 익힌 토마토가 흔히 사용된다. 또한 쉽게 접할 수 있는 케첩의 경우도 토마토를 삶아 으깨서 만든 소스다. 야채 볶음 같은 요리를 할 때 토마토를 먹기 좋은 크기로 썰어 함께 볶는 것은 무난한 요리법이다.

야채를 볶을 때는 통마늘도 빼놓지 않는 게 좋다. 마늘은 여러 종류의 암세포를 억제하거나 제거하는 효과가 증명된 항암식품인데, 동양에서는 오래전부터 남성의 정력을 돕는 강정제로도 알려져 있다. 마늘에 들어있는 알리신 성분이 그 효능의 주인공인데, 불을 가열할 때 알리신 양이 줄어드는 것으로 알려져 있다. 그러나 생마늘은 맛이나 자극성 때문에 그냥 먹기가 쉽지 않다. 볶음이나 국물 요리 등에 사용해도 알리신 성분이 아주 낮아지는 것은 아니니 마늘을 불에 굽거나 볶아 먹는 것도 좋은 방법이 될 수 있다.

토마토가 지나가면 포도가 나온다. 포도는 빼놓을 수 없는 건강식품이자 남성 식품이다. 포도에 함유된 폴리페놀은 인체에 생기를 돋워 건강에 도움을 주는데, 특히 남성 전립선 건강과 관련해 의미 있는 상관관계들이 보고되어 있다. 포도가 많이 생산되고 포도주로 유명한 지중해 지역 남성들의 경우 미국이나 내륙 쪽 유럽인들에 비해 전립선암 발생률이 현저히 낮게 나타나고 있다.

연구자들은 특히 적포도주에 많이 들어있는 폴리페놀 성분에 주목한다. 실제로 시험관 실험에서 이 성분은 전립선암 세포의 성장을 막고 암세포의 소멸을 촉진한다는 사실이 확인되었다. 매일 한두 잔씩 꾸준히 포도주를 마시는 사람들에게서는 심장마비의 발생률도 줄어든다는 보고도 있다. 우리 조상들이 집에서 여러 가지 약초로 술을 담가놓고 저녁마다 '건강을 위해' 반주로 한 잔씩 곁들이던 전통은 이 효과와 무관치 않을 것 같다.

식물성 기름이 동물성 기름에 비해 인체에 더 유익할 수 있다는 것이 현대 연구자들에 의해 자주 입증되고 있다. 무엇보다 식물성기름이 동물성 기름에 비해 유해성이 낮다는 것만큼은 확연한 사실이다. 식물성기름에는 몸 안에서 혈관 장애나 비만의 원인으로 꼽히는 콜레스테롤이 거의 들어있지 않기 때문이다.

몇 년 전 뉴욕주립대에서는 동물성 식품과 식물성 식품이 전립선암에 미치는 영향을 비교 연구한 적이 있다. 전립선암이 어느 정도 진행된 실험용 쥐를 대상으로 식물성 콜레스테롤이 함유된 사료와 동물성 콜레스테롤이 포함된 사료를 각각 먹이면서 변화를 살피는 실험이었는데, 그 결과 식물성인 베타-스토스테롤과 캄페스테롤을 투여한 쥐의 경우 암세포의 증식이 각각 70%와 14% 억제되었고, 반면 동물성 콜레스테롤을 먹인 쥐의 경우는 오히려 전립선암 세포가 18% 정도 증가하였다.

식물성기름은 주로 호두, 땅콩과 같은 견과류와 콩 종류에서 쉽게 얻을 수 있는데, 특히 전립선이나 성 기능 개선에 탁월한 효과를 보이는 북미산 톱야자에도 베타-스토스테롤 성분이 풍부하게 들어있다.

싱싱한 채소와 과일 섭취와 더불어 여름 햇볕을 충분히 누리기를 권한다. 비타민D는 생식기능, 전립선 강화 효과와 관련해 주목할 만한 성분인데, 사람이 햇빛을 받을 때 체내에 있는 프로비타민D를 활성화하여 체내에서 비타민D가 합성된다. 비타민D는 주로 인체의 뼈를 강화하는 데 필요한 성분이며 사람의 생식기능과도 연관돼 있다.

욕망과 증오의 싹을 몸 안에 기르지 말라

"전에 내가 벼농사를 지으면서 쟁기질을 대충 하니 벼 이삭도 보답을 대충대충 하고, 김매기도 소홀히 하니, 벼 이삭 또한 소홀히 돌아왔습니다. 이듬해에는 방침을 바꾸어 논을 깊게 갈고 써레질을 잘해주었더니 벼가 잘 자라 많은 이삭을 맺어, 일 년 내내 실컷 먹을 수가 있었습니다."

《장자莊子》에 전해오는 일화인데, 옛날 장오長梧라는 고을의 지주封人가 한 말이다. 그는 정치에 대해 말하고 싶었던 것 같다. "군주가 정치를 할 때도 대충 멋대로 해서는 안 되고, 백성을 돌보기도 소홀히 해서는 안 될 것입니다."라고. 장자莊子가 얘기를 전해 듣고 말했다.

"요즘 사람들은 몸을 다스리고 마음을 씀에 있어서 대개 이 사람이 말한 것과 비슷한 방법을 쓰고 있다. 자연으로부터 멀어지고, 본성을 떠나 타고난 성정을 없애고, 그의 신명을 잃고서 여러 세상일에 종사

한다(遁其天 離其性 滅其情 亡其神 以衆爲). 자기 본성을 거칠게 함부로 다루는 사람은 욕망과 증오의 싹이 자라 본성을 대신하게 된다.

이것은 삼베나 갈대 같은 잡목과 잡초들이 건물에 뿌리내리고 자라나는 것과 같다. 처음에 싹이 터 자라기 시작할 때는 건물을 지탱하는 데 도움이 되는 것 같지만, 결국 위로는 균열을 만들고 아래로는 뿌리가 뚫고 나와 건물을 망가뜨리는 것처럼 우리 몸도 본성이 변함으로써 망가지게 된다. 인체의 종기와 부스럼, 열병, 당뇨병 등이 그래서 생기는 것이다."(《장자》 칙양편)

장자보다 한 세대(30년)쯤 나이가 많았던 신비로운 은둔자인 귀곡자鬼谷子는 '맹아희하萌牙蠿蠾'라는 말을 설파했다. 맹아희하는 '작고 비좁은 틈새에서 자라는 싹(맹아)'이라는 뜻으로, 역시 작게 시작한 싹을 방치하면 장차 크게 자라 건물을 무너뜨린다는 것을 경고한 말이다. "천하가 혼란하여 위로 군주의 지혜가 없고 제후들이 도道와 덕德을 모르면 백성들은 도적이 되고, 현인들이 등용되지 않고 성인들은 숨으며, 탐욕스러운 사기꾼들만 득실거리고 윗사람과 아랫사람이 서로를 의심하게 된다. 나라의 근본이 와해되어 서로 공격하고 가족 사이조차 갈라져 서로 원수가 되니, 이것을 맹아희하라고 한다."(《귀곡자》 맹아희하 편)

본래 천하의 이치는 한 가지다. 하나의 도道에서 나와 나라를 다스리는 이치가 되기도 하고, 한 가정을 건사하는 이치가 되기도 하며, 농사짓는 이치가 되기도 한다. 장자가 이를 사람의 몸과 마음에 적용하여 같은 이치로 말한 것은 일종의 '생태적 관점에서 보는 건강관'이라

할 수 있다.

나이가 들면 인체는 여기저기 고장의 신호를 보낸다. 오래된 건물이나 오래 쓴 자동차에서 일어나는 일과 다르지 않다. 신중하고 적절하게 사용하지 않은 몸일수록 더 잦은 오류와 큰 고장을 일으킬 수 있다. 같은 자동차라도 10년이 못가 망가뜨리는 사람이 있고 20년 이상을 깨끗하게 잘 쓰는 사람이 있다.

인체도 마찬가지다. 진단해보면 나이가 60대를 넘었지만 30~40대 못지않게 깨끗하고 근력도 좋은 사람이 있는가 하면 아직 30대지만 50~60대처럼 상태가 부실해진 사람도 있다. 이런 개인차는 여러 가지 이유에서 생겨났을 것이다. 태어날 때부터 신약身弱하였지만 양생의 기본을 잘 지켜 오래 건강한 사람도 있고, 태어날 때 건강하였지만 제대로 먹지 못하거나 몸을 함부로 써 일찍 쇠약해지는 사람도 있다.

자라나는 환경, 섭생의 습관, 정신적 경험 등의 과정에 따라 변화의 방향은 크게 달라진다. 기본적으로 자기 몸과 마음의 건강에 대하여 대충대충 거칠게鹵莽 생각하지 말라. 욕망과 증오의 싹欲惡之蘗이 자라나는 것을 방치하지 말라. 욕망과 증오심은 때때로 머리를 아프게 하고 속을 쓰리게 하는 것은 작은 증상이라 할 수 있지만, 이것이 누적되면 몸에 독이 쌓이고 열이 생겨 오장육부의 기능이 떨어지고 더 나아가면 중병으로 발전한다.

상대적으로 노화가 빨라지는 것은 물론이고, 면역력도 저하되어 질병에 취약해진다. 평소 운동을 자주 하고 독성이 없는 물과 음식을 가려 먹고 영양을 보완하고 감동이 있는 음악을 듣거나 명상하고 자연의 위로를 받으면서 정신적 스트레스가 쌓이지 않도록 심신을 관리하는 것은 몸에서 잡목의 싹이 자라나지 않도록 밭을 잘 관리하는 일에 비할 수 있다. 작은 문제점을 방치하고 내버려 두면 큰 문제로 자라난다는 원리를 잊지 말아야 한다.

마음이 당당하면 몸도 당당해진다

사람이 호연지기浩然之氣를 갖는 것은 정신적 건강뿐 아니라 신체의 건강을 위해서도 중요한 원칙이다. 호연지기라 하면 대개 호쾌하고 막힘이 없으며 용기와 신념이 굳은 자세를 연상하게 된다. 그 말의 시작은 맹자에게서 찾아볼 수 있다.

공손추라는 제자에게 기氣와 의지志의 관계를 설명하던 중이었다 《맹자》 공손추 상편. 듣고 있던 공손추가 맹자에게 "선생께서 잘하는 것은 무엇입니까?"하고 물으니 맹자가 말했다. "나는 말을 잘 알아듣고, 나의 호연지기를 기르는 것을 좋아한다."

"호연지기란 무엇입니까." 공손추가 다시 묻자 맹자가 설명한다.

"호연지기를 한마디로 설명하기는 어려우나, 기를 지극히 크고 굳세게至大至剛 하되 바르게 길러 해롭지 않게 하면 기는 천지 사이에 가득하게 된다. 기를 기름에 있어서는 의義와 도道를 벗하여 함께 해야 하는데, 만일 그렇지 못하면 피폐하게 된다."

의는 옳음이고, 도는 인간다운 길을 말한다. 그러니까 호연지기는 단순히 기개가 호쾌하거나 거친 것만을 의미하는 것이 아니라는 뜻일 것이다. '피폐해 진다'는 말을 여기서는 '허탈'과 같은 의미로도 바꿔 생각할 수 있는데, 기운이 발분 하여 뭔가 가득해진 기분이 들더라도 그것이 사람의 도리를 벗어나거나 의롭지 않은 일을 위해서일 때는 진정한 호연지기가 될 수 없음을 말한 것이다.

또한 맹자는 이렇게 전한다. "옛적에 증자께서 제자인 자양에게 말씀했다네. 공자께서 큰 용기大勇에 대해 말하기를 '스스로 돌아봐 올바르질 못하면 누더기를 걸친 비천한 사람에게도 두려움을 느끼게 될 것이고, 스스로 돌아보아 올바르다면 비록 천만의 대군이라도 능히 대적할 수 있다' 하셨다네" 하였다. 용기와 용맹은 명분이 옳고 바를 때 제대로 발휘될 수 있다는 것이 맹자가 호연지기를 말하는 의도였다고 할 수 있다.

그러한 호연지기가 인체의 건강과 상관이 있다는 것은 조금도 이상하지 않다. 오히려 필연적으로 밀접한 연관성이 있다. 마음에 뭔가 거리낌이 있을 때는 불안하여 신경이 예민해지고 잠이 잘 안 오거나 소화가 안 되어 입맛을 잃고 배앓이도 자주 하게 된다. 기분이 위축되어 있기 때문이다. 마음의 가책이나 자신감의 결여는 불안을 가져온다. 불안한 감정은 신체에 영향을 미쳐 위축감을 가져오며 호르몬의 분비에도 장해가 일어난다. 결과적으로 오장육부의 기능이 원활하지 못하게 되어 다양한 질병의 원인이 될 수 있다는 것은 현대의학 연구에서도 확연히 증명되고 있다.

사람은 윤리를 따르는 행위를 통하여 실존적으로 편안해지고 건강 장수하게 된다. 이는 곧 부유하게 잘사는 길과도 직결된다. 윤리와 도덕이 건강 장수와도 직결된다는 것은 얼핏 도덕론을 주장하기 위한 특수논리처럼 보일 수 있지만, 그 개연성을 따져보면 결코 특수한 얘기가 아니다. 크게 보면 하늘과 우주의 법칙에 순응하는 도리라는 것은, 그 자체가 의학이며 과학이며 윤리학이다. 이것이 바로 건강한 몸과 의연한 정신을 나타내는 호연지기의 원천이다.

근래 사람들의 관심사는 어떻게 하면 좀 더 많은 이익을 취해서 좀 더 부유하게 살 수 있을까에 집중되는 경향이 있다. 공부를 많이 하거나 외모를 가꾸는 것도 결국 사회적 경쟁력을 높여 좀 더 부유해지기 위해서일 것이다. 그러나 소아적으로 개인의 이익에만 집중할수록 사람은 더 이기적으로 되고 시야가 좁아져 졸렬해진다. 그런 사람들이 모이면 졸렬한 사회가 된다.

이런 사회에는 갈수록 불만을 가진 사람이 늘어날 수밖에 없으므로 사회는 점차 불편해진다. 설령 경쟁에서 이겨 부와 쾌락을 향유하는 사람이라 할지라도 불만으로 가득 찬 사회 안에서 얼마나 행복감을 느낄 수 있겠는가. 현대 사회에서 우울증, 이중심리, 불안증, 분노조절

장애가 괜히 늘어나는 게 아니다. 개개인의 호연지기에서 나아가 사회 전체가 당당하고 공정한 사회로 변해갈 때 우리는 비로소 '건강'의 참된 목표와 즐거움을 향유할 수 있게 된다.

호연지기浩然之氣가 필요한 때

"봄 석 달은 만물이 소생하는 계절로 발진發陳이라 한다. 천지에 생기가 솟고 만물이 자라나는 때다. 밤에는 자고 아침에 일찍 일어나며, 큰 걸음으로 뜰을 거닐어라. 머리는 풀어 몸을 편안하게 이완시키며 좋은 뜻을 세우도록 하라. 생명이 돋아나는 것을 돕고 살생하지 말며, 주되 빼앗지 말고, 칭찬하되 벌을 주지는 말라. 이것이 바로 봄의 기운에 응하는 양생의 법도다."

《황제내경》소문편에서 일 년 사계의 변화에 따라 심신의 기운을 어떻게 써야 하는가를 다룬 사기조신대론四氣調神大論 가운데 봄에 해당하는 이론이 위와 같다. 음력으로 정월부터 삼월까지 석 달이 봄에 해당한다. 전통 동양력에서 1년은 24절기로 나뉘니까, 입춘부터 우수, 경칩, 춘분, 청명, 곡우까지가 봄의 절기다. 이 기간은 음양오행으로 쳐서 목木행이 지배하는 절기이며, 만물이 생동하기 시작한다. 옛날식으로 말하면 일 년 농사가 시작되는 시기다.

중국 제자백가의 시조인 관자管子(흔히 '관중'이라는 이름으로 잘 알려진 제나라의 재상)는 목화토금수 오행의 순서대로 절기를 논한 '오행편'에서 봄에 지켜야 할 덕목을 이렇게 말한다.

"봄에는 목木행이 지배하니 농사 준비를 지원하는 것이 최우선이다. 가축이나 야생동물이라도 함부로 죽이지 말고 보호해야 한다. 관리들의 인사고과와 직위 조절도 이때 한다. 비축한 물품을 풀어 상을 내리지 않고, 형벌을 내리거나 전쟁을 일으키면 군주는 위태로워진다."

봄은 만물이 살아나는 시기라 무엇이든 살리는 일을 해야 하고 정치도 그래야 한다고 가르친 것이다. 새겨보면 더 깊은 뜻이 있다. 사람들은 한 해가 시작될 때 계획을 세우고 그 계획을 따라 일을 시작하는데, 만일 이 시기를 놓치면 한 해가 별 소득 없이 흘러가 버리고 말 것이다.

동물들이 알을 품고 새끼를 낳는 것도 이 시기다. 만일 이 시기에 사냥하고 가축을 잡아먹으면 번식의 고리를 끊는 결과가 된다. 단순히 살생을 금하라는 윤리적 계율이 아니다. 번식을 해야 할 시기에 씨암탉을 잡아먹으면 집안에 먹을 것이 없게 되고, 야생의 동물을 함부로 잡으면 자연 생태계가 무너지게 될 것이다. 공자보다 2백 년이나 앞선 BC 7세기의 지도자에게서 이미 생태계를 염려한 교훈이 나왔다는 것은 대단한 일이다.

'(봄에) 전쟁을 일으키면 군주가 위태로워진다'는 말 역시 단순히 살생을 금하라는 윤리적 의도가 핵심이 아니다. 농사 준비를 지원해야 할 이 시기에 전쟁을 치르려면 노동력을 가진 젊은 남자들이 징집되어 농사를 제대로 시작할 수 없게 된다. 식량부족(가난)이 극한에 이르는 보릿고개에 비축한 식량과 물품을 풀지는 못할망정 전쟁을 위해 오히려 백성에게서 더 거둬들여야 하니 백성들의 마음에는 원망이 생길 것이다. 군주가 위태로워진다는 말은 그로 인해 민심 이반이 일어날 것에 대한 엄중한 경고다.

우리가 고전, 즉 옛말을 들을 때는 흔히 수천 년 전과 지금은 시대가 다르다고 생각하게 되고, 그래서 거기서 배울 점이 많지 않다고 여기기 쉽다. 이를테면 인공조명에 익숙한 도시인들에게는 일찍 자고 일찍 일어나라는 말이 더 이상 금과옥조가 될 수 없고, 식량과 자원이 자유로이 국경을 넘나들고 기상변화까지 겪고 있는 지금 시대의 농부들에게 전통적 절기론이 더 이상 절대적인 기준이 될 수는 없을 것이다. 상투를 틀지 않는데 무슨 머리를 풀라는 것인가.

그러나 표면적인 방법론만이 아니라 내면에 담긴 본질적 의미를 생각해보면 고전의 가르침은 여전히 유효하다. 더위와 추위의 폭이 크지 않더라도 겨울은 겨울이고 여름은 여름이다. 이 겨울에도 나무들은 잎을 다 떨구었고, 봄기운과 함께 잎눈을 틔우며 소생하기 시작했다. 동물들은 봄기운이 일으키는 호르몬의 영향에 따라 부지런히 짝을 찾아 나서고 있다. 일 년 사계의 질서가 변함없이 자연 생태계를 지배하고 있다는 증거다. 사람이라고 다르겠는가.

　우선 움츠린 어깨를 펴고 여몄던 옷깃을 풀어 몸을 편안하게 하고, 시원시원한 보폭으로 걸으며 좋은 의지를 되새겨 정신을 단정하게 갖춰보자. 봄에 갖춰야 할 기운은 한 마디로 '호연지기'다. 이것으로 심신은 함께 건강해진다. 사회적으로도 옹졸한 시시비비와 잔꾀, 음모와 술수보다는 호연지기의 대범한 기운이 넘치는 건강한 봄이 되었으면 좋겠다.

'즐기는 삶'에 양생養生의 비결이 있다

TV에서 '생활의 달인'이라는 프로그램을 가끔 본다. 주변에서 흔하게 볼 수 있을 법한 사람들이지만 자기 일에서만큼은 타의 추종을 불허하는 나름의 경지에 달한 사람들. 예전에는 이런 사람들을 가리켜 '도통道通했다' 즉 '도道를 튼 사람'이라고 불렀다.

옛날 장자莊子의 생각도 그랬던 것 같다. 대단한 도술을 부리지 않더라도, 양 떼를 잘 돌보는 목동의 기술을 도道라 칭하고, 활을 잘 쏘는 것도 도라 칭하고, 목수가 수레바퀴를 깐깐하게 잘 만드는 것도 도라 불렀다. 그러니까 도라는 것은 인간이 할 수 없는 일을 하는 마법이나 신비로운 지식을 터득하는 일이 아니라 '지극히 상식적인 노력과 정성을 다하는 일상의 삶'이 바로 도를 잘 따르는 삶인 것이다.

소 잡는 사람(포정)의 이야기는 좀 허풍스럽지만 그래서 흥미롭다. '거기 손을 대고 어깨를 기울이고 발로 밟고 무릎을 구부림과 동시에

휙휙 뼈를 발라내는데, 칼로 가르는 소리와 동작이 모두 리드미컬하다. 그것은 상림의 춤사위와도 같고 경을 읽는 소리와도 같았다.' 어떻게 이런 경지에 이르렀을까.

포정은 이렇게 말한다. "제가 즐기는 것은 바로 도道입니다. 기술에서 한 걸음 더 나아갔죠."

논어에 이르기를 '이론으로 아는 것이 좋아하는 것만 못하고, 좋아하는 것도 즐기는 것만 못하다(知之者不如好之者, 好之者不如樂之者=논어 위정)'고 했다. 본래 좋아서 하는 공부는 힘들어도 열심히 하는 공부보다 능률이 잘 오르고 성과도 좋은 법이다. 장자에 나오는 포정은 소 잡는 일을 단지 밥벌이 기술로서가 아니라 자기 수련이라는 자부심으로 즐기는 것이다.

육안이 아닌 마음의 눈으로 뼈의 마디와 빈틈을 간파하면서 정교하게 칼을 움직여간다. 칼은 리듬과 운율을 타고 움직이며 그때마다 살코기는 진흙 덩어리 떨어지듯 깔끔하게 떨어져 쌓인다. 단지 먹고사는 수단으로서만 일하는 기술자들은 칼을 다달이 새것으로 바꿔야 하지만, 일을 즐기는 포정은 19년 동안 사용한 칼이 아직도 막 숫돌에 간 것처럼 예리함을 잃지 않는다.

포정의 말을 듣던 임금 문혜군은 경탄을 금치 못한다. "내가 포정의 말을 듣고 양생의 이치를 얻었도다."

양생養生이란 무엇인가. '몸을 건강하게 유지하기 위하여 음식, 운동, 정서, 성생활 등 일상에 적용하는 규칙적인 방법'을 의미한다. 동양에서는 먹고 마시는 섭생이나 숙면, 기공氣功, 호흡법, 성생활 등 일상의 모든 영역에서 양생에 맞는 방법들이 연구되었다. 나아가 신체를 단련하고 보양하는 일뿐 아니라 철학적 정신적 방법들도 똑같이 중시되었다.

전개지라는 사람이 신선인 축신에게서 도를 배우고 양생법도 배웠다. 주나라 위공이 전개지를 만나 당신이 배운 양생법을 좀 가르쳐달라 하니 전개지는 아주 간단히 그의 '비법'을 설명한다.

"양생을 잘하는 것은 양을 치는 일과 같습니다. 여러 마리를 몰고 갈 때, 지팡이로 뒤처지는 놈만 잘 챙겨 몰면 되는 일이지요."

전개지는 다시 부연한다.

"단표라는 사람은 자기관리를 잘하여 나이가 칠십이 되었어도 안색이 어린아이 같았습니다. 불행히도 굶주린 호랑이를 만나 잡아 먹혀버렸죠. 반면 장의란 사람은 처세에 능해서 든든한 친구들을 많이 사귀었으나 몸 관리가 안 되어 나이 사십에 열병으로 죽고 말았습니다.

단표는 안을 잘 관리했으나 밖에서 오는 위험을 피하지 못한 것이고, 장의는 바깥을 돈독히 하면서도 안에서 자라는 병을 몰랐던 것입니다. 안과 밖 둘 중에 뒤처지는 놈을 건사하지 못하여 실패한 것이라고 할 수 있습니다. 공자는 '안으로만 품지 말고 밖으로만 애쓰지도 말라. 야생의 잡목처럼 중앙에 무성하여라. 안과 밖, 중앙을 고루 잘 조화시킨다면 반드시 목적을 이루리라' 하셨지요."

이제 일을 즐기면서 하는 포정에게서 '양생의 이치'를 얻었다고 말한 문혜군의 말이 좀 이해가 된다. 참된 양생(건강)법은 몸에 좋은 섭생, 운동, 호흡 등에만 국한되는 것이 아니라 자기 일에 자부심을 가지고 그것을 즐기면서 사는 삶의 태도에 달려 있음을 의미하는 것이다.

현대의학에서 최대의 연구주제는 '스트레스'다. 스트레스가 가벼운 두통, 불면, 소화기능 장애로 시작해서 죽을병의 원인이 된다. '잘 할 수 있는 일 하나를 즐기며 사는 삶'에는 스트레스가 크지 않을 것이다.

교만하고 의심이 많으면 병을 고칠 수 없다

화타華佗는 후한 시대의 전설적 명의다. '마비산麻沸散'이라는 마취제를 만들어 외과수술을 했다고 전해진다. 촉나라 관우가 독화살에 맞았을 때 칼로 피부를 째고 독이 퍼진 뼈를 깎아 그를 살려냈다는 이야기가《삼국지》에 소개되어 있다.

화타보다 5백 년쯤 앞선 춘추전국시대 후기에도 전설적인 명의가 있었다. 제나라에 속한 발해 출신의 편작扁鵲이라는 사람이다. 그는 환자의 얼굴만 보고도 몸속에 있는 병을 알아냈으며, 병증을 들으면 그 병의 뿌리까지 즉석에서 판단하여 치료했다고 한다.

《사기》에 의하면 편작은 장상군이라는 은자에게서 신비한 의술을 물려받은 후 진晉 대부 조간자의 병을 진단하고 미래를 예언해주었으며, 괵나라에 가서는 죽어가는 태자를 살려내기도 했다. 괵의 태자는 이미 숨이 멎은 상태였는데, 편작은 이를 '시궐尸厥(숨만 붙어 있는 가사상

태)'이라 진단하고 지석을 갈아 만든 돌침과 음과 양을 조절한 탕약을
이용하여 태자를 살려냈다.

이후 편작은 제나라로 가서 군주 환후桓侯의 용태를 살피게 되었다.
편작의 눈에는 환후의 상태가 좋아 보이지 않았으므로 "군주께서는
지금 피부에 병이 있는데, 당장 치료하지 않으면 점점 깊이 들어가 중
해질 것입니다"라고 경고했다. 그러자 환후는 '과인에게는 병이 없소'
하면서 무시하였다. 편작이 물러난 후 환후는 측신들에게 '의원이 이
利를 탐하여 병도 없는 사람을 가지고 공을 세우려 한다'며 비웃었다.

닷새 후 편작이 다시 환후를 배알하고 '군주의 병이 혈맥에까지 이
르렀으니 지금이라도 치료를 시작해야 합니다'하고 권했으나 환후는
다시 병이 없다며 웃고 말았다. 닷새 후에 편작은 또다시 와서 병이 깊
어졌다고 경고했으나 역시 무시당했다. 다시 닷새 후 환후를 배알한
편작은 더 이상 아무 말도 하지 않고 나가버렸다. 환후가 사람을 시켜
이유를 물으니 편작이 말했다.

"병이 피부에 있을 때는 탕약과 고약으로 고칠 수 있으며, 혈맥에
있을 때는 침이나 폄법砭法(돌침)으로 고칠 수 있습니다. 병이 장기에
들어가면 약주藥酒로 고칠 수 있습니다. 그러나 병이 골수까지 들어가
면 신神이라도 어쩔 수 없게 됩니다. 그런데 이미 제후의 병은 골수까
지 들어갔으므로 아무 말도 하지 않은 것입니다." 편작은 그대로 제나
라를 떠나버렸고, 결국 환후는 병사했다.

이에 대하여 《사기》는 의원의 능력과 노력으로도 고칠 수 없는 여

섯 가지 불치병六不治을 다음과 같이 논하고 있다. "사람들은 병이 많은 것을 걱정하고 의원은 치료 방법이 적은 것을 걱정한다. 그래서 여섯 가지 불치의 경우가 있는 것이다. ① 교만하여 순리를 따르지 않는 경우 ② 몸보다 재물을 중히 여기는 경우 ③ 의식衣食을 적절히 (조절)하지 못하거나 ④ 음과 양의 기운이 장기에 함께 있어 안정되지 않는 경우 ⑤ 몸이 너무 쇠약해져 약을 받아들일 수 없는 경우 ⑥ 무당의 말을 믿고 의원을 믿지 않는 경우가 바로 그것이니, 이 가운데 한 가지라도 해당이 되는 경우엔 좀처럼 병을 고칠 수 없다."(驕恣不論於理 一不治也, 輕身重財 二不治也, 衣食不能適 三不治也, 陰陽并 藏氣不定 四不治也, 形羸不能服藥 五不治也, 信巫不信醫 六不治也. 有此一者 則重難治也.《사기》편작창공열전)

'육불치'의 교훈은 의원과 의술에 대한 신뢰와 존중이 얼마나 중요한지를 잘 보여준다. 코로나19 이후 의약 기술의 중요성과 함께 국경을 초월한 연대와 협력의 중요성이 새삼 뚜렷하게 대두되고 있다. 국제기구를 통한 상호협력과 국가 간 방역 정보 및 백신 정보의 공유가 큰 힘을 발휘하고 있지만, 한편에서는 당장 바이러스의 기원과 극복 방안을 찾아내는 단계부터 은폐나 개별 경쟁이 큰 장애가 되고 있다.

'성스러운 의업醫業'이라는 표현은 편작과 같은 시기 유럽의 명의였던 히포크라테스 때로부터 유래한다. 동서양을 막론하고 의학은 생명 존중이라는 '성스러운 정신'에 의해 시작되었으며, 적십자 운동과 같이 모든 인간에 대한 차별 없는 봉사의 정신으로 유지되고 발전되어 왔다.

그러나 이 '성스러운 정신'이 상업적, 정치적 이유로 왜곡되고 변질해 서로를 적대하거나 불신하며, 심지어 성실한 의약 당국의 노력을 의심하고 폄훼하는 거짓 뉴스/마타도어를 퍼뜨려 민심을 교란하는 행위마저 벌어지고 있다. '방역국가(민족)주의'나 편파, 대결 같은 편협한 태도는 21세기 인류에게 코로나19 자체보다도 더 위협적인 문제라 할 수 있다. '불신'도 병이다.

해로동혈에 대한 약간 다른 해석

결혼식 주례자들이 흔히 사용하는 말 가운데 하나가 '백년해로'란 말이다. 100년을 함께 늙어가라는 말. 중국 고전 《시경》 패풍 가운데 '격고'라는 시에서 이 말이 처음 등장했다.

"죽으나 사나 만나거나 떠나거나 그대와 함께하리라 언약했지. 그대의 손을 잡고 너와 함께 늙겠노라(生死契闊 與子成說, 執子之手 與子偕老)…."

고이 함께 늙어가는 노부부의 애틋한 사랑 노래가 아니다. 민요의 주인공은 나이 들어 전선에 차출된 병사다. 벌써 수년째인 전쟁은 끝을 모른다. 끌고 다니던 애마도 지쳐서 죽었는데, 자신인들 죽기 전에 고향에 돌아갈 수 있을까. 망연한 가운데 밤하늘을 보면서 홀로 늙어가고 있을 아내를 그려보는 것이다. "아, 멀리 떠나 그 언약을 어기다니." 맺음말이 구슬프다.

역시 《시경》에 나오는 또 다른 말인 '동혈'이란 말과 합성되어 '해로동혈'이란 성어가 생겼다. '살아서는 같이 늙고 죽어서는 한 무덤에 묻힌다.' 그리고 보니 함께 늙고 같이 묻히는 것을 사람들이 이상적인 부부의 결말이라 여긴 것은 이미 수천 년 전부터의 일이었나 보다. 해로동혈에 대한 환상은 시경만큼이나 오래된 서양 고전에서도 엿볼 수 있다. 그리스 신화 얘기다.

신들의 왕 제우스가 인간을 지상에서 전멸시키려고 마음먹은 적이 있었다. 인간들이 너무 부조리하고 사악한 것을 더 두고 볼 수 없었기 때문이라나. 그러나 인간을 아끼고 좋아하는 신들도 많았다. 예컨대 헤르메스와 아폴론이 나서서 인간을 변호하고 그 계획을 재고하도록 간청했다.

제우스는 인간의 선량함을 직접 눈으로 확인하자는 두 신의 제안에 따라 나그네로 변장하고 함께 인간 세상 미행에 나섰다. 황량한 벌판을 지나 어느 외딴 농가를 찾아 들어갔는데, 누군가 처마 밑에 앉아 있다가 벌떡 일어나 뛰어나왔다. "어서 오십시오. 나그네님들."

나이 많은 농부가 부인과 함께 낯선 길손들을 반갑게 맞아들였다. 그들의 이름은 필레몬과 바우키스다. 필레몬이 나그네들을 위하여 잘 자리를 준비하는 사이 부인 바우키스는 있는 것 중에 가장 괜찮은 재료들을 꺼내 음식을 차려주었다. 인간은 모두 사악하다는 제우스의 주장은 틀린 것이 되었다.

예상치 못한 환대에 감동한 제우스가 두 노인에게 자신들의 신분을 밝히면서 말했다. "소원이 있으면 말해보라. 말하는 건 뭐든 다 들어주겠다." 그러나 노부부는 욕심도 없고 실제로 별로 아쉬운 것도 없었다. 취직을 부탁해야 할 자식들이 있는 것도 아니고, 화려한 옷이나 음식 같은 건 구경해본 적도 없으니 그게 왜 필요한지도 모르겠고, 시장에 다니는 사람들도 아니니 금은보화나 뭉칫돈 같은 게 필요하지도 않았다.

"우리에게는 아쉬운 게 아무것도 없으니 보답은 안 하셔도 됩니다." 세상에 부탁할 게 아무것도 없는 인간도 있다니. 신으로서 아무것도 해줄 수 있는 게 없다는 상황에 미묘한 기분이 들었나 보다. 제우스가 오히려 간청했다. "제발 무언가 부탁을 해보라. 나의 능력으로 다 이루어주겠다."

노인은 한나절을 생각한 끝에 겨우 입을 뗐다. "굳이 생각해보니 딱 한 가지가 떠올랐습니다. 우리는 이대로 살다 가면 되겠습니다만, 만일 누군가가 먼저 죽으면 남은 사람에게 고통이 될 것 같습니다. 그러니 나와 마누라 두 사람, 죽을 때는 한날한시에 같이 죽을 수 있으면 좋겠습니다. 꼭 들어주시기를 바라는 것은 아닙니다."

소박하지만 인간에게 쉽지 않은 일이었다. 그러나 신의 왕 제우스에게는 아주 간단한 소원이기도 했다. 신들이 다시 길을 떠날 때, 필레몬과 바우키스는 그들을 배웅하고 나서 곧바로 서로에게 어깨를 기댄 채 동시에 세상을 떠났다. (설마 '해로동혈'이라는 환상에 대한 조롱이 있는 것은 아니었을까.)

본래 고대 신화에 나오는 신들은 극소수 순결파를 제외하고는 대부분 자유분방한 사생활을 가졌는데, 신들의 왕 제우스가 대표적이다. 신들의 왕이면서도 부인 헤라에게 잡혀서 늘 눈치를 보며 살았던 이유가 바로 그 자유분방함 때문이었다. 그 덕에 헤라 여신은 본의 아니게 질투의 화신으로 살아야 했다.

많은 사람이 너무 긴(?) 결혼 생활에 대해 지루함을 토로하고 몇 년에 한 번씩은 리셋(재출발)의 기회가 있어도 좋겠다고 농담한다. 인간이 신의 형상과 성정을 닮은 존재라면 그리 발칙한 발상이 아니다. 해로의 꿈을 노래한 위나라 병사의 시를 되씹어 봐도 좀 미묘하다. 그들도 고향에서 평화로운 해로를 누리고 있다면 그 언약에 대한 감정이 이렇듯 애틋했을까.

초대받지 않고 태어난 인생은 없다

'노인들에게 멋진 것은 난로와 부르고뉴산産 적포도주 / 그리고 마지막에 편안한 죽음… / 그러나 아직 오늘은 말고, 먼 훗날!'

생애 후반의 절반 이상을 이웃 나라 스위스에서 보냈던 헤르만 헤세가 노년의 일기에 적어놓은 짧은 시구다. 쌀쌀한 기온을 달랠 수 있는 난로 하나, 멀리 노을을 바라보며 간단한 식사와 함께 마실 수 있는 반주 한 잔. 이 평화로운 저녁이야말로 누구나 바라는 '품위 있는 노년'의 정경이 아닐까. 그리고 마지막에 편안한 죽음까지 약속된다면 그 이상의 축복이 없을 것이다. 여기에 헤세가 던진 재치 있는 한 마디 부연은 슬며시 미소를 머금게 한다. "그러나 오늘은 말고, 먼 훗날!"이라고.

2021년은 유난히 삶과 죽음에 대하여, 인류문명의 현주소에 대하여 곱씹어보게 만드는 시간이었다. Covid-19로 명명된 신종바이러스가 처음 알려진 이후 지난 15개월 사이 발생한 감염자 수는 공식 집계로만 1억1천만 명을 넘어섰다. 사망자는 2백50만을 웃돈다. 의료 통계가 미치지 못하는 지역에서 많은 사람이 같은 이유로 더 죽어갔을 것이다.

긴급한 백신 개발 등으로 코로나 사태가 진정될 것으로 기대한다. 그러나 이 사태는 인류에게, 그리고 인간 개개인에게 새로운 과제를 안겨주고 있다. 인류는 그동안 수많은 위기를 계기로 새로이 삶의 방향과 목표를 바꾸며 지금까지 발전해 왔다. 그러나 이것은 다분히 거시적 관점의 이야기라 할 수 있고, 개개인에게 보다 직접적인 과제는 당장 이 충격(현실의 문제거나 의식과 관념상의 문제거나)으로부터 벗어나거나 해소하는 문제일 것이다.

코로나19의 직접 감염 외에 개인들이 겪고 있는 문제 가운데 두드러진 것이 우울증(일명 '코로나 우울')이다. 사태의 심각한 정도나 방역 통제가 어떻게 이루어졌는가에 따라 지역(국가)별로 차이는 있지만, 일부 국가에서는 우울증의 영향이 매우 크게 나타나고 있다.

초기에 방역 통제를 거의 하지 않다가 뒤늦게 확진과 사망자가 폭발적으로 늘어난 일본의 경우 상황은 매우 심각해 보인다. 특히 여성 자살자 수가 급격히 늘어 1년 전에 비해 두 배로 늘어났다. 일본 정부는 부랴부랴 '고독/고립 담당 장관'을 신설한다고 발표했다. 3년 전 영국이 '고독 담당 장관'직을 신설한 이래 세계에서 두 번째다.

워싱턴포스트에 따르면 '팬데믹 이후 미국인들의 우울 성향도 크게 늘어났다.'고 한다. 미국 연방질병통제센터의 조사에서는 자살을 생각해보았다는 사람이 이전 2년 전 4.3%에 비해 3배 가까운 11.0%로 늘어났고, 특히 20세 전후의 젊은 층에서는 위험수위에 이르고 있다고 한다. 이런 통계가 아니더라도 과거 세계적 팬데믹 이후의 예를 보면, 질병에 의한 직접적인 데미지 외에도 사회적 불안과 경제적 곤란, 고립감, 기회의 감소, 가정폭력 등의 복합적 원인들은 개인들에게 심리적 압박을 가중시키는 경향이 뚜렷하다.

우리는 코로나뿐 아니라 여기서 파생된 '코로나블루'에도 맞서야 한다. 개인과 사회가 함께 감당해야 할 몫이다. 이 사태는 결국 지나갈 것이고, 이후에는 전과 다른 양상의 세계가 펼쳐질 것이다. 예전에 고민하던 취업이나 생계유지 등의 문제가 전혀 다른 방식으로 해소되거나 해결될 가능성도 있다. 이것을 지켜보며 새로운 방식으로 대응할 준비를 해야 할 것이다. 팬데믹을 계기로 향후 노동의 방식이나 기업들의 채용패턴이 달라질 수 있고, '기본소득'과 같이 나라별로 생계나 복지정책의 근간에도 변화가 일어날 것이다.

따라서 개인들은 뜻하지 않은 팬데믹 사태로 미루어진 꿈을 예전의 방식으로 이루려 하기보다는, 이 사태 이후에 변화될 새로운 사회를 예측해보고 그에 맞는 새로운 목표를 세우는 것이 필요할 듯하다.

궁즉변 변즉통 통즉구(窮則變 變則通 通則久). 《주역》의 핵심 원리다. 한자 말은 여러 가지로 해석할 수 있지만, 다음과 같은 해석이 가능하다. "막히면 바꿔보라, 바꾸면 통하리라, 통함은 오래가리라."

이 세상에 초대받지 않고 온 생명은 하나도 없다. '내가 존재할 이유가 있는가'라는 생각은 크게 잘못된 것이다. 대자연의 섭리와 운명 앞에서 '불청객'으로 잘못 태어난 사람은 아무도 없다. 정식으로 초대받고 태어난 이상, 누구에게나 자기 뜻대로 살아볼 권리가 있고, 주어진 역할이 있게 마련이다. 만약 그것을 느끼지 못한다면 아직 스스로 찾지 못한 것일 뿐이다. 손발이 묶인(?) 팬데믹 통제 기간을 오히려 내일을 준비하는 적극적인 기회로 활용하는 사람들에게 '코로나 이후'는 탄탄대로를 열어주지 않을까.

18

시간의 절대속도가 빨라지고 있는 것은 아닐까

봄이 지나가면 화려했던 봄꽃들은 언제 그랬느냐는 듯이 사라지고, 신록이 그 자리를 대신한다. 연두색의 나뭇잎들도 얼마 후면 짙푸른 색이 되어 숲을 지배하게 될 것이다. 시간이 빠르다는 말은 새삼스럽지 않다.

1백 년 전 아인슈타인의 우주에 대한 언급을 사람들은 상상의 영역이거나 동화적 언어로 들었을 것이다. '빛보다 빠른 것이 있다.' '빛도 시간도 굴절되는 공간이 있다.' 그리고 모든 것을 빨아들이는 우주의 무덤 블랙홀에 대하여 60년 후 스티븐 호킹의 대꾸는 유쾌한 농담처럼 들리기도 했다. '모든 것을 빨아들이는 지점이 있다면, 그것이 분출되는 곳도 있지 않겠는가.'

이런 고차원의 문답은 고승들의 선문답禪問答을 연상케 한다. 다분히 낭만인 상상 속의 세계였다. 세기적 석학들의 이해하기 어려운 화두와 그것을 붙잡고 정진하여 실체를 밝혀보려는 유수한 과학자들의 노력 속에서 블랙홀에 대한 지식은 무르익었다. 그리고 마침내 사상 최초로 인류는 5,500만 광년 거리에 있는 거대 블랙홀 하나를 가시적 이미지로 촬영하는 데 성공했다.

인간은 마침내 시간의 끝 지점을 바라본 것일까. 문득 시간에 대한 상상의 나래를 펴본다. 지구 고고학이나 천체물리학이 지구의 탄생이나 우주의 역사를 해부하듯 밝혀내지 않았다면, 우리는 지금도 시간이 처음을 알 수 없는 먼 과거로부터 끝을 짐작도 할 수 없는 먼 미래까지 흐르는 것쯤으로 알고 있을 것이다. 여전히 봄 여름 가을 겨울은 낭만적이고 자연의 예술로만 인식되고 있을 것이다.

"나이가 들수록 시간이 빠르게 지나갈 것이다." 어려서 이 말을 들었을 때는 아주 막연하게만 느껴졌었다. 나이가 들면 시간은 왜 빠르게 느껴지는 것일까. 그 대답은 주로 심리학자들에게서 나왔다.

"객관적인 시간은 강물처럼 일정한 속도로 흐른다. 인생의 초입에 서 있는 사람은 강물보다 빠른 속도로 강둑을 달릴 수 있다. 중년에 이르면 속도가 좀 느려지기는 하지만 아직 강물과 보조를 맞출 수는 있다. 그러나 노년에 이르러 몸이 지치면 강물의 속도보다 뒤처지기 시작해서, 결국은 강둑에 드러누워 강물을 바라볼 것이다. 강물은 한결같은 속도로 흘러가 버린다."(다우베 드라이스마, 심리학자)

"젊은이들은 욕망을 참지 못한다. 시간을 집어삼킬 듯이 앞서나가고 싶지만, 시간은 천천히 흐를 뿐이다. 그러나 노년은 고전적인 연극에서 전혀 변하지 않는 배경과 같다. 이번 주도 다음 주도, 이번 달도, 다음 달도 비슷해 보인다. 모든 이미지는 하나의 이미지로 융합된다. 상상 속에서 시간은 축약된다."(마리 귀요, 심리학자)

"새로운 곳에 처음 갔을 때는 시간이 젊어. 다시 말해서 시간이 광범위하고 포괄적이다. 이런 현상은 6~8일 동안 계속된다. 그 후 사람이 그곳에 익숙해짐에 따라 시간이 점점 쪼그라드는 현상이 눈에 띄게 나타난다. 4주째가 되면 아마 시간이 무서울 정도로 덧없이 빠르게 흘러가는 것처럼 느껴질 것이다."(토마스 만, 문학가)

그러나 시간의 속도에 대한 감각이 반드시 나이나 익숙함과 연관된 것은 아니다. 어린 시절에도 어려운 수학 문제와 씨름해야 하는 수업 시간은 지루하리만큼 길게 느껴졌고, 마음껏 게으름을 피울 수 있는 방학 기간의 시간은 화살처럼 빠르게 지나가지 않던가. 그렇다면 시간의 밀도, 빠르기는 나이보다는 시간의 상황과 연관되어 가변적으로 느껴지는 것일지 모른다.

시간은 결국 감정과 더 관계가 깊은 것이 아닐까. 나이들수록 시간이 더 빨리 간다는 것은 나이들수록 현재가 더 소중하게 느껴지기 때문일지도 모른다. 일 분 일 초가 귀하고 아쉽기 때문에 그만큼 더 빨리 잃어가는 것처럼 느껴지는 것일지도 모른다.

현대인들은 과거보다 훨씬 빠르게, 가속적으로 새로운 것들을 터득해 나가고 있다. 지금의 10년은 19세기 1백 년보다 더 많은 변화를 가져온다. 그것은 마치 어린아이들이 새로운 것을 습득해가는 속도만큼이나 빠르다. 그럼에도 시간은 여전히 빠르게 느껴지지 않는가.

시간이 빨라진다는 것이 단지 개인적인 시간 감각의 변화인가, 아니면 이 시대 자체가 좀 더 빠른 시간대 위에 올라선 것인가, 즉 시간의 절대속도가 빨라진 것은 아닐까 의심해보고 싶다.

인간의 시계는 정상적으로 돌아가고 있을까

하루살이에게 시계가 있다면 어떤 시간을 나타내는 시계일까. 아침부터 저녁까지 12시간쯤을 가리키는 시계면 충분할 것이다. 24시간을 나타내는 시계가 있더라도 하루살이가 그 시간을 다 보지는 못할 것이다. 하루살이는 해 뜰 때부터 해 질 때까지 정도의 시간만이 유용할 뿐 그 이상의 시간은 의미가 없기 때문이다.

그 시계가 가리키는 1시간은 인간의 근 10년과 맞먹는 시간일 것이다. 분, 초보다 더 세밀한 시간의 표식이 필요할 것이고, 하루를 서너 시간 단위로 쪼개어 유년기 청년기 성년기 노년기로 삼아야 하지 않을까.

하지만 하루살이들은 시계를 갖고 있지 않다. 하루의 시간을 주도적으로 쪼개어 써야 할 필요가 없기 때문이다. 계획적인 노동을 하고 계획적인 출산을 하고 사후의 계획을 따로 세우지 않더라도 그것들은 때가 되면 깨어나고, 때가 되면 교미하고, 때가 되면 알을 낳고, 때가 되면 죽는다.

수백 년을 사는 바다거북에게는 시계가 필요할까. 그들도 시계를 갖고 있지 않다. 때가 되면 달과 별의 신호를 감지하여 바다로 나아가고 때가 되면 다시 천체의 안내를 받아 태어났던 해변으로 돌아와 알을 낳는다. 바다거북의 1년은 인간의 시간으로 치면 한두 시간만큼 짧은 시간일 것이다. 우리는 1백 살의 바다거북을 한창나이에 이르렀다고 보고, 2백 살이 넘었으면 이제 노년기에 접어들었다고 간주한다.

정밀한 시계를 가지고 1분, 1초를 재어가며 시간을 다른 재화와도 같이 소중하게 나눠 쓰는 인간에게 시간은 절대적 가치를 갖고 있다. 노동에 대하여 지불하는 대가도 시간에 비례하여 계산한다. 그리고 그 시간에 대한 계산은 점점 촘촘해진다. 그만큼 긴장도가 높아지는 것이리라.

옛날 농부들은 1년의 경제활동 기준을 한 번의 농사짓는 일로 삼았다. 1년의 수확을 연간 수입의 전부로 치고, 보릿고개에 빌린 것을 추수하여 갚는 것이 융통(금융)의 전부였다. 봄가을로 2모작을 한다 쳐도, 지금에 비하면 시간이 흐름은 매우 여유로웠다.

그러나 시대가 변하면서 인간의 노동에서 농사일이 차지하는 비중은 1/3~1/4로 줄어들었다. 농사를 짓는 사람들도 더 이상 2모작 3모작에 머물지 않고 기계화, 자동화된 시설 영농을 시작하면서 점점 더 정밀한 시계가 필요해졌다. 자동화 기계는 시계의 지시에 따라 지붕을 열거나 닫고, 물을 뿌리고, 불을 켜고, 난방이나 냉방을 가동하며

'시시각각의 노동'을 수행한다.

　시간의 정밀화는 인간에게 어떤 영향을 가져다주었을까. 모든 생물의 몸이 생체리듬에 의해 자연의 변화에 따라 자연스럽게 나고 죽던 시절에 비하면, 인간의 몸에는 적지 않은 왜곡이 가해지고 있음이 분명하다. 해가 뜨고 지는 데 따라 잠자리에 눕고 일어나는 것이 아니라 시계의 알람 소리를 듣고 깨어나 시계가 밤을 알리는 것을 보고 잠자리에 눕는다.

　이렇게 본다면 사람들은 여름에는 시간이 한가롭고 겨울의 시간은 너무 피곤하게 쓴다. 여름에는 해가 중천에 올라서야 일과가 시작되고 겨울에는 해가 뜨기도 전에 출근해서 해가 진 뒤에야 일을 마치기 때문이다. 문제는 계절과 상관없이 기계적으로 정해진 시간에 따라 움직임으로써 상대적으로 생체리듬이 깨진다는 데 있다. '서머타임'을 적용하는 나라들도 있기는 하나, 그것으로는 충분치 못하다.

　이것은 사실 원론적인 걱정에 불과하다. 현상을 보면, 인간은 자연의 시간이나 생체시계의 시간을 무시하면서도 옛날에 비해 더 긴 시간을 더욱 기운차게 살아가고 있다. 다만 다음과 같은 걱정은 된다. 인간이 시간을 늘려 쓰는 만큼의 반작용(일종의 엔트로피)으로 그 대가가 어디선가 어떤 형태로든 나타나고 있지 않을까.

　에너지보존법칙이든, 질량보존법칙이든, 지구상에서 인간이 누리는 만큼의 삶의 시간을 무엇인가는 대신 빼앗기고 있을 것이다. 쇠퇴하는 지구, 파괴되는 자연, 소멸되어 가는 자연계. 북미, 남미, 호주 등의 연이은 대형 산불, 동남아시아의 화산, 지진 현상 등 인류의 평화로운 생존을 위협하는 자연재해 소식을 들을 때마다, 얼핏 자연재해로 보이는 이 변란들이 인간에게 돌아오는 반작용의 결과가 아닐까 상상을 해보는 것이다.

어딘가는 너무 가물어 황폐화 현상이 일어나고 어딘가는 폭풍과 폭우로 비명을 지르고 있다. 인간의 시계는 정상적으로 돌아가고 있는 것일까. GPS로 조정되는 정밀 시계가 지구의 시간으로부터 크게 벗어나지 않고 건강한 시간을 유지할 수 있기를 감히 바랄 뿐이다.

자율과 권리의 시대로 가고 있다

독재가 좋으냐 민주주의가 좋으냐 물으면 열 사람 중 적어도 7~8명은 민주주의가 좋다고 대답할 것이다. 독재하는 나라의 독재자조차도 스스로는 민주주의자를 자처하고 그들의 강령은 민주정치를 표방한다. 독재국가일수록 나라 이름에 '민주주의'라는 표현을 반드시 넣는 걸 보면 민주주의가 상대적으로 좋다는 건 누구나 인정하는 것 같다.

인류의 역사를 보면 지구상의 국가들은 대개 군주에 의한 전제정치에서 출발했지만, 지금은 공화정이 대세다. 왕정을 유지하는 나라들도 현대화된 정부와 의회를 따로 두어 민주주의 제도를 택하고 있다. 정치제도만 그런 건 아니다. 가족제도, 경제제도, 교육제도, 신분제도에서도 자유와 평등의 가치는 유사 이래 꾸준히 확장되어 왔다.

이것은 단지 어떤 이데올로기의 대결이나 승패의 문제로 국한하여 볼 문제가 아니다. 인류문명은 전제주의에서 민주주의로, 복종과 의무 중심에서 권리와 자율 중심으로, 일정한 방향성을 가지고 변화해 왔다. 우리는 이것을 발전이라 부른다. 우연적인 대결과 승패에 의해 결과된 변화가 아니라 인간 DNA가 본능적으로 지향하는 어떤 방향성을 가지고 꾸준히 진전해온 결과일 것이다. 인간 문명은 결국 온전한 자유를 지향해 나아갈 것이다. 물론 이러한 변화과정에는 필연적으로 오래된 습관과 새로운 질서 사이의 갈등이 따르고 때로는 격심한 대결이 벌어질 수도 있다. 때로는 오히려 일시 퇴보하거나 상당 기간 진전 없이 답보하는 시행착오의 과정도 있을 것이다. 그러나 속도의 차이가 있을 뿐, 인류문명이 전제적인 수직관계에서 민주적인 수평의 관계, 통제와 의무 중심에서 자율과 권리 중심으로 틀이 바뀌어온 것은 부정할 수 없다.

성의 문제로 들어가 보자. 오랫동안 남자와 여자의 관계는 주종관계로 여겨져 왔다. 여자를 남자의 부속물처럼 여기던 것은 고대로부터의 전통에 해당한다. 고대인들은 여자와 아이를 가부장인 남성에게 소속된 재산과 같은 정도로 취급했다. 심지어 전쟁할 때도 상대 종족의 남자들은 적으로 간주해 죽이더라도 그들에게 소속된 여자들은 재산처럼 탈취의 대상이었을 뿐이다.

남존여비男尊女卑의 사상은 이러한 전통과 궤를 같이한다. 우리의 경우 가까운 조선시대나 해방 이후 사회에까지 이어져 왔다. 아직도 그 단계에 머물러 있는 나라도 있다. 그러나 남녀관계에 대한 의식의 변화가 아무리 뒤늦게 시작된다 해도, 일정 단계를 넘어서면 (마치 경제발

전이 그러하듯) 급속히 진전된다. 문제는, 겨우 20~30년 사이에 일어난 급격한 변화 속에서 새로운 질서 속에서 자라난 세대와 그 속도에 미처 적응하지 못한 이전 세대가 한데 어울려 살아야 한다는 데 있다. 지게를 진 사람과 드론 택배를 이용하는 사람이 공존하는 것과 같은 현상이랄까.

그냥 뒤섞여 살기만 하면 다행인데, 서로 이해관계가 충돌할 때가 많아 문제다. 이해관계가 달라지면 상대의 신념이나 인격까지 비난하며 뒤엉켜 싸우니 문제다. 지금은 법적, 제도적으로 조금이라도 이성을 차별해서는 안 되는 시대지만, 차별을 당연한 것으로 알고 살아온 노년 세대나, 그들에게 충실히 교육받은 일부 젊은 세대들은 남녀의 권리가 대등하게 취급되는 21세기가 무척 불편할 수밖에 없을 것이다.

남녀상열지사를 소재로 하는 농담은 수천 년에 걸쳐 인간이 누려온 즐거운 놀잇거리의 하나였는데, 이젠 잘못 말하면 범죄가 된다. '여자답다'거나 '남자답다'는 표현조차 신세대들에게는 어떻게 들릴지 몰라 주저하게 된다. 농담도 통할 수 없는 세대 격차가 현실이 되었다.

일부일처의 결혼제도와 사유재산 제도는 오랫동안 인간의 인간다움과 사회체제의 안정을 보장하는 주요 장치의 하나로 기능하였다. 그러나 어느새 젊은 세대에서는 결혼이 필수가 아닌 선택사항처럼 여겨지고 있다. 결혼은 반드시 해야 하는가, 자식은 낳아야 하는가에서 시작하여, 여자도 호주가 될 수 있는가, 부모는 누가 봉양해야 하는가, 반드시 해야 하는가, 유산은 누가 상속해야 하는가, 여자도 군대 가야 하는가, 부부 중 돈벌이의 의무는 누구에게 더 책임이 큰가. 동성 간 결혼은 허용될 수 있는가 등등, 여러 문제에서 기존 세대의 관념과 신세대의 관념은 다르다. 갈등을 넘어 상시 일촉즉발이다.

시대 흐름의 추세도 어느 정도 명확하다. 앞서 전제했듯, 인간의 문명 풍조는 의무와 책임 중심에서 권리와 자율 중심으로 변화해 가고 있다. 결혼이며 성이며 가족제도 역시 그 흐름 위에 있는 듯하다. 이러한 변화에 치열하게 맞서려는 눈물겨운 저항도 있지만, 세월 따라 흐르는 변화를 누가 막을 수 있으랴. 옳고 그름보다 '자연스러운 것이 선善'이라는 고사를 떠올린다.

'사회적 거리'와 '정서적 거리'

"인류사회가 다시 과거와 같은 질서로 돌아갈 수는 없을 것이다."

세계 각국의 지성인들이 한목소리로 경고하고 있다. 한 마디로 꿈을 깨라는 말이다. 많은 것이 변하고 있다. 20세기까지 문명과 질서는 분명히 어떤 분기점에 도달한 것이 분명하다. 현재까지의 질서가 수명을 다했다면 앞으로는 어떤 기준, 어떤 질서가 도래할 것인가. 관심사는 여기로 모아진다.

인터넷을 통해 학자들 사이에 토론이 활발하다. 세계 석학들이 한자리에 모여 토론하던 컨퍼런스들은 형식부터 달라졌다. 모두 온라인 토론으로 바뀐 것이다. '온라인 컨퍼런스', '웨비나(웹-세미나의 합성어)' 등 이름부터 다소 생소하다. 참가자들 다수의 의견은 여기서 크게 두 가지 갈래로 갈리는 듯하다.

'80년대 이전의 가까운 과거 질서로 돌아갈 것이다'와 '전에 없던 새로운 질서가 등장할 것이다'가 그것이다. 우선 과거로 돌아간다는 쪽은 그럴 수밖에 없는 조건들을 제시한다. 블룸버그통신이 호주를 예로 들었다. 많은 부문에서 거의 80년대 같은 경제 환경으로 돌아가고 있다는 것이다. 자유로운 국경 이동이 막히면서 관광과 무역이 위축되었다. 이런 사정은 관광산업에 의존도가 높던 나라들에게 똑같이 적용될 수밖에 없는 조건이다.

얼마 전까지만 해도 관광산업은, 많은 문화유적지가 몸살을 겪을 정도로 호황이었다. 여행 성수기에는 2만 대 이상의 항공기들이 동 시간대에 지구 상공을 비행하고 있었다. 지금은 그보다 많은 숫자의 비행기들이 지상에서 먼지를 뒤집어쓰며 언제일지 모를 재기의 날을 기다리고 있다.

많은 사람이 직장을 잃었고, 새로 대학 문을 나서는 젊은이들은 취업의 기회를 잡기도 어렵게 되었다. 사실 대다수 노동인구가 '직장인' 신분으로 아침저녁 깍듯이 출퇴근하여 자기 집을 벗어나 '직장의 공간'에서 일하는 문화도 사실은 그리 오래된 것이 아니다. 60~70년대를 돌아보면 직장에 꼬박꼬박 출퇴근하는 시간제 근로자보다는 각자 자기 농사를 짓거나 (무직이거나) 자유롭게 자기 사업을 하는 사람들이 더 많았다. 그런 시절로 돌아가게 된다는 것이다.

거의 모든 청소년이 시간에 맞춰 학교에 오고 가는 교육제도가 정착된 것도 대다수 나라에서 1백 년을 넘지 않는다. 코로나19가 가져온 학교 휴업의 풍경도 사실 몇십 년의 시간을 되돌린 정도의 변화에 불과하다. 어찌 보면 20세기 중반까지의 농경사회와 같은 풍경인데,

호주의 경우 실제로 3차 산업이 위축된 대신 1차 산업인 농산물과 광물 생산은 늘었다고도 한다.

사람의 이동과 물류가 위축되면 사람들은 새로운 세계를 찾아 돌아다니기보다는 자기 주거지역 내에서 더 많은 활동을 하게 된다. 개인적으로는 낯선 사람들과의 접촉이 많은 유흥이나 여행에 대한 경계심도 높아지기 때문에 자연히 활동반경이 과거 수준으로 돌아가는 것이 불가피하다. 가족과 더불어 지내는 시간이 늘어나면서 가족주의가 부활할 가능성도 크다. 민족주의와 보호무역주의의 회귀에 대한 경고도 나온다. 미국과 중국 간의 갈등은 70년대의 동서냉전 시대를 되돌아보게 한다. '사회적 거리두기'가 과거와 같은 지역주의 민족주의로 이어져 과거 냉전 시대와 같은 갈등과 대결의 시대가 재현될 가능성은 인류가 가장 경계해야 할 바다. 작게는 우리 사회가 집단중심과 개인주의로 되돌아가 사회, 계층 간, 집단 간 이기주의에 빠지지 않도록 경계해야 할 것이다.

이런 복고 전망에 대하여 '새로운 질서가 등장할 것'이라고 맞서는 사람들도 많다. 그들은 예전에는 없던 정신적, 기술적 소통망이 훨씬 더 강력하게 지구촌을 덮고 있다는 점을 이유로 든다. 국제사회의 물리적 교류가 70~80년대 이전처럼 줄어들기는 했지만, 그때는 없던 정신적 기술적 소통망이 훨씬 더 강력하게 지구촌을 덮고 있다.

물리적 거리는 멀어지더라도 정신적 거리는 오히려 가까워졌다. 코로나19와 같은, 인류가 집단 이익을 떠나 공동대처하지 않으면 안 되는 전 지구적 위협이 등장하면서 지식과 기술의 공유, 범지구적 집단 지성의 필요성은 더욱 높아지고 있다. 문명이 발달할수록 국가 간, 민족 간의 거리는 좁혀져 왔으며, 유기적 관계의 필요성은 더욱 높게 인식되고 있다.

이제 새삼 선을 그을 것인가. '사회적 거리두기'는 불가피해졌지만, 그것이 사람과 사람 사이, 민족과 민족 사이의 '정서적 거리감'으로 이어져서는 곤란하다. 인류가 앞으로도 함께 잘 살아가기 위해서는 물리적 간격이 멀어지는 만큼을 대신할 정서적 공감대를 넓히고 정신적 연대를 강화하는 노력이 필요하다. 이러한 노력의 토대 위에서만 인류의 미래는 희망을 이어갈 수 있을 것이다.

잘 죽을 준비도 필요하다

코로나19로 인류 생활의 패턴이 급변한 가운데, 이 바이러스 질병으로 인한 사망자 수가 2년이 안 돼 5백만을 넘어섰다. 미국에서는 이번 코로나19로 죽은 사람의 숫자가 1, 2차 대전과 베트남 전쟁에서 죽은 전사자를 다 합친 수보다 많다고 한다. 전쟁이나 자연재해, 유행병과 같이 한꺼번에 많은 인명을 잃는 사태가 벌어질 때, 사람들은 죽음에 대해 다시 관심을 기울이게 된다.

사실 인간은 수천, 수만 년 동안 죽음을 경험해 왔다. 워낙 오랜시간 반복해왔으니 이제쯤 친숙해질 법도 하건만, 인간에게 '죽음'이라는 것은 여전히 껄끄럽고 고통스럽기만 한 과정이다. 굳이 바이러스가 아니더라도, 대부분 국가에서 2차 세계대전 이후 급증한 인구(전후세대)가 노령기로 접어들고 있어 이제쯤 그만한 사망자의 증가는 잠재적 필연성을 가지고 있던 터이다.

그러나 사람들의 죽음에 대한 인식이 대체로 부정적인 것만은 어쩔 수 없는 것이라, 죽음에 대한 담론을 구체화 시키고 죽음을 편히 맞이하는 방법에 대한 연구와 노력은 너무 부족했다. 생각해보면 그 긴 세월 동안 인간은 '안 죽을' 방도를 찾는 데에 노력을 기울였을 뿐 '잘 죽을' 방도에 대한 고민은 현저히 부족했다. '안 죽을 연구'에 의해 평균 수명은 근대 이전에 비해 거의 배로 늘어나는 성과를 거두었지만 죽음만큼은 아직도 순조롭게 겪어내질 못한다.

죽음이 여러 어려움을 동반하는 것은 피할 수 없는 사실이다. 우선은 몸이 죽어가는 과정에서 물리적 고통이 따를 수밖에 없고, 익숙해진 것들로부터 강제로 분리되어 누구나 혼자 떠날 수밖에 없다는 극단적 고립에 대한 두려움, 또 남기고 가는 것에 대한 미안함, 미련 같은 소소한 감정들이 따른다. 그러니 아직 닥치지 않은 죽음에 대하여 미리 상상하기를 회피하게 되는 것은 인지상정이다. 하지만 이제 그 연구를 더 이상 미루어 둘 수는 없다.

인간의 죽음에 관한 연구, 그리고 잘 죽을 방법을 찾기 위한 연구가 학문 차원에서 본격적으로 이루어지기 시작한 것은 1970년대 이후로 보고 있다. 미국에서 시작된 '죽음학' 또는 '생사학生死學'은 죽음에 대한 이해로부터 시작하여 죽음 과정에 필요한 다양한 방면의 이론과 기술들을 모으고 발전시켰다. 임종보호(호스피스 케어), 애도, 죽음의 질, 유족의 상실감에 대한 카운슬링 기법 등은 근래 30~40년 사이에 겨우

틀을 만들어가고 있다.

'죽음학'은 여러 방면의 학문적 바탕, 즉 철학, 종교, 인류학, 의학, 생리학, 심리학, 예술, 문학 그리고 법학의 조언까지 종합적으로 학제 간 협력이 요구되는 융합과학이다. 그에 비해 동양권에서 죽음에 관한 연구는 무척 부진했는데, 여기에는 유교적 전통의 영향도 있다. 생사유명生死有命, 즉 인간의 죽음은 운명적으로 받아들여야 하는 것으로 담담하고 정중하게 받아들이도록 가르치고, 삼년상이라든가 이후 제사로서 고인을 기리는 예에 대한 조언을 남겼을 뿐, 죽음 자체에 대한 방침을 가르치지 않았다.

자로가 귀신이나 죽음 이후에 대해 질문했을 때 공자는 '삶이 무엇인지도 모르는데 어찌 죽음을 알겠는가'라고 답한 것은 유교의 현세주의적 생사관을 분명하게 보여준다. 세상의 모든 것을 손에 쥐고 죽음마저 정복해보고자 했던 진시황이나, 죽었다가 다시 살아나기를 꿈꿨던 이집트의 파라오들도 한번 죽음이 영원한 죽음이 되는 것을 피할 수는 없었다. '안 죽기 위해' 많은 인명을 대리 희생시키며 폭군의 이름을 남기기보다 선정을 베풀며 백성의 추앙을 받아 '잘 죽을' 준비에 힘을 기울였다면 후세에 성군의 명성을 남기지 않았을까.

죽음에 대한 관념적, 윤리적 이해도 중요하지만, 당장 사람의 신체 건강을 돌보는 한의사의 입장은 죽음의 물리적 측면을 더 중시하게 된다. 의학이 아무리 발달해도 인간의 죽음을 원천적으로 막을 수는 없다. 설사 죽을 위기에 처한 환자의 목숨을 살려내 보람을 느낄 수 있다고 해도 그것은 일시적 연장에 불과할 뿐이다.

어차피 죽음은 피할 수 없는 것이라면, 죽음에 대한 사회적, 학문적 담론들이 좀 더 활발해지는 것이 바람직하다. 학자들은 개인들이 아직 죽음의 문턱에 이르기 전에 미리 해두면 좋을 일들, 생전에 유언을 남기고, 임종에 가까웠을 때의 치료 방법(예를 들면 연명 치료에 대한 입장 같은 것)이나 장례에 대한 자신의 바람을 말해 두고, 재산이 있다면 그것을 분배할 원칙 같은 것에 대해서도 가족들과 미리 합의해두기를 권고한다. 그러면 갑자기 쓰러지더라도 죽는 순간 마음의 복잡함은 한층 덜 수 있을 것이기 때문이다.

인간의 미래

2부

새로운 인류가
시작되었다

너무나 지루해진 현대문명에 대하여

'처음에는 아무도 놀라지 않았다. 당시에 할 일은 엄청나게 많은데 시간이 모자랐던 마콘도의 사람들은 잠을 안 자게 되는 것을 오히려 즐거워했다. 어찌나 열심히들 일했던지 이내 할 일이 더 이상 없게 되었고, 새벽 세 시에 시계에서 나오는 왈츠의 음표들을 세면서 팔짱을 끼고 앉아 있게 되었다. 피로 때문이 아니라 꿈이 그리워 잠을 자고 싶어 했던 사람들은 피곤해지기 위해 온갖 방법을 다 썼다.'

일종의 문명비평 소설인 《백년의 고독》에서 작가인 가브리엘 마르께스는 이렇게 쓰고 있다. 전 지구적으로 산업화가 진행되면서 분주해지기 시작한 인류의 모습을 비유한 대목이다. 18~20세기는 '세계는 넓고 할 일은 많다'는 말이 가장 어울리는 시기였을 것이다. 세계 인구도 폭발적으로 늘어났고, 대륙 간 왕래도 활발해지면서 할 일이 엄청나게 많아졌다.

해야 하거나 할 수 있는 일이 너무 많다는 '인간의 고민'을 결정적으로 해결해준 것이 전기의 발명과 교통수단의 발달이었을 것이다. 전기를 활용하게 되면서 하루 중 일할 수 있는 시간이 비약적으로 늘어났고, 빠른 교통수단이 등장하면서 일할 수 있는 공간도 크게 확장되었다. 이후 급속도로 발달한 자동화 시스템이나 컴퓨터망을 통해 시간과 공간이 더욱 확장된 지금은 더 말할 나위가 없다.

짧은 시간에 가장 효율적으로 경제적 수요를 충족시킬 수 있는 능력은 국가를 부강하게 하고 사회를 풍요롭게 하는 절대 수단이었다. 그러나 의식주라는 수요가 채워지고 난 뒤 인류에게는 이제 시간이 남아돌고 있다. 소설 속에서 지구촌을 상징하는 마콘도라는 가상 마을의 사람들은 지루하게 남아도는 시간을 어떻게 사용했는지 보자.

'함께 모여 앉아 끝없이 얘기를 주고받고, 똑같은 농담을 몇 시간씩이나 되풀이하고, 거세시킨 수탉 얘기를 신경질이 날 정도까지 비비꼬아서 복잡하게 만들었는데, 얘기하는 사람이 그 얘기를 듣고 있던 사람들에게 거세시킨 수탉 얘기를 또 들려주기를 원하느냐고 물어, 얘기를 듣는 사람이 그러라고 대답하면, 얘기를 하는 사람은 듣고 싶다고 대답하라고 부탁한 적이 없으며 단지 거세한 수탉 얘기를 그들에게 해주는 것을 원하는지만 물었다고 말하고, 얘기를 듣는 사람이 아니라고 대답하면, 얘기를 하는 사람은 아니라고 대답하라고 부탁한 적이 없으며… (중략) 그런 식으로 며칠 밤이 새도록 지속되는 지독한 모임에서 밑도 끝도 없는 장난을 쳐대곤 했다.'

소설책 한 페이지를 거의 다 차지하는 이 길고 지루한 문장만큼이나 현대인들은 너무나 뻔하고 지루한 일상에 갇혀 있다. 의식주는 해결되었지만, 자기의 존재 의미를 찾기 어려운 지루한 일상은 새로운 감옥이다. 문제는, 이처럼 한가해지고도 인류가 행복하게 지낼 수 있느냐에 있다. 궁핍이 해결되었다는 측면만으로 보면 현대인들은 과거에 비해 모두 행복해야 하는데, 과히 그렇지 못하다.

사회적 에너지가 남아돌 때 인간사회는 본능적으로 쾌락을 추구하게 된다. 식도락이나 패션, 성형, 레저 여행, 스포츠, 컴퓨터 게임 같은 것이 사회의 기간산업을 대체해가는 것도 필연적 현상으로 볼 수 있을 것이다. 종교적 희열이라든가 소위 엘리트들이 모여 심각하게 말싸움을 이어가는 정쟁政爭 같은 것도 실상은 거세시킨 수탉에 관한 얘기를 다시 하고 다시 하는 것이나 다름없는 경우가 많다.

역사적으로 이런 오락을 통해 사회의 욕구불만을 충분히 해소하지 못하는 경우, 테러와 전쟁 같은 극단적 '게임'이 벌어진 예가 많다. 트럼프와 김정은의 막말 대결이나 미국과 중국이 다시 20세기적 긴장 구도를 재연하면서 세계인의 관심을 끄는 것도 다분히 게임적 성격이 있기 때문이다.

이런 시대에 인간의 성性은 즐거운 소일거리로 훌륭한 수단이 되곤 했다. 적어도 20세기까지는 거기에 종족 보존이라는 생산적 가치도 수반되었다. 로맨스는 쾌락의 수단이고 사회를 부드럽게 달궈주는 수단이며 동시에 화해와 친화감을 높여주는 데 유용한 수단이기도 하다. 극단화로 치닫는 사회적 갈등을 그 반대편으로 돌려놓을 수 있는 수단일 수도 있다.

　그러나 21세기는 더 이상 로미오와 줄리엣의 애틋한 사랑이 대립하는 종족들을 화해시킬 정도의 영향력을 갖지 못한다. 사랑과 성에 대한 흥미조차 시들해진 것을 우리는 경험하고 있다. 극장가에서도 로맨스 영화는 폭력 괴기 전쟁영화나 과학 상상 영화들 틈에서 겨우 한 부분을 간신히 지켜가는 수준이다. 코미디나 로맨스의 여유도 잃어버린 지구촌은 다시 화해와 행복의 시대로 돌아갈 수 있을까. 아, 그러기 전에 코로나 재앙이 먼저 와버렸다.*

＊ 이 글은 본래 코로나시대 훨씬 이전에 쓴 것이다. 그 사이에 지구가 뜻밖의 도전을 던져 주었다. 전혀 다른 방식의 해법을 제안해온 셈이다.

24

충족된 시대, 행복은 어디에 있는가

미세먼지 탓인지 모르겠지만 봄은 좀 혼미스러운 것 같다. 우리나라뿐 아니라 전 세계가 안개 속이다. 이 안개는 단지 미세먼지만이 아니다. 전 세계가 어떤 소용돌이 속에 있는 듯하다. 공해 문제와 환경파괴도 어느 때보다 심각하고, 그에 대한 자연의 피드백 또한 심상치 않아 보인다. 부쩍 늘어난 지진이라든지, 예측하기 어려운 돌풍이나 기습 한파 같은 기상이변들은 아무 생각 없이 자연을 파괴해온 인류에 대한, 지연으로부터의 응답이다.

자연은 늘 인간의 행동에 대한 응답을 계속해왔는데, 최근의 기상변화들은 거의 경고 수준에 가깝다. 일례로 최근 태평양 연안의 지각운동이 심상치 않게 증가하고 있다. 2013년 후쿠시마 대지진 이후 우리나라에서도 지진은 점차 증가하고 있는데, 특히 2016년 경주 지진 이후 한반도에서는 지진 빈도가 그 전까지의 디지털 관측 평균치에 비해 다섯 배로 늘어났다.

사람이 감지하지 못하는 미소지진(진도 2.0 이하의 초미세 지진)을 포함하면 대략 연간 50회 이하 수준이던 것이 250회까지 늘었다. 그 원인이 지구 자체의 자연적 변화(지각운동)에만 있는 게 아니다. 지각운동이 활발해진 데 더하여 인공적인 요인이 그 위험성을 한층 높이고 있는 것도 명백하다.

2017년 11월 경북 포항에서 지열발전 프로젝트의 영향으로 일어난 진도 5.4의 지진은 의심할 여지가 없는 인재였다. 세계 지질학회가 조사하여 내린 결론이다. 깊이 4㎞가 넘는 파이프를 땅에 수직으로 박아 넣고 대량의 물을 강제 주입해 심층 지반에서 폭발적인 수증기 에너지를 발생시킴으로써 일대의 지반에 심각한 불안정을 촉발시켰던 것이다.

천공 기술 발전의 결과로 요즘은 수천 미터 땅속까지도 아주 쉽게 파고 들어간다. 그러나 그것이 도달할 땅속의 환경에 대한 지식은 충분치 않다. 어떤 결과가 나올 것인지 충분한 주의와 연구 없이 당장 손에 들어올 수익금에 눈이 어두워 무리하게 재주를 부리다가 큰 화를 부른 것이다.

과학기술의 활용은 그것이 적용될 자연환경과의 유기적인 조화가 필수적으로 고려되어야 한다. 비유하자면 자동차 회사들이 시속 700~800㎞로 달릴 수 있는 자동차를 생산하지 않는 것을 생각할 수 있다. 현대의 기술로 그런 자동차를 만들 수 없는 것은 아닐 것이다.

그러나 그런 속도로 안전하게 달릴 수 있는 도로가 먼저 건설되지 않는 한, 많은 비용을 들여 군이 초고속의 자동차를 만들 필요가 없다.

요컨대 과학기술은 다른 연관 기술들이나 사회적 필요성과의 조화 속에서만 실용적 의미를 가질 수 있다. 인간이 달나라에 도달할 수 있는 기술을 입증한 지는 벌써 50년이 넘었다. 하지만 달나라 여행은 아직 실용화되지 않고 있다. 그것을 구현해서 얻을 이익이나 효용이 거기서 파생될 다른 위험이나 부작용에 비해 현저히 부족하기 때문일 것이다. 이와같이 어떤 과학기술이 주변 과학이나 사회적 필요와 유기적으로 보조를 맞춰가는 것은 불가피하다.

탐욕에 눈먼 독단적 기술은 위험하다. 독단獨斷이라는 것은 인간관계에서만이 아니라 과학기술에서도, 국제관계에서도 언제든 문제를 일으키기 쉽다. 독단은 정치적으로 독재를, 경제적으로 독과점을, 사회적으로 횡포를 가져오는 원인이 된다. 독단은 대개 인간의 재물에 대한 탐욕과 자기 능력에 대한 오만한 과신에서 발생한다. 그리고 그것은 필연적으로 재앙을 불러온다. 주변 사회에, 국제사회에, 그리고 자기 자신에게도 피할 수 없는 불행을 초래한다.

인간이 감당하기 어려운 초미세먼지의 등장은 돈벌이가 우선이라는 산업정책의 독단이 불러온 재앙이다. 자국 이익을 앞세운 강대국들의 독단은 세계정세를 '안개정국'으로 몰아가고 있다. 지구촌 곳곳에서 부족部族 간 주도권 경쟁에서 벌어지는 크고 작은 종족분쟁들은 자기 종족들을 끝없는 내전의 나락으로 빠트리고 국제사회를 불안케 한다. 독단을 부리는 주체 자신들도 그 폐해로부터 자유로울 수 없다.

누구의 어떤 이익도 주변과의 조화, 공존이 전제되지 않고는 보장될 수 없다. '조화와 공존'이 바로 생태주의의 진정한 원리이자 거시적 목표다. 자연환경이든 이웃이든, 주변이 함께 행복하지 않고는 자신의 행복도 있을 수 없다. 많은 것을 이루었으면서도 행복을 느끼지 못하는 현대인의 공허감도 바로 이 관점에서 한번 검토해봐야 할 것이다.

시드는 도시문명, 그리고 새로운 도시

내 안의 꽃이 다 지고 난 후에야 / 비로소 꽃이 보인다. / 만발해 너울거리는 자태보다 / 잔바람에 떨어져 낡아가는 꽃잎들이 먼저 보인다 / 하, 저 꽃잎들은 (전영관, '나무에 걸린 은유' 부분)

인간은 도시문명을 창출했고 그것을 누리는 중이지만, 어디까지가 절정일까. 도시를 떠나 자연으로 돌아가야 한다는 목소리가 높아지는 가운데, 어느 곳에서는 이미 쇠락하여 빈 도시가 생겨나기 시작한다. 선진국에서의 출산율 감소와 인구증가의 정체는 더 이상 도시를 채울 인구가 부족한 시대를 초래하고 있다.

어쩌면 '도시탈출'을 먼저 외칠 필요도 없이, 도시 문명 자체가 저절로 시들어가는 현상을 보게 될지도 모른다. 도시는 확실히 인류문명의 정점이다. 새로운 기술, 새로운 발명품, 새로운 볼거리, 새로운 문화예술 활동은 인구를 모으고, 인구 집중은 도시화로 이어졌다. 호모사피엔스는 계속되는 발전 또는 진화과정에서 필연적으로 '도시 인간'의 단계를 거치게 되어 있는 것일지도 모른다.

놀라운 통계를 보았다. 국토의 태반이 사막인 지역에서는 사람들이 어쩔 수 없이 도시에 몰려 살 수밖에 없다는데, 그래서 사우디아라비아 같은 나라의 인구 도시집중률은 84%에 이른다고 한다. 100명 가운데 84명이 대도시에 몰려 살고, 그 밖의 지역에 흩어져있는 소규모 촌락에 모여 사는 사람은 16명 정도 되는 셈이다.

척박한 사막지대이니 사람들이 편의시설이 잘된 대도시에 몰려 사는 것은 불가피한 일일 것이다. 끝없이 펼쳐진 황무지 사막 가운데 바레인이나 아부다비 같은 초 밀집형 첨단도시가 불쑥 서 있는 것도 전혀 이상한 일이 아니다. 그런데 그보다 더 놀랍다고 생각되는 것은 이들 사막의 도시들이 아니라 바로 우리나라다. 현재 우리나라의 인구 도시집중 비율이 사우디아라비아와 맞먹는 수준이라는 것이다.

서울 주변에 5천만 인구의 거의 절반이 몰려 사는 것은 알았지만, 그 외의 인구들도 거의 지방 대도시에 모여 살고 있다는 것을 증명하는 숫자이기 때문이다. 자연과 더불어 사는 전원생활이 도시 생활에 지친 심신에 훨씬 유익하다는 것을 알면서도, 사람들은 마치 사막을 피하듯 자연을 피해 도시에 모여 살고 있는 것이다. 혹시 인간은 본능적으로 자연환경보다는 도시를 더 좋아하게 되어 있는 것은 아닐까.

전통적으로 '도시'를 규정하는 기본 조건의 첫째 항목은 '인구'다.

도시는 많은 인구가 모여 사는 주거 단위를 의미하며, 법적으로 한 촌락이 읍이 되고 도시로 인정받는 조건 또한 등록된 주거인구가 유일한 기준이다. 이 기준으로 본다면, 인구가 줄어들고 있는 대다수 선진국에서는 더 이상 도시의 기준을 유지하지 못하는 도시가 늘어날 수밖에 없다.

이러한 현상을 예고해 보여주는 것이 도시 공동화현상이다. 미디어를 통해 우리는 텅 빈 마을, 텅 비어가는 '유령도시'들을 심심치 않게 보고 있다. 한때 수만에서 수십만까지 인구가 모여 살던 도시에서 사람들이 빠져나가 건물은 허물어지고 철탑이나 철문은 녹슬어 거꾸러진 황량하게 변한 폐허들이다. 한국 교과서에도 실린 미국 자동차산업의 중심지 디트로이트는 수년 전 공장들이 다른 도시나 외국으로 빠져나가 위기의 도시가 되었다.

미국에서는 서부 개척 시대 광물 산업으로 성시를 이뤘던 지방 도시들이 사람이 살지 않는 폐허로 변한 전례가 이미 많다. 러시아의 체로노빌이나 일본 후쿠시마같이 원자력발전에 의지하던 도시들이 방사능 누출사고와 함께 공동화되기도 하고, 대학을 중심으로 흥청거리던 마을이 대학의 폐쇄와 함께 유령마을로 변하기도 한다.

일찍이 대도시 주변에 형성됐던 베드타운들은, 인구가 줄면서 빈 아파트가 늘어 유령도시로 변하기도 한다. 인구가 늘어나지 않는 한 도시들이 비게 될 이유는 수두룩하다. 최근 일본에서는 고령인구밖에 남지 않은 농촌지역의 도시 인프라를 유지하기 위한 투자보다는 대도시에 자원을 집중하는 도시중심 투자정책이 효율적이라는 보고서가 발표되었다고 한다.

앞으로 10~20년 안에 수백 개의 소도시가 공동화될 것이라는 경고도 나온다. 일본만이 아니다. 단 1달러에 마을 전체를 맡기겠다는 이탈리아 지방 도시들 이야기도 쉽게 찾아볼 수 있다. 도시는 21세기 현대 인류문명의 상징이다. 어쩌면 현대도시는 고도로 진화한 인간 자체의 상징일 수도 있다. 인간이 병들지 않고 외롭지 않게 오래 사는 길을 모색하듯이 도시들도 좀 더 생기를 유지하며 건재할 방도를 찾아야만 하는 시기이다.

탐욕에서 비롯된 환경의 재앙

 난데없는 농약 달걀 파동으로 여름 끝이 어수선했다. 차마 더 캐 들어갈 용기가 없을 뿐, 실태를 더 파고 들어가 근원을 따지자면 이 파동은 끝없는 문제 덩어리의 일단인 것 같다. 경북의 한 농부는 8년 동안이나 농약이나 항생제를 쓰지 않고 닭을 길렀는데, 이번 전수검사에 자신 있게 응한 달걀에서 농약 성분이 검출되었다고 한다.

 친환경 농법으로만 길렀기에 그의 달걀은 다른 농장에서 나오는 달걀에 비해 세 배나 높은 가격으로 판매하고 있었다고 한다. 닭들은 마당을 마음껏 뛰놀며 마음껏 흙 목욕을 하며 살았다. 그런데 이 닭들이 낳은 달걀에서 농약 성분이라니 농장주도 놀랐고, 이 농장의 질 좋은 (?) 달걀을 믿었던 소비자들도 놀랐다. 닭들조차 놀라지 않았을까.

 농장주는 양계를 위해 구입한 이 땅이 본래 과수원 자리였다는 점을 의심한다고 했다. 합리적으로 추리해보자면, 오랫동안 과수원이었던 땅이 해마다 농약 세례를 받으며 농약에 절어있었던 것이라고밖에 생각할 수 없다. 아무리 그래도 벌써 농약을 치지 않은 지 8년이 지났는데도 여전히 농약 성분은 지표면에 머물고 있었던 것이다.

우리는 종종 환경보호 캠페인을 통해 환경오염의 위험에 대한 경고를 듣는다. 비닐이 땅에서 썩는 데 몇 년이 걸리고 플라스틱이 분해되는 데는 몇백 년이 걸린다는 등의 구호를 보면서, 그러나 보통은 그것이 아직은 먼 미래의 문제라고 느끼곤 했다. 우리가 쓰는 농약 성분이 앞으로 수십 년은 그 땅에 남아있을 것이라는 말을 들을 때, 그것을 현실적 위협으로는 별로 느끼지 못했던 것이다.

이렇듯 먼 미래의 일이라 여겼던 문제들을 인류는 당장 현실로 겪고 있다. 자연으로부터 얻는 먹거리가 인간이 만든 위험을 고스란히 간직한 채로 되돌아오는 것은, 말할 필요 없이 당연한 결과지만, 막상 현실로 부닥친 인간들에게는 무척이나 당혹스러운 일이다. 농업인들이나 농정당국에만 해당하는 문제가 아니라 한 치 건너 소비자인 국민 대다수가 이 문제의 피해자가 되고 말았다.

환경의 역습은 생각보다 빠르게 찾아오고 있다. 땅에서 자기 농사를 짓는 사람들은 먹거리에 대한 걱정이 별로 없다. 농장에 가서 직접 수확을 해본 사람이라면 나무 한 그루에 맺히는 과일의 양, 땅 한 마지기에서 나오는 곡식의 양이 얼마나 풍성한지를 느껴봤을 것이다. 아마도 '내다 팔아 돈을 만들어야 한다'는 전제만 없다면, 사람들은 아주 작은 텃밭 농사만으로도 제각기 먹고 사는 데 별 어려움이 없을 것이다.

그런데 문제는 그것을 팔아 자동차를 사고 TV를 사고 통신비와 자녀들 학비를 대야 하는 데서 시작된다. 쌀 한 가마를 팔아야 한 달 치 통신비가 겨우 나오고 백 가마를 팔아야 대학 등록금이 나오고 천 가마를 팔아야 자동차 한 대를 산다. 여기서 상업농, 기업농이 나오고 부가가치 높은 특용작물 재배가 불가피해졌다. 공장식 축산은 좁은 땅, 최소 투자로 조금이라도 더 많은 고기와 달걀을 생산할 수 있기에 지금까지는 성공적인 아이디어였겠지만 그것은 생태계의 질서에 맞는 농사 방법은 아니었다.

조금이라도 더 거두기 위해 작물을 밀식하고, 땅의 힘이 달리는 것을 만회하기 위해 비료를 쏟아붓고, 그래서 작물이 허약해지며 병이 생기자 농약을 뿌려야 했다. 이 달걀 사태도 예고된 악순환의 한 장면에 지나지 않는다. 지구의 공기를 오염시키는 오염원 중 가장 큰 비중을 차지하는 유해가스는 사람들이 먹고살기 위해 기르는 가축들에게서 나온다고 한다.

현대인의 질병들 또한 패러다임은 비슷하다. 현대병은 너무 잘 먹고 몸이 너무 편해지면서 생겨난 질병이다. 그것을 만회하기 위해 다시 여러 가지 약을 먹어야만 이 굴레를 견딜 수 있으니 악순환의 연속이다. 이 '충족의 지나침'에서 인간의 성생활도 정체기를 맞고 있다.

가을이 찾아왔다. 거대한 자연은 악순환의 굴레에 갇힌 인간들에게 다시 건강을 회복할 기회를 준다. 여름내 텁텁하고 찌뿌둥했던 하늘도 가을에 들어서자 자주 청명한 낮과 아름다운 노을을 선사하고 있다. 자주 걷고 많이 생각하고 또 들판에서 갓 수확된 가을의 열매들을 즐기자. 자연에게 무섭도록 강인한 복원능력이 있듯, 사람에게도 의지만 있다면, 얼마든지 건강 상태를 회복할 수 있는 자생력이 있다. 문제는 의지다. 절망감이 느껴질 때마다 우리는 다시 시작한다는 마음을 갖는 것이 중요하다.

양면성의 과학, 지나치지만 말라

좋고 나쁨이 이분법적으로 딱 갈라져 있다면 세상은 이렇게 복잡하게 돌아가지 않아도 될 것이다. 존재하는 것들은 무엇이나 존재 이유가 있고 그 가치가 있다. 다만 누구의 편에서, 어떤 상황에서, 이롭기도 하고 해롭기도 한 것이다. 자연계 역시 다르지 않아서 어떤 물질은 이롭고 어떤 물질은 해롭다고 잘라 말하기는 쉽지 않다.

다만 인간의 편에서 이것이 이롭고 저것이 해롭다는 판별이 어느 정도 가능할 뿐이다. 몸에 좋은 약초도 과하면 독이 될 수 있고, 몸에 해로운 독이라도 필요한 때에 필요한 양을 사용하면 약이 된다. 이것이 생태의 법칙이다. 근래 우리 사회에서 인체 안전성과 관련하여 크게 문제가 된 것 하나가 방사능이다. 침대 매트리스에서도, 겨울용 속옷에서도, 여성용 패드에서도 방사성 물질이 검출됐다 하여 한참 시끄러웠다.

2011년 일본 후쿠시마 원전 폭발 사고 이후 방사능에 대한 우리의 경계심은 더욱 높아졌다. 과학적으로 검증된 기준치 이상의 방사능에 장시간 노출된다면 인체는 그로 인한 해를 입게 된다. 방사능이나 공해 물질들은 현대인에게서 일어나는 여러 가지 암의 주요 원인으로 꼽힌다. 자연환경에서 잠깐씩 노출되는 방사능 정도는 몰라도 몸에 착용하는 의류나 장신구의 방사능은 문제가 아닐 수 없다.

그런데 방사능물질은 우리 일상에 흔히 널려 있다. 생활용품뿐 아니라 자연 속에서도 주변의 모든 광물질은 일정한 파동을 방사하고 있으며, 매일 보는 태양 빛으로부터도 방사능은 날아온다. X선을 이용한 의료 진단 기구나 치료기구들로부터 방출되는 방사능도 모두 몸에 이롭지는 않다.

그렇다고 해서 방사능이 반드시 인체에 해롭기만 한 것은 아니다. 좀 복잡하지만, 오히려 건강에 이로운 효과도 있어서, 사람들이 건강에 좋다며 전통적으로 사용하는 건강 요법 중에는 방사능을 이용한 것들도 적지 않다. 건강 팔찌, 돌침대를 비롯하여 각종 찜질이나 자석 요법이니 보석 요법이니 하는 것들도 그 원리는 방사선과 연관이 있다.

사람들은 예로부터 보석을 이용한 장신구들을 몸에 걸치거나 끼는 형태로 즐겨 착용하였고, 또 주거 공간에 배치하기를 즐겼는데, 이런 것들이 건강을 지켜주거나 기분을 좋게 하여 활력을 더해주거나 행운을 가져다준다고 믿기도 하였다. 유황온천, 라돈온천처럼 방사능의 건강효과를 강조한 온천들도 활용되어 왔다. 오랜 세월에 걸쳐 그런 관습이 유지돼온 것을 보면 적어도 인체에 뭔가 이로운 작용이 있는 건 사실일 것이다.

과학의 표현을 빌리면 모든 광물질은 고유의 주파수를 가진 파동을 방사한다. 다만 그 물질의 종류나 양, 순도, 사용 환경에 따라, 방사되는 파동의 영향력이 달라지고 사용하는 사람의 체질에 따라서도 영향에 차이가 있을 것이다. 어떤 보석이 어떤 경우에 특히 도움이 되는가를 단순 도표로 나타내듯이 획일화하기는 어렵다. 중세시대에 연금술사라 불리던 원시 과학자 중에는 보석을 이용하여 질병의 치료를 시도하는 사람들이 있었다. 더러는 건강에 도움이 되기도 하고, 과다한 사용으로 오히려 독이 되는 경우도 있었을 것이다.

이렇듯 인체는 방사능에 취약한 존재지만, 모든 방사능이 '반드시 언제나' 몸에 해롭기만 하다고 잘라 말하기는 어려우며. 방사선 노출의 유해성 또는 건강효과에 대해서는 오래전부터 다양한 연구가 이루어져 왔다. 중국 광동성의 모나자이트 광산지대 주민들은 대기 중 방사선량이 일반적 경우보다 3배나 높음에도 수명이 특별히 짧지 않았고, 오히려 암 사망률은 오히려 낮은 편이었다.

1986년, 중국공업위생실험소와 영국에서 80년간 사용된 방사선의학과 전문의 2천여 명에 대한 추적분석에서 사망률이 일반인보다 28%나 낮았다는 보고(1997년, 옥스퍼드대)를 주목할 필요가 있다. 방사능이나 세균, 화학물질 등이 예외적으로 건강에 도움을 주는 현상에 대해 과학자들은 '호르메시스Hormesis 효과'라고 명명했는데, 이는 '자극'을 의미하는 그리스어에서 가져온 이름이다.

세균을 약화시켜 주입함으로써 면역계를 활성화하는 예방주사(백신)로 시작해서 봉침과 같은 독물 요법, 보톡스 요법 같은 것들을 예로 들 수 있다. 지나치게 깔끔한 환경보다는 약간의 오염 환경에서 자란 아이들이 방어 능력이 높다는 것과 같은 원리로 이해할 수 있겠다.

물론 독성 물질 자체가 인체에 이로울 리는 없다. 인체에 해로운 각종 공해나 방사능물질을 피할 수 없는 현대인들은 이러한 독성 물질 노출을 통해 내성이 높아졌을 수도 있다. 오히려 지나친 두려움과 강박감을 갖는 것은 인체가 직접 받는 피해 외의 또 다른 피해일 수 있다.

진정 새로운 패러다임을 고민하는 것일까

삶의 패러다임을 바꿔야 한다는 말을 우리는 꽤 오랫동안 들어왔다. 코로나 사태를 겪으면서 익숙했던 일상을 잃어버린 지금, 그 말은 더욱 절실한 과제로 다가온다. 인간이 생각을 바꾸기 전에 줄곧 환경이 먼저 바뀌었다. '패러다임'이라는 말에서 우리는 사람이 생존할 수 있는 조건을 갖춘 최소한의 틀을 떠올릴 수 있다. 패러다임은 그 안에서 생존할 수 있는 최소한의 시공간적 영역을 말한다.

100년 전 이제마 선생은 성명론에서 사람의 선천적 조건을 정하는 천기天機에 네 가지 조건이 있고, 인간의 실생활을 말하는 인사人事에도 네 가지 조건이 있다고 하였다. 천기는 사람이 사는 지방地方(지리적 조건)과 인륜, 세회世會(인간관계)와 천시(시대적 조건)를 말한다. 인사는 거처居處(사는 집), 당여黨與(소속된 집단), 교우交遇(사람들과의 왕래), 사무(일)를 말한다.

지금 우리가 겪고 있는 양상에 비추어 보면, 기상변화와 환경오염으로 지방이 변화되고 거처가 불안해진 터에 감염병의 확산으로 세회가 무너지고 당여와 교우의 자유로움까지 잃게 되었다고 말할 수 있다. 천기는 우리의 존재를 구성하는 기본 조건이다. 건물의 기초를 이룬 네 개의 기둥과도 같아서 이 가운데 하나만 부실해도 건물은 온전히 서 있기 어렵게 된다. 인간의 생존에 근본적인 위협이 생기는 것이다.

인사는 네 기둥 사이에 설치된 사방의 벽면으로 비유할 수 있다. 바람벽으로 될 수도 있고 통유리로 되어도 좋다. 다만 부실하거나 망가져 제대로 비바람을 막아주지 못하거나 자유롭게 여닫고 드나들 수가 없다면, 그 안에서 편안히 생활하기가 어려울 것이다. 즉, 천기와 인사가 훼손된다는 것은 사람의 몸과 정신에 병이 들어 생명을 위협을 받게 되는 것이다. 개인에게도, 크고 작은 단위의 공동체에도 마찬가지다.

이러한 개념을 지금 현실에 비춰보면, 지금 인류는 총체적 난관에 부닥치고 있음이 분명하다. 사계절이 뚜렷했던 한반도의 기후가 아열대 기후로 바뀌고 있는 것은 무엇을 의미할까. 지방이 통째로 바뀐 것과 같다. 코로나로 인한 생활양식의 변화는 교우와 사무의 패턴을 바꾸었다. 그에 따라 자연스럽게 당여도 바뀌게 될 것이다.

이제마 선생은 광제설廣濟說에서 인간이 마땅히 경계할 것을 네 가지로 압축해 말한 바 있다. 곧 주酒-색色-재財-권權이다. 이 네 가지는 사도장四堵墻(사방이 담으로 가로막혀 빠져나갈 수 없는, 감옥 같은 공간)과 같다고 했다. 건강과 행복을 지키기 위해 개인이 주의해야 할 덕목으로 말한 것이지만, 인간의 보편적 탐욕에 대한 경고의 말이기도 하다.

주와 색은 절제하지 못하면 그 개인이 몰락하는 것으로 그치지만, 재와 권의 타락은 사회 전체에 영향을 미친다. 사실 어느 개인, 어느 나라만이 아니라 세계 인류가 공동의 위험에 빠지게 된 데에는 거대한 자연의 변화만이 아니라 인간 스스로의 책임도 크다. 특히 인간이 지구 곳곳을 돌아다니며 자연을 파괴하고 무차별한 전쟁, 살상을 일삼은 것은 스스로 천기를 무너뜨리고 인사의 질서를 파괴한 자해행위였다.

우리 삶의 패러다임을 바꾸자는 것은 지금까지 익숙했던 습퐵을 바꾸자는 것이다. 악습, 폐습, 즉 적폐를 청산하고 새로운 삶으로 나아가자는 뜻일 것이다. 그러나 이러한 요구가 나온 지 수십 년 동안 그것은 왜 구두선口頭禪에 그친 것일까. 사회는 여전히 20세기적 삶에서 벗어나지 못하고 있는 것 같다. 우리나라만 그런 것도 아니다. '재와 권의 타락', 경제나 군사, 정치권력의 주체들이 행사하고 있는 '글로벌한 부도덕'이 지금의 인류를 스스로 사도장에 빠뜨리고 있다.

인류는 지난 세기까지 너무 방만하게 살았다. 무차별하게 개발하고 쓰레기를 버리고 전쟁을 일으켰다. 내전이나 침략전쟁들이 너무 쉽게 벌어지고, 빈부격차는 갈수록 벌어졌다. 그리고 근대화 이전에나 있었다고 생각하는 성장지향 철학과 약육강식의 법칙이 여전히 21세기까지도 버티고 있는 것이다.

"내일도 우리는 경제를 성장시키고 더 개발하고 생산과 교역을 더욱 늘려나갈 것이다." – 이런 목표는 진정 패러다임의 전환과 거리가 멀다. 이제 우리는 성장지향과 규모의 확대가 더 이상 인류의 이상이 될 수 없음을 인정해야 한다. 인간과 인간의 행복은 어디에 있는가. 그리고 어디에서 찾아야 하나.

어느 날 나타날 생태변화의 특이점

'역사상 유례없는'이라는 수식어는 이제 아주 흔히 듣는 수사 중 하나가 됐다. 사회현상, 경제 현상에서뿐 아니라 자연 기상에 대해서도 예전에 없던 현상이 흔히 벌어지고 있는 까닭이다. 특히 여름에는 '사상 유례없는 폭염'이란 말이 자주 나온다. 국내에서도 사람의 체온보다 높은 섭씨 40도의 기온이 여러 곳에서, 그것도 열흘 넘는 장기간에 걸쳐 나타는 데, 말 그대로 매번 기록이 시작된 이래 전례를 찾아볼 수 없는 폭염이다.

'사상 유례없는' 변화가 자주 나타난다는 것은 생태계 역사가 단순한 반복을 넘어 어떤 일정한 방향으로 변화하고 있음을 보여준다. 더위와 추위가 일정한 범위 안에서 반복되기만 한다면, 지구 생태계가 정한 범위 안에서 순환하고 있다고 말할 수 있을 것이다. 그러나 예전에 없던 추위나 더위가 나타난다면 앞으로 기상이 어떤 방향으로 얼마나 변화해 나가는지 촉각을 곤두세우지 않을 수 없다.

2018년 여름 지구촌에 몰아닥친 폭염은 인류에게 이 같은 경각심을 불러일으키기에 충분했다. 북극 지역에서는 관측 이래 한 번도 녹은 적이 없어 '최후의 빙하'라 불리는 곳까지 절반이 녹아내렸다 한다. 일찍이 경험해본 적이 없는 무더위의 등장은, 역으로 경험해본 적이 없는 추위도 나타날 수 있다는 예상을 가능케 한다.

최근 수년 동안 '사상 유례없는 무더위'가 나타날 때마다 기상학자들은 '사상 유례없는 추위'가 나타날 수 있다고 경고해 왔다. 물론 충분히 가능성이 있는 말이다.

그런데 우리가 '역사상 유례없는'이라고 할 때 '역사' 경험의 범위는 어디서부터 어디까지일까. '역사상 유례없다'는 말은 대개 '관측이 시작된 이래' '기록이 시작된 이래'와 같이 한정된 범위를 지닌다. 이를테면 우리나라에서 온도계를 이용해 섭씨 기온이 몇 도인지를 측정해 기록하기 시작한 것은 19세기 말에 들어서였다.

세계적으로 아무리 멀리 잡아도 그것은 알코올온도계가 최초로 발명된 1641년을 넘지는 못한다. 그리고 세계적으로 공중에 비행체를 띄워 계절에 따른 북극 빙하 크기의 변화를 기록한 것은 1970년부터였다. 기온 변화에 있어서 '역사상 유례없는'이라는 말은, 좀 더 명확히 하자면, 겨우 '지난 100여 년 사이에', 혹은 '지난 500여 년 사이에'라는 말에 지나지 않는 셈이다.

그 이전에도 이만한 더위는 없었던 것일까. 오래된 역사서들에 등장하는 더위나 추위에 대한 표현들을 보면서 어느 정도 추정해볼 수는 있으나, 그 온도가 지금 측정되는 영상 몇 도보다 높은 온도였는지 낮은 온도였는지 절대 비교는 할 수가 없다.

중요한 것은 기상관측이 시작된 이래 초유의 폭염 기후가 나타났다는 사실이다. 그것도 연간 최고 기온이 지난 100여 년에 걸쳐 일관성 있게 상승하는 추세를 보인다면 새로운 기온의 기록은 더욱 의미가 있다. 기온은 어디까지 더 올라갈 것이며 인류는 어느 온도까지 무사히 버티고 살 수 있을 것인가가 아주 현실적인 연구과제가 된다. 올해만도 더위와 관련한 온열질환으로 쓰러진 사람이 2천 명을 넘어 지난해보다 20% 이상 늘어났다. 의학 통계상으로도 결코 무심하게 여길 현상이 아니다.

그런데, 과연 인류는 이런 이상기온이 나타날 거라는 사실을 전혀 모르고 있었을까. 그렇지 않다. 지구 온난화의 심각성에 대한 과학자들의 경고는 아주 오래전부터 있었고, 21세기 들어서는 온난화로 인한 인류문명의 붕괴(또는 급변) 가능성에 대한 경고가 지식인사회에 일종의 상식처럼 퍼져있다.

지금 같은 기상이변은 어느 날 갑자기 시작된 것이 아니라 서서히 비등점을 향해 꾸준히 가열되었다. 여러 가지 원인이 있지만, 인간의 무분별한 개발행위가 주요한 원인의 하나로 가세해 왔음이 분명하다. 이 꾸준한 변화로 인해 어느 날 비등점을 넘어서게 될 때 갑자기 일어날 변화는 어떤 것일까. 우리는 이미 그 징조, 경고를 무수히 대하고 있다.

어쩌면 일부 과학자들이 경고하듯, 인류시대의 '종말'로 이어질지도 모르는 기상변화의 촉발에 있어 '인간의 행위에는 별 책임이 없다'는 식의 태도는 대단히 무책임하고 부도덕한 일이다. 가장 예민한 동물인 인류가 생존하기에 적합할 만큼 우주에서도 보기 드물게 쾌적한 환경을 지녔던 지구다. 그런데 이제 더 이상 그 쾌적성을 유지하기 어렵게 변하고 있다.

우리는 무어라도 해야 하는 것 아닐까. 최소한 더 이상의 무분별한 개발을 멈추는 노력이라도 해야 하지 않을까.

받아들이기 힘들지만 이미 시작되었다

지난해부터 시작된 '미투me too운동'은 올해도 큰 폭풍으로 확산되어 우리 사회를 뒤흔들었다. 인간의 성생활 또는 성적 취향이 사회구조와 연관이 있다는 것은 논란의 여지가 없다. 사회의 변화에 따라 성별에 따른 사회적 지위나 성 역할의 조건이 달라지고, 그에 따라 결혼생활과 성생활의 패턴도 달라지는 건 불가피하기 때문이다.

간통죄와 호주제 폐지, 유행처럼 확산된 이혼, 섹스리스sexless의 증가, 혼인연령의 고령화에 이은 비혼非婚 풍조와 출산율 저하, 표면으로 떠오른 동성애 문화 등 이슈들이 그리 길지 않은 시간 동안 파노라마처럼 촘촘히, 그야말로 역동적으로 우리 사회를 강타하고 지나갔다.

급격한 변화는 아직도 진행 중이다. 비혼이거나 이혼이거나 혹은 별거나, 그리고 '졸혼' 등으로 사실상 혼자가 된 사람들이 늘어나면서 뜻하지 않은 독거인구(1인가구)가 확산되는 것도 뉴밀레니엄의 뚜렷한 현상이다. 새로운 현상들은 기존 가치관과의 사이에 필연적으로 갈등과 마찰, 그리고 개개인에게는 혼란을 불러일으키고 있지만, 그것은 쉽게 제지되거나 되돌려지지 않는다.

이러한 변화가 의미하는 바는 무엇이며 앞으로 10년, 20년이 지난 후 인간의 성 역할과 성생활은 어떻게 변해 있을까. 20세기 말까지만 해도 '남자와 여자가 결혼으로 한 몸을 이루고 그 혼인의 서약을 평생 유지할 정절의 의무를 지닌다'라는 한 문장으로 요약되는 전통적 혼인제도의 가치는 신성시되었다(반드시 아들을 낳아 가계를 이어야 한다는 조항까지 들어있던 시기도 있다).

그러나 미래의 성은 기본 콘셉트부터가 다를 거라는 게 미래학자들의 예견이다. 그러니까 어떤 성으로 존재하는가, 또 성생활은 누구와 어떤 방식으로 얼마나 즐기느냐 하는 논제는 진정한 미래적 상상이 아니다. 현재 나타나는 현상만으로도 섹스에 거의 관심이 없는 섹스리스, 무성애無性愛, asexual(반무성애를 포괄하여) 등은 이미 흔한 현상이다. 앞으로는 인간의 성생활 자체가 시들해져 결국 아예 관심 밖이 될 가능성도 크다.

일각에서는 성의 개방으로 성 풍속이 더욱 자유분방해질 것이라는 예측도 있었지만(사실 그것은 대다수 개방된 사회에서 20세기에 이미 지나간 풍조였다), 궁극적으로는 오히려 성적 이슈에 관심이 줄어들 거라는 예측이 훨씬 그럴듯하다. 요즘의 비혼자들은 '결혼은 하지 않고 섹스는 즐긴다'는 정도의 형식적 비혼이 아니라 실제로도 섹스에 별 관심이 없는

'무성애'가 적지 않다.

　남성과 여성이라는 전통적 구별 사이에 중간적 성별이 흔할 정도로 실재할 뿐 아니라, 굳이 자신의 성을 의식하지 않는 일명 '논-바이너리non-binary'도 공공연히 등장하고 있다. 섹스 인형이나 보조 영상장치 등을 이용한 가상섹스(로봇 섹스, 폰섹스를 포함한 digi-sexuality)는, 파트너의 기분을 헤아리거나 경제적, 인격적 보상이 따라야 하는 진짜 데이트의 복잡함에서 벗어나 즐길 수 있는 방편으로 등장한 것으로도 볼 수 있다. 앞으로 잠시 지금보다 더 유행할지 모르지만, 그조차도 하나의 과정에 지나지 않을 것이다.

　전통적인 섹스의 주 기능(동기)이 종족 유지와 쾌락 추구에 있는(비롯된) 것이라고 보았을 때, 첨단의 과학기술은 섹스를 대신하여 같은 목적을 달성할 수 있는 다양한 수단들을 이미 제공하기 시작했다. 인간의 성에 대한 관심이 줄어드는 동기는 개인적, 사회적, 환경적 조건과 같이 외재적 동기에 의해 주어진 것 같이 보이지만, 그와 동시에 내재적 동기도 작지 않을 것이다.

　할리우드의 공상과학영화들이 그리는 외계인, 특히 우주비행체를 타고 지구로 찾아오는 외계인들은 흔히 지구인들보다 수만 년 정도 앞선 선진기술을 지닌 존재로 묘사된다. 이러한 설정은 곧 '미래의 인간'에 대한 상상이기도 하다. 그런데 그 외계인들은 20세기 지구인이 그토록 몰입했던 로맨스를 거의 즐기지 않는 것으로 그려진다.

　혹시 지구의 남자나 여자를 납치하여 섹스를 시도하더라도, 그 목적은 쾌락이 아닌 학술연구 목적이다. 적어도 미래 인간들은 암수 개체가 동물처럼 직접 교접을 통해 수정을 하지 않으며, 그 기능 자체가 이미 퇴화되어 있는 것처럼 묘사되기도 한다. 그럴 법한 상상이다.

현대인들이 도시생활의 삭막함 가운데서 옛날식 전원생활을 그리워하듯, 후일 삭막한 기술문명에 길들여질 미래인들에게 20세기 지구인들이 향유한 로맨스는 역시 그리움의 대상이 될지도 모른다. 미래 인간으로 변화해 가는 과정에서 나타날 이 낯선 현상. 하지만 이미 그 변화는 시작되었고, 빠르게 진전되어가고 있다.

'코로나19 이후'가 궁금해진다

코로나19 바이러스 사태가 아주 오래 간다. 국지적이든 전국적이든, 코로나 관련 비상사태를 선포한 나라의 수가 유엔 회원국 전체 숫자에 육박하고 있다. 인류는 2천년대 이후로도 '사스'니 '메르스'니 '지카'니 하는 바이러스로 여러 차례 소동을 겪었지만, 이번처럼 세계 전 대륙이 동시다발적으로 시달리는 것은 거의 초유의 일이다.

이런 바이러스가 생겨나고 유행하게 되는 원인은 여러 가지 설명들이 곧 나오게 될 터이지만, 어디서, 누구에 의해 최초로 발생했는지가 중요한 것 같지는 않다. 이미 나오고 있는 여러 이야기들을 종합해보면, 이 신종바이러스의 배후에는 근원적으로 멈출 줄 모르고 치닫는 인류문명의 확산과 개발이 있다.

코로나19가 아니더라도 인류는 이미 쾌적한 생존환경을 잃어가고 있다. 미세먼지에 휩싸여 푸른 하늘을 보기 어렵게 된 지가 벌써 몇 년

째인가. 바다는 인간이 버린 쓰레기로 몸살을 앓고 북극의 빙하는 녹아내리기 시작한 지 오래다. 바다와 육지 곳곳에서 방사능 오염이 진행되고 있다. 공기, 물, 흙. 그리고 먹거리까지 모두 병들고 있는 가운데, 인류만이 홀로 무사할 수는 없지 않은가.

그러므로 이같은 바이러스는 '자연의 반격' 또는 '가이아의 징벌'이란 성격을 띠고 있다는 데 많은 식자들이 공감하고 있다. 이 코로나는 좀 더 다루기 어려운 바이러스의 등장이라는 의미를 갖는다.이제 우리는 코로나19가 자연으로부터의 '경고'에 그칠 수 있는가, 아니면 그 이상을 넘어선 '반격'과 '재앙'의 시작인가에 대해 생각해볼 때다.

따지고 보면 현대 인류에게 자연으로부터의 경고는 이미 헤아릴 수 없이 많았다. 그럼에도 인류가 개발 속도를 늦추거나 전쟁 준비를 멈추는 등의 바로잡으려는 노력은 너무도 느리고 안이했다. 코로나19가 이미 경고 이상의 의미를 갖는다 해도, 누구를 원망할 염치가 있을까 싶다.

코로나19 이후에도 인류의 역사와 문명은 지속될 것이다. 그러나 그 이전과 이후는 같지 않을 것이고, 이제는 자연의 경고를 진지하게 받아들여야 한다는 점에서 당연하게 달라져야 한다. '코로나19 이후'에 대한 전망을 크게 두 가지 관점에서 가져본다.

하나는 이런 사태가 벌어진 원인으로부터 얻게 될 교훈이고, 다른 하나는 이 사태로 인해 겪게 된 전혀 새로운 경험들(국경/지역의 봉쇄, 집회/통행의 금지를 포함한 차단과 격리의 경험)이 가져다줄 영향이다. 사태가 주는 교훈은 너무 자명하다. 여기서는 반복을 생략하고, 후자의 관점에서 몇 가지 영향을 전망해보자.

인류문명은 뜻밖에 좀 흥미로운 방향으로 진전하는 결과가 나올지도 모른다는 생각이 든다. 지금 대부분의 문명국 시민들은 불필요한 외출과 이동을 줄이기 위해 학교나 직장을 닫아두고 재택근무나 홈스쿨링 등으로 거의 두문불출하는 생활을 경험하고 있다. 서로 대면하지 않고 소통하고 거래하는 언택트un-tact 방식이 일반화되고 있다.

대다수 생산과 서비스 산업이 위축되는 가운데서도 인터넷 서비스와 택배산업 쪽은 평소에 비해 몇 배나 많은 매출이 발생하고 있다. 이것은 사회적으로 큰 실험의 성격을 지닌다. 그 결과 산업구조와 기업문화에 영향이 생기는 것은 물론, 국가나 지방정부의 역할, 가족과 이웃의 의미, 사람과 사람 또는 개인과 공동체 사이의 소통방식에도 새로운 변화가 일어날 가능성이 크다.

그동안 이론적으로만 익숙할 뿐 아직 일반적인 현실이 아니었던 비대면 접촉 방식의 '온라인생활'은 비약적으로 진전을 보이지 않을까. 온라인학습, 재택근무, 온라인회의, 온라인쇼핑 등등…. 재택근무의 경험이 '사무실 없는 회사'로 이어질 수도 있고, 온라인수업의 경험은 '홈스쿨링'으로 발전될 것이며, 극장을 열지 못해 온라인 공연/전시로 대신하는 문화예술계의 경험은 새로운 공연/전시의 기술 발전으로 이어질 수도 있을 것이다.

인간 개개인의 인생관이나 생활양식에는 어떤 영향을 줄까. 한동안 누려온 무병장수 시대에 갑자기 늘어난 질병과 사망 소식은 어떤 영향을 미칠까. 죽음의 문화는 어떻게 달라질까. 유사 이래 최고의 번영과 풍요를 구가하던 현대 인류 앞에 대체 어떤 시험이 주어진 것인가. 도도한 현대문명의 물길은 어떻게 달라질 것이며 인간의 정신세계에는 어떤 변화가 생길까. 벌써부터 '코로나19 이후'가 염려되고 궁금해진다.

이런 기회는 또 없다

사람은 어디서 와서 어디로 가는가. '인생은 나그네길'이라는 노래가 생각난다. '구름이 흘러가듯 떠돌다 가는 길에 미련일랑 두지 말자 … 강물이 흘러가듯 소리 없이 흘러서 간다.'

상선약수上善若水라는 말처럼 물 흐르듯 살아갈 수 있다면 얼마나 좋으랴. 또 구름이 흘러가듯, 바람이 불어가듯, 그렇게 나뭇가지에도 걸리지 않고 그물에도 걸리지 않고 조용하고 순탄하게 살아갈 수 있으면 얼마나 좋으랴. 그러나 인간의 삶이란 것이 그렇지 않다. 함께 어울려 살아야 하기에, 서로 경쟁하고 간섭받고 부딪치며 사는 것이 불가피하다.

코로나19 이후로 사람의 생명에 관하여 살아있다는 것에 대해 생각이 많아지는 것은 지극히 자연스런 일이다. 하고 싶은 것을 마음대로 할 수 없게 된 이 낯선 억압환경, 너무 한산해진 나머지 문득 낯설게 느껴지는 도로와 골목들, 무엇보다 부쩍 늘어난 죽음의 소식들이 삶에 대한 새삼스러운 각성, 성찰을 불러일으킨다.

문득 이것은 개인적이며 지극히 우연히 일어난 감정이지만, 우리가 살아있다는 것이 얼마나 감사한 일인가 하는 생각이 든다. 살아있다는 것, 그것도 식물이나 다른 동물이나 벌레가 아닌 인간으로 살고 있다는 사실이 새삼스럽다.

중국 송대의 성리학자 주돈이周敦頤는 하늘 아래서 만물이 형성되는 과정을 《태극도설》을 통해 설명한 바 있다. 여기에서 그는 태극의 상반된 두 속성, 즉 음과 양이 교감하는 가운데 만물이 생겨났고, 그것들이 다시 무궁한 변화를 거치면서 지금과 같은 세상이 생겨난 것이라고 말한다.

상반된 두 속성이 교감하는 것은 극과 극이 충돌하는 방식이 아니라 조금씩 조금씩 바뀌어 가는 순환을 통해서다. 여름과 겨울은 직접 마주치는 것이 아니라 그사이에 봄과 가을이라는 다른 중간적 시기들을 거쳐 연결된다. 음과 양, 두 기운이 교감하는 과정에서도 무수히 많은 기운의 스펙트럼이 작동하고 있다. 그 순환의 과정을 옛사람들은 오행五行, 즉 목-화-토-금-수 다섯 가지 기운이라는 기호로 세분해 설명했다.

이런 과정이 수억 년을 반복하는 동안 지상의 사물은 점점 더 복잡하고 섬세하게 발달되고, 생물들은 점점 더 정교하게 진화되었다. 그 변화의 지속 끝에 최후의 '완성체'로서 인간이 생겨났다. 주돈이 선생의 표현을 빌리면 '유인야득기수이최령惟人也得其秀而最靈', 즉 '이 가운데 인간만이 가장 빼어난 것을 취하여 최고의 영이 되었다'고 한다.

이를 생물학의 언어를 빌려 '번역'해보자면, 진화단계마다 최상의 것만 고르기를 반복한 끝에 태어난 최고의 결과물이 바로 인간이라는 말이다. 나아가 인간 중에서도 진화가 가장 잘 이루어진 인간, 즉 성인聖人은 천지와 그 성품이 일치된다고 덧붙였다.

"(성인은) 성품이 천지와 부합하고, 총명은 일월과 부합하며, 순리를 따르기는 계절이 순환함과 같이한다." 인간은 모두 성인이나 위인이 되지는 못할지라도 적어도 인간으로 태어났다는 자체가 엄청난 축복에 해당하는 것이다.

인간으로 존재하는 것에 대한 '우월감정'을 말하려는 게 아니다. 인간으로 살고 있다는 이생生의 기회에 대하여 말하려는 것이다. 죽음 이후, 또는 이전에 관하여 소크라테스의 상상이나(그는 죽기 직전 죽은 사람들의 미래에 관하여 "선한 사람에게는 더 좋은 미래가 있을 것이고, 악한 사람에게는 그렇지 않을 것이다"라고 말했다) 불교의 윤회론을 떠나 생각해보더라도, '인간'으로 살고 있는 지금의 생이 끝난 뒤 우리는 지금과는 전혀 다른 무언가가 될 수밖에 없다.

'허공에 산산이 흩어져' 소멸할 수도 있고, 아무 의식 없는 흙이 되어 이후 수만 년을 남의 발에 밟히며 지날 수도 있고, 나무가 되거나 풀벌레가 되거나 배고픈 독수리가 되어 더욱 고달픈 생을 살게 될지도 모를 일이다.

중요한 것은 '인간'이라는 이 존재 양식은 지상에 존재하는 수많은 존재 양식들 가운데 어쩌면 단 한 번 경험하기도 어려운 매우 소중한 기회라는 것이다. 불교의 '육도윤회' 이론에 따르면 인간으로서의 삶(人間道, manussa)은 하늘(天道, deva) 바로 밑에 있는, 피조물로서는 가장 높은 단계의 삶이라는 것이다.

우리가 어디서 왔고, 다시 어디로 흘러갈지는 아무도 알 수 없지만, 한번 주어진(그것도 인간으로) 생을 아무런 노력도 결실도 없이 한탄만 하다 간다는 것은 너무 아쉬운 일이다. "이번 생은 망했어"라는 기분이 들더라도 포기하기는 이르다. 목숨이 남아있는 한, 우리는 무엇이든 다시 시작하고 도전할 권리와 의무가 있다.

한배를 탄 80억 인구의 공동운명

휴가 여행을 만년설이 있는 고지대나 북극에 가까운 알래스카 등지로 가는 사람이 있다면 필시 만년설이 녹아내려 마치 헐벗은 듯 땅바닥이 드러나 있거나 시커먼 그름 먼지로 표면이 볼품없게 된 설면을 보게 될 것이며, 더러는 녹아 부서지며 호수나 바다로 떨어져 내리는 빙하를 볼 수도 있을 것이다.

직접 눈으로 보는 빙하의 최후는 우연한 개인적 경험이 아니다. 지금 지구가 직면하고 있는 기후 온난화의 직접적이고 보편적인 위기의 진행 현장이다. 물론 지구 모든 곳에서 기후 위기가 목격되는 것은 아니다. 우리처럼 인구밀도가 높아 쾌적한 여유 공간을 찾아보기 어렵고 며칠 걸러 하루 이틀은 하늘을 볼 수 없을 정도로 자욱한 미세먼지와 스모그를 경험하는 지역이 있는가 하면 땅이 넓은 미국 같은 나라는 아직도 지구가 포화 되긴 멀었다고 생각할 수도 있다.

아직도 생활쓰레기를 재활용 구분 없이 한데 모아 외진 곳에 버린다거나 이산화탄소 감축을 위한 국제협약 같은 것쯤은 줄기차게 거부하고 있는 것도 그만큼 경각심이 낮기 때문일 것이다. 아직도 원시림 무성한 무인지대가 얼마든지 있으니 자연 파괴의 심각성이 잘 인식되지 않을 수도 있다. 이래서 평균치가 필요한가 보다. 전全 지구적 시각이 필요하다는 말이다.

그러나 아무리 울창한 자연을 지닌 곳에서 사는 사람이라 해도, 기상변화로 인하여 파생되는 기온 변화라든가 유례없는 대형폭설, 폭우, 폭풍 같은 이상기후의 영향으로부터는 자유로울 수가 없다. 심지어 해수면이 높아지면서 물에 잠겨 사라지는 섬들도 있다.

최근 호주의 기후복원센터는 장기간의 검토분석을 통해 매우 심각한 내용의 리포트를 발표했다. 이대로 간다면 2050년쯤에는 전 세계의 주요 도시 대부분이 생존 불가능한 환경으로 변할 것이라는 내용이다. 2050년이면 그리 먼 어느 날이 아니다. 고작 30년 뒤이기 때문에 지금 살아있는 사람들 대부분이 아직 살아있는 채로 그날을 맞게 될지도 모른다.

아마도 파국적인 기후변화라고 한다면 사람들은 대단히 큰 폭의 기온상승을 생각할지도 모른다. 그러나 불과 2~3℃ 정도의 기온상승만으로도 지구환경은 크게 달라질 수 있다. 우선은 자연에서 매우 큰 식생의 변화가 야기된다. 우리나라도 이미 호두나무가 중부지방에서도 자라나고 남부에서는 열대/아열대 작물들이 아무런 인공장치 없이도 자라나기 시작했다.

불과 10년 전만 해도 볼 수 없었던 작은 갈까마귀류가 천연덕스럽게 수도권에 정착하는가 하면, 바다에서도 예전엔 볼 수 없었던 열대 어류들과 해파리들이 출현하고 있다. 수도권에서 약간의 보온시설만으로 커피 재배를 시작한 사람들도 있다. 해수면 상승과 엘니뇨와 연관된 이상기후들은 직접적으로 인류의 안전을 위협하고 있다.

기후변화의 여파는 지금까지만 해도 심상치 않은데, 최근 과학잡지 〈네이처〉에 소개된 기후변화 관련 논문에 의하면 영국 CO_2 농도 변화에 의한 기상변화의 속도는 더욱 빨라질 가능성이 있다고 한다. 호주 기후복원센터의 보고서는, 이제 기상변화를 단지 자연과학의 학문적 영역이 아닌, 국가안보의 차원에서 다룰 때가 되었다고 역설하고 있다.

즉 급격하게 위험성이 증가하고 있는 기후변화의 문제는 이제는 국가의 안위를 위협하는 실체적인 문제로 인식하고 대처해야 한다는 것이다. 더구나 기상변화는 국경이나 인종을 가리지 않고 전 지구적으로 재앙을 가져올 수 있다. 따라서 각 국가의 이기주의는 문제 해결에 전혀 도움이 되지 않으므로 초국가적인 협력과 연대가 절실히 필요하다.

그러나 나라마다 심각성을 인식하는 정도가 달라서, 어느 나라는 조급하고 또 어느 나라는 무심하다. 기후변화에 대한 즉각적 긴급행동이 절실하지만, 아직도 국가주의, 자국 이기주의에 빠져 이를 외면

하는 나라들이 적지 않다. 어느 나라는 안전하고 어느 나라는 위험하겠는가. 지구는 하나뿐이다. 시민 개개인이 각성하여 이러한 국가들의 이기심을 비판하고 깨우쳐 세계적 연대를 만들어 나가는 노력이 절실하게 필요한 시점이다.

절실한 각성으로 새로운 문명을 시작하자

　돌아보면 코로나에 대한 의견은 분분했다. 어디서 처음 발생했느냐를 두고 국제적 논쟁이 벌어진 것으로 시작해, 그 증상에 대해서도 여러 가지 설들이 분분했다. 처음에는 단지 종래의 바이러스들에 비해 전파력이 강한 폐렴류의 증상만을 경계했으나, 예상보다 높은 치명률과 다른 독감들과는 다른 후유증 등이 추가로 보고되면서 코로나19는 일종의 '괴물'로 간주 되기도 한다.

　특히 회복 후 머리가 멍해진다는 '브레인 포그Brain Fog' 현상이라든가 간과 같은 내부 장기에 후유증이 남는다는 등의 보고가 주목되고 있다. 각국 정부의 전폭적인 지원 아래 백신이 개발되고 1년 사이 접종률이 70%대를 넘고 있지만, 백신의 효과나 부작용에 대해서는 아직 명확하게 알지 못한다. 그 틈에 코로나는 변이를 일으키며 백신 방어망을 교란시키기도 한다.

유럽이나 미국, 일본 같은 소위 선진국들의 대응능력과 의료시스템이 기대 이하라는 점은 매우 놀라웠고, 초기에 자연면역에 기대했던 유럽 국가들에서 수천에서 수만 명이 단기간에 사망에 이른 사태는 가히 충격적이었다.

밀라노의 지역신문에 부음기사가 10면 넘게 차지했다든가, 한동안 사망자의 명단이 미국 뉴욕타임즈 1면을 가득 채웠다든가, 영안실 냉동고가 부족해 냉동컨테이너가 동원되었다는 비참한 소식들이 심심 찮게 들려왔고, 중국 우한에서는 1천여 개 병상을 가진 임시병원이 열흘 만에 뚝딱 지어지는 신기록도 남겼다.

빠른 전파력을 차단하기 위하여 나라별로 이동 제한이 시행되고, 공항봉쇄와 같은 재래적인 보호조치도 등장했다. 21세기의 큰 트렌드와도 같았던 세계여행이 거의 중단되면서 대부분의 민간여객기와 크루즈 선박들이 운항을 중단했고, 항공사와 여행사의 도산도 줄을 이었다.

공항 폐쇄로 인해 외국에 나갔다가 돌아오지 못한 여행자들이 500여 일이 지난 뒤에야 재회한 호주 이야기는 눈물겨울 정도다. '2020 도쿄올림픽'이 취소될 뻔한 일도 잊을 수 없는 사건이다. 올림픽 경기 중단은 세계대전 말고는 전례가 없던 일이다. 세계는 바이러스를 대상으로 사실상 일대 전쟁을 공유했던 것이다.

이 사태는 아직도 끝나지 않았다. 코로나19의 정체와 그 대응 과정에 대한 정리와 평가에는 시간이 더 필요할 것이다. 다만 한 가지 이 질병의 발생 원인과 관련하여 세계의 지식사회가 어느 정도 명확하게 공감하고 있는 것은, 이 질병이 인류문명의 무절제한 질주와 연관이 있다는 점이다.

무분별한 개발과 경제 제일주의 정책들이 지구 자연을 회복하기 어려운 수준으로 파괴해온 결과, 이는 새로운 바이러스 질병의 발생 가능성을 크게 높이고 있다. 21세기 들어 빈발하는 조류바이러스, 동물 바이러스(사스, 메르스, 지카 바이러스와 구제역 등) 그리고 변형된 인플루엔자나 이번의 코로나19까지, 질병의 원인은 대개 자연이 인간에게 되돌려준 '반격'의 성격을 띠고 있다는 것이다.

지난 세기 인류는 평균수명이 놀랍게 늘어 흔히 100세를 바라보게 되었다. 그 결과 세계 인구는 80억에 육박하고 있다. 100년 전보다 훨씬 늘어난 인구가 그때보다 훨씬 더 풍요롭게 소비하고 있다. 그에 따른 쓰레기와 공해물질의 증가는 지구환경을 심각한 수준으로 위협하게 되었다. 전 세계를 놀라게 한 바이러스 공포는 이러한 인류의 폭주에 가해진 일종의 브레이크 같은 것이라고 문명학자들은 말하고 있다.

어쩌면 이것이 지구에서의 여섯 번째 생물 대멸종으로 이어지는 계기가 될 수 있다는 경고도 나온다. 과연 인류는 이 경고를 얼마나 심각한 것으로 받아들이고 있을까. 코로나19가 창궐하는 동안에도 미국의 트럼프 대통령이 세계기후협약이나 무기감축협정, 세계보건기구 등에서 아주 가볍게 탈퇴했던 일을 생각하면, 아직도 이같은 변화에 대해 안이하게 대응하는 나라나 지도자들이 적지 않은 것 같다.

설사 코로나 백신이 성공적으로 효과를 발휘하여 인류가 이 위기를 넘기더라도 우리가 자연의 경고를 무시하고 다시 방종하며 살아간다면, 다음에는 결코 복구할 수 없는 위험이 보다 빠르고 위협적으로 인류를 다시 덮쳐올 것이다. 경고는 또 한 번의 기회를 주기 위한 가벼운 징벌을 의미한다. 그것을 무시하거나 배반한 뒤에는 치명적 상황이 오게 된다.

이제 돈벌이나 개발 얘기는 그만하고, 이미 이룬 문명 안에서 '어떻게 서로 돕고 나누며 함께 행복을 찾고 누릴 것인가'라는 사고의 대전환이 필요한 시점이다. 온 인류가 새로운 각성으로 새롭게 시작해야만 한다.

인류생존, 조건 없는 협력에 달렸다

코로나19 사태는 종식될 수 있을까. 지금의 지구촌 최대 관심사다. '되면 좋고 안 되면 할 수 없는' 식의 문제가 아니다. 이 사태를 해결하지 않고는 수천 년을 이어 내려온 인류문명이 원만한 흐름으로 이어질 수가 없다. 올림픽, 산업박람회, 예술 공연, 영화제, 스포츠 월드컵, 각종 전시전람회, 그리고 개개인들의 여행, 학술, 교육, 행사 등 현대문명을 상징하는 많은 이벤트들이 모두 제동이 걸려 있다.

포탄 소리만 없을 뿐 이것은 이미 전쟁이다. 사망자 수가 벌써 4백만에 육박하고 있다. 20세기를 지배했던 선진열강들도 이 바이러스의 마수에선 벗어나지 못했다. 가장 피해가 큰 나라 중에는 인도나 브라질, 러시아같이 의료시스템이 미흡한 나라들 뿐 아니라, 언필칭 선진국으로 행세해온 미국, 영국, 프랑스를 비롯한 경제부국들도 다수 포함되어 있다.

일본이나 이탈리아는 그들이 과학과 기술의 선진국이며 경제부국이라는 사실이 믿기지 않을 만큼 혼란스러운 대응을 보이고 있다. 다행히도 올해 들어 코로나 사태의 종식 가능성이 엿보인 것은 그동안 축적해 온 의학 기술의 힘으로 코로나19에 대응할 백신이 만들어졌기 때문이다.

유럽에서, 미국에서, 러시아에서, 중국에서 과학자들과 제약사들은 각국 정부의 전폭적인 지원 하에 여러 형태의 백신과 치료제들을 개발했다. 이 백신과 치료제들은 통상적인 검증 절차를 생략하고 긴급 승인을 받아 대對코로나 전선에 공급되고 있다. 지금대로라면 코로나 사태는 결국 진정될 것이고, 인류는 평화로운 예전의 질서로 돌아가는 것을 꿈꿀 수도 있다.

하지만 이를 위해서는 중요한 과제가 기다리고 있다. 바로 화해 협력이다. '화해 협력'이라는 말은 다분히 정치적 언어지만 이 엄중한 세기적 사태로부터 인류가 무사히 살아남아 생존하기 위해서는 반드시 받아들여야 할 절대적 과제라는 것을 전 세계가 이해해야 한다.

이 문제는 먼저 백신이 개발 보급되는 과정에서 분명하게 드러났다. 코로나 백신이 동시다발적으로 공급되기 시작하면서 그 효능이라든가 안전성에 대한 논란이 줄곧 제기되어 왔는데, 여기에는 순수하게 의학적인 관점에서 안전도를 높이기 위한 추적검증의 동기만 있는 게 아니다. 특정 백신의 문제점을 부각시켜 해당 국가나 기업의 위신을 깎아내린다거나,

이것을 도입한 나라의 노력을 폄훼하려는 불순한 정치적 동기(네거티브)들도 다분히 작용하고 있다는 것이다. 예를 들어 유럽산 아스트라제네카AZ 백신의 위상을 깎아내리면 미국산 화이자나 모더나 백신이 상대적으로 이익을 얻을 수 있고, 세계시장에서는 러시아산, 중국산 백신들이 '국가의 자존심'을 걸고 경쟁 중이며, 이는 의도적인 네거티브 전략이 나올 수 있는 배경이다.

백신을 선택하고 사용하는 데 있어 빈국과 부국, 역사적으로 어느 나라와 더 친했느냐 하는 따위의 정치적 동기가 순수한 의학적 검증을 앞질러 작용하고 있는 모습도 보인다. 코로나19의 전全 지구적 위험성, 그것이 인류에게 던져주는 경고의 엄중함을 생각한다면 이 졸렬한 경쟁의식은 한심하고 어리석기 짝이 없다. 20세기 인류가 전례 없는 번성과 기술적, 문화적 전성기를 누린 것은 서로 경쟁하면서도 균형과 화합을 잃지 않는 공존공영의 철학에 대체로 충실했기 때문이다.

동서냉전이 종식되고, 국제적 시민 유대가 강화되고, 각국에서 차별철폐의 문화가 확산되어 온 것이 바로 그 신호이자 성과였다. 코로나19 사태는 이러한 공존의 정신을 더욱 확대하여 이제는 인종과 인종 사이에서만이 아니라, 인간과 자연, 지구와 우주 간의 소통과 상호 존중이 중요하고, 절실한 것임을 일깨우는 중대한 신호이며 경고라고 할 수 있다.

그렇다면 이제 인류는 국경이며 종족이며 사상 같은 편협한 편가르기를 중단하고 '인류'라는 하나의 공동체로서 이 사태에 어떻게 맞서고 어떻게 받아들일 것인가에 지혜를 모아야 할 때이다.

코로나19 사태는 끝나지 않았다. 끝이 보이는 줄 알았지만 다양한 변이 바이러스들이 섣불리 무장을 해제한 지역들부터 2차, 3차 공격을 가해오고 있다. 점차 강도가 높아지는 후속 공격들로부터 인류가 살아남을 수 있는 길은 먼저 모든 국가, 사회, 개인 간 장벽을 없애고 화해 협력을 도모하는 것이다.

또 다른 어떤 새로운 위험이 닥쳐올지 모르지만, 서로 힘을 모은 사람들은 살아남을 수 있을 것이다. 국가 간, 인종 간, 그리고 지구 자연과도 상생하는 조화와 협력 – 지금 위기의 시대에 우리가 주목하고 주력해야 할 가장 유력한 생존방식은 우리 모두의 조건 없는 화해 협력에 있음을 지구촌 모두가 인식하고 공감해야 한다.

돌아가야 할 지점

21세기의 지구가 인류문명의 전환점이 되리라는 견해는 많은 사람의 지지를 받고 있다. 물질문명의 측면에서 방향 전환이 불가피할 뿐만 아니라 정신문명의 측면에서도 어찌 됐든 지금 상황을 변혁하지 않고는 더 이상 행복하기 어렵다는 점이 분명해졌기 때문이다. 인류의 삶은 대대로 이어지고 있다.

몇천 년을 그랬는지, 혹은 몇만 년을 그랬는지는 알 수 없다. 아버지의, 아버지의, 아버지들로부터 시작되어 아들의, 아들의, 아들들로 이어진 인간의 연대기는 시작도 끝도 알 수 없다. 냇물은 흘러 강으로 가고, 강물은 흘러 바다로 간다. 물은 중력의 안내를 받아 쉬지 않고 흘러가지만, 바다에 이르러선 흐름이 느려지거나 멈춘다.

더 이상 피곤하지 않을 휴식처에 이르는 것이다. 그러나 인간의 삶은 어디서 멈추리라는 약속이 없다. 혈통을 따라, 문화 전통을 따라,

그 삶은 수천 년 넘게 이어져 왔다. 쉬지 않고 흐르는 물과 같고, 끝없이 달리는 릴레이경주와도 같다. 강물과 다른 점은 또 있다. 강물은 하류로 내려갈수록 속도가 완만해지는데, 인간의 시간은 오히려 점점 빨라진다.

갈수록 피로가 가중되고 긴장도는 높아진다. 잠시 한눈팔 틈도 없이 인간의 시간은 질주해 왔다. 마라톤 주자는 정해진 거리를 임의로 나누어 구간별로 속도를 높이거나 낮춤으로써 페이스를 최적의 상태로 유지할 수 있다. 만일 그가 달릴 수 있는 최대의 속도로 전력 질주를 계속 한다면, 마라토너는 절반도 뛰지 못해 쓰러지고 말 것이다.

그런데 인류문명의 레이스는 이러한 조절 능력을 잃어버려 기진맥진한 마라토너와도 같은 처지에 이른 게 아닌가 싶다. 어디서 출발했는지도 모르고 어디가 목표점인지도 모른다. 멈출 수도 없다. 한 세대가 달리고 그다음 세대가 달리고 또 그다음 세대가 레이스를 물려받는다.

우리의 앞 세대는 숨찬 고개를 달려 올라가면서 이렇게 말했다. '이 고개를 넘으면 무언가가 있을 거야'라고. 그것은 그들의 이전 세대로부터 물려받은 환상이었다. 그 환상 속의 목적지는 한 때 '하늘나라'라 불렸고, '유토피아'라 불리기도 했고, 종교마다 민족마다 각기 다른 언어로 표현되는 그 어떤 명칭들로 전수되었다.

이런 맥락에서 보자면, 21세기를 맞은 지금의 세대는 이것이 '목적지 없는 맹목의 레이스'일 뿐이라는 걸 눈치챈 세대라고 말해도 될 것 같다. 이 세대는 지구 밖으로도 나가 보았고 바다 밑으로도 가보았다. 태양계 밖까지 날려 보낸 관찰 위성으로부터 바깥 세계에 대한 보고도 받고 땅속이 어떻게 생겼는지도 알아냈다.

하지만 어디에도 끝은 없다. 어디에도 인간의 목적지는 따로 있지 않다. 종교의 최고 지도자들에게 혹시 있을지도 모른다고 믿었던 정신 영역의 경지도 이제는 꽤나 가시화되었지만, 역시 유토피아와 같은 구체적 실체는 없다는 것이 분명해졌다. 인간의 기술문명이 창조하는 어떤 기술로도 유토피아와 같은 완전히 다른 세계(인간의 목적지)를 찾아낼 수는 없다는 결론에 가까워진 것 같다.

우리의 다음 세대들이 결혼과 출산에 흥미를 잃고 의욕을 보이지 않는 것은 어쩌면 더 이상의 레이스를 물려받지 않으려는 무의식적 선택일지도 모른다. 자연(기상환경)은 요동치며, 낯선 질병들이 인류에게 위협을 가해온다. 조류鳥類가 병에 걸리고, 가축들이 바이러스에 희생되고, 이제 인류도 안전을 위협받는다.

아무리 부인하고 싶어도 인류는 문명의 전환이 불가피하다는 결론을 외면할 수가 없다. 어떻게 하면 가능할까, 앞으로 인류의 운명이 얼마나 빠르게, 얼마나 혁신적으로, 이 '목적지 없는 레이스'를 중단하거나 방향을 바꿀 수 있는가에 달려 있다. 물론 '무조건 멈춤' 같은 것은 가능하지 않다.

시간은 허공을 날아가는 비행기와도 같아 '일단 멈춤'이 허용되지 않는다. 달리며 생각해야 하고 달리며 선택해야 하는 것이다. 다행이라면, 인류는 그동안 지나온 역사에 대한 풍부한 데이터와 비판적 고찰의 지혜가 축적되어 있다는 점이다.

역사와 종교와 과학이 지금까지 그 일을 해왔다. 이 축적된 지혜가 미래의 선택에 유용한 근거가 될 수 있을 것이다. 파괴적 개발을 중단하고 맹목적인 탐욕과 경쟁을 벗어나야 한다. 무엇을 버리고 무엇을 선택할 것인가. 한번 머리를 맞대 보자. 일단 지금까지 익숙했던 가치관, 습성의 패러다임을 다 바꿔야 한다는 것만은 분명하다.

격변의 시대, 원칙에 충실하자

한 사람이 성장하는 과정을 보면 한 시라도 불안하지 않을 때가 없지만, 그중에서도 유난히 변화가 많은 시기들을 지난다. 비유적으로 화단에 꽃을 가꾸는 경우를 가정해 보면, 꾸준한 성장 과정 가운데서도 몇몇 과정은 마치 변화가 한순간에 비약적으로 일어난 것처럼 보일 수가 있다.

흙 속에 심은 씨앗이 발아하여 흙 표면을 뚫고 새로운 싹을 내미는 시기, 떡잎에서 본줄기와 잎이 돋아 자기 정체성을 드러내는 시기, 잎과 줄기 사이에 맺힌 봉오리가 벌어지며 꽃잎이 활짝 펼쳐지는 시기, 꽃잎이 떨어지고 그 자리에서 씨방이 영글어 과실이 드러나는 시기 등을 들 수 있다. 보통은 아침과 저녁, 어제와 오늘의 모습이 크게 다르지 않지만, 이처럼 중요한 시기에는 밤과 아침의 모습이 다르고 오전과 오후의 모습이 다르게 변화를 일으킨다.

사람의 성장과 변화과정도 그러해서 어떤 시기는 몇 년을 두고 지켜봐도 별로 변화가 느껴지지 않던 아이가 어느 순간에는 하루하루 다를 정도로 급격히 모습이 변하고 행동이 변한다. 어려서 철이 들어가는 성징의 변화 시기가 그렇고 사춘기가 그렇다. 외모가 변하고 목소리가 변하고 행동과 심리에도 변화가 일어났다.

경우에 따라서 그 변화의 속도나 폭이 격렬하여 단 몇 주나 며칠 사이에도 전혀 다른 사람으로 느껴질 만큼 달라지기도 한다. 이러한 변화는 사실 우리 인간에게 익숙한 것이라 할 수 있다. 어느 시대, 어느 인간에게나 똑같이 나타나는 현상이기 때문이다.

이러한 변화의 패러다임으로 우리가 사는 우주 자연과 시대의 양상을 한 번 이해해보자. 우주 자연의 변화는 수만 년 수백만 년에 걸쳐 꾸준히 계속되어왔다. 그런데 어느 시점에 이르러서는 그 변화의 속도가 아주 빠르게 일어나게 된다. 과거 백 년 사이에 경험한 변화가 단 10년 사이에 벌어지기도 하고, 어떤 변화는 과거로 치면 천년 사이에 이루어진 변화에 맞먹을 만큼 급격하기도 하다.

요순시대에 땅을 파서 우물을 만들던 사람들의 방식은 4천여 년이 지난 20세기 초반까지도 비슷한 방식으로 이어지고 있었다. 칼과 활을 이용하여 싸우던 삼국시대의 전쟁 방식도 최소한 화약이 등장하던 무렵까지는 별 변화가 없었다. 그러나 단 1백 년 전 사람들이 21세기인 지금의 시대로 와서 본다면, 농사법이나 전쟁 무기 같은 것을 전혀 이해할 수 없을 것이다.

100년 전 우물을 파고 물길을 놓던 사람들은 땅을 파지 않고 관정을 뚫는 방식이라든가, 눈에 보이는 수로 없이도 집집마다 물이 공급되고 하수가 처리되는 방식을 보고 자기 눈을 의심하게 되지 않을까.

변화의 속도가 빨라진다는 것은 곧 시간의 속도가 빨라지는 것과 같다. 과거의 천년이 지금은 10년 사이에 흘러가고, 과거의 백 년이 지금은 1~2년 사이에 흘러가기라도 하듯 모든 것이 아주 빠르게 변화한다. 한 인간이 사춘기를 지나고 중년에서 노년기로 접어드는 순간처럼 이 변화는 격렬하다. 이런 변화의 패러다임을 이해하고 곧 닥칠 내일, 변화가 이루어진 이후의 일을 예측하여 대비하는 것은 인간에게만 가능한 일이다. 지상의 어떤 동물이나 식물도 예측과 대비의 지혜는 갖지 못했다.

2020년대 세계의 급격한 변화는 코로나19라는 팬데믹을 통해 특히 가시화되었다. 찬란하게 영화를 누렸던 20세기 말~21세기 초까지의 인류문명이 다시 같은 모습으로 재현될 수 있을지는 아무도 장담하지 못한다. 다른 여러 측면은 접어두고, 이같이 급변하는 시대 가운데서 개개인은 어떻게 대처해야 할 것인가를 생각해보자.

답부터 말하자면, 변화가 급격한 때일수록 '원칙'이 중요함을 잊지 말아야 한다. 인의仁義는 사라지고 이해득실의 기준만이 중요해진 시대 같으나 실은 인의가 중요하고, 가족이나 종족의 안위는 세계화의 조류 가운데 무의미해진 것 같으나 실은 개인의 토대로서 그보다 중요한 것은 없다.

시대가 아무리 혼란해지고 어제와 오늘이 다르다 해도 개인이나 사회나 건전한 몸과 정신은 여전히 중요하다. 이 중요한 것이 흔들리기 때문에 사회가 혼란하고 세상이 어지러워진 것이다. 주역이나 고대 성인들의 표현을 빌리면 좌로도 우로도 치우치지 않는 중정中正의 정신이다. 흔들리더라도 다시 중정으로 돌아올 수 있는 복원력을 잃지 말아야 한다. 어려운 때일수록 섭생과 운동을 게을리하지 말고 몸과 정신의 건강을 잘 지켜야 함을 강조하고 싶다.

인류 지혜의 정점은 '함께 행복하기'

사람의 손으로 인위적인 가공을 할 때 '인공人工'이라고 한다. 인공의 것은 흔히 자연과 대비되며, 인간의 문명이 발달함으로 자연환경의 훼손은 늘어나는 것으로 이해된다. 좁은 눈으로 볼 때, 인간이 조직하는 문명 활동은 다분히 반反자연적이고 자연 파괴적인 측면이 있다.

인류문명이 고조된 21세기에 이르러 그 대가는 심각한 수준에 이르렀다. 이제 일상 환경에서 마음 놓고 깨끗한 공기를 호흡할 수 있는 날이 크게 줄어들었다. 인간이 공장, 자동차 등을 통해 배출하는 이산화탄소의 증가는 어제와 오늘이 다른 기후변화를 초래했고, 이것이 자연의 생태환경을 변화시켜 여러 가지 자연 재앙의 원인이 되고 있다.

인류는 이제 자연환경을 파괴하는 인공적 문명 활동을 최대한 자제하지 않으면 안 되는 한계상황에 이른 것이다. 그런데, 자연과 인간을 대립적 관계로 설정하는 시각 자체를 좀 바꿔보자는 얘기도 나온다.

기원을 따지자면, 인간은 어느 외계로부터 들어와 지구를 정복한 존재가 아니라 지구 자연의 일부로 생겨나고 진화해온 존재다.

학자들의 추정에 따르면, 지구상에 있는 생물의 종은 최소 5백만에서 1억 종에 이를 정도로 다양하다고 한다. 인류도 그중 하나다. 같은 관점에서 보면, 인류가 자신들만의 행복을 위한 소비-생산 활동으로 자연을 파괴하는 행위는 다른 생물들이 종족의 생명활동으로 환경을 변화시키는 행위와 본질적으로 다를 바 없다고 말할 수도 있다. 많은 학자들이 인류의 자연파괴적 생명활동을 곰팡이의 번식이나 기생동물의 생존방식에 비교해 말한다.

인간의 지구환경 파괴행위를 두더지가 땅을 파고 이동하면서 둑을 무너뜨리는 행위나 흰개미가 종족 번식을 위해 나무를 파먹는 행위와 같다는 시각으로 바라볼 수도 있다. 한 생물 종種의 자기 행복과 쾌적한 생존을 위한 개발 활동을 어디까지 용인하고 무엇을 자제해야 하는가를 이를 통해 깨달을 수도 있을 것이기 때문이다.

지구 자연을 구성하는 모든 생물과 무생물들은 서로 유기적인 관계를 맺고 있다. 이 관계는 서로 작용과 반작용을 반복하면서 때로는 대립적으로, 때로는 평화공존으로 이어져간다. 그 작용과 반작용의 목표는 균형과 평형의 상태라고 할 수 있다. 서로 대립적일 때의 관계는 가히 투쟁적이다.

천적관계를 통한 먹이사슬은 기본이고, 힘이 비슷한 다른 종족, 혹은 같은 종족끼리의 대결과 전쟁도 무수히 벌어진다. 인간도 이 연쇄적 사슬 가운데 한 몫을 차지하고 있다. 다만 가장 지능적인 생명체로서 다른 종에 비해 월등히 활동적이고, 주도적으로 인류 자신의 이익을 위해 활동한다는 특징을 지니고 있다.

그러나 모든 작용에는 부작용이 따르게 마련이고 생성과 소멸의 법칙으로부터 인간 자신도 자유로울 수가 없다. 마치 곰팡이와 박테리아들이 자신들의 생식을 위해 각기 무엇인가를 분해하여 소멸시키듯이 인류도 자신들의 번성을 위해 많은 동식물을 먹어 치우고 건물과 기계를 만들었다가 부수고 버리면서 주변을 오염시킨다. 한편으로는 인간 자신도 다른 인간이나 동식물, 곰팡이나 미생물 같은 다른 생물들로부터 위해를 당하며 그것을 물리치기 위한 방어의 기술을 발달시켜 왔다.

인류만의 지적知的 활동이라 여기는 '문명'이라는 것도, 크게 보면 '자연활동'의 일부라 말할 수 있다. 지구상에서 가장 뛰어난 인류의 생존과 방어활동은 지금 세기에 이르러 절정에 이르렀다. 그러나 극한의 번성을 이룬 지금 새로운 문제들에 봉착하고 있기도 하다. 생태환경을 배려하지 않은 기술문명이 생존환경의 파괴를 가져왔으며, 공존의 철학이 없는 일방적 이익활동은 인간 아닌 다른 생물들과의 갈등을 극대화한다.

같은 인류 안에서도 국가 간, 종족 간, 이념집단 간에 끊임없는 충돌을 야기하고 있다. 그 위에 축복인 줄로만 알았던 무병장수의 성과가 현대인에게 안겨주고 있는 고독과 우울, 불신과 불안이란 문제도 작지 않다. 곰팡이나 좀벌레는 무제한적인 번성 끝에 자멸에 이를 수도 있다.

　공존의 지혜를 갖고 있지 못하기 때문이다. 그러나 인간은 좀 다를 수 있지 않을까. 끊임없는 개발과 확장만을 능사로 알던 탐욕의 시대로부터 벗어나, 지금까지의 문명을 충분히 활용하면서 인간과 지구가 더불어 행복하게 공존할 수 있는 방도를 모색해야 할 때다. '함께 행복하기'야 말로 인간만이 도달할 수 있는 지혜의 정점일 것이다.

지구와 시간의 생명을 느끼는 것

남해의 왕은 숙儵이고 북해의 왕은 홀忽이다. 숙과 홀이 만나기로 하고 남해와 북해 사이 중간 지점에서 만났는데, 여기는 북해도 남해도 아닌 중앙中央이다. 중앙의 왕 혼돈混沌이 숙과 홀을 위해 자리를 빌려주고 또 융숭히 대접하여 숙과 홀은 매우 흡족하였다.

두 왕들이 중앙의 왕에게 고마움의 사례를 하기로 하고 무엇을 선물할까 상의를 했다. "모든 인간이 칠규七竅(일곱 구멍)가 있어 그것으로 감각하고 먹고 호흡하여 사는 것이오. 그런데 혼돈에게는 그것이 없으니 얼마나 답답하겠소. 우리 힘으로 그것을 뚫어주기로 하면 어떻겠소."

남해의 왕과 북해의 왕이 이렇게 합의하고 혼돈에게 하루 한 구멍씩 선물을 보내기 시작했다. 7일이 지나 마침내 칠규가 다 통하게 되었다. 두 눈을 떠서 보게 되고, 두 귀가 열려 듣게 되고, 콧구멍 두 개가 뚫려 숨을 쉬고, 입이 열려 먹고 말하는 일이 자유롭게 되었다.

"자, 이제 일곱 구멍이 다 트였으니 그대도 명료하게 살아보시오."
하고 숙과 홀이 중앙의 왕 혼돈을 바라보다가 아연실색했다. 보지도
듣지도 냄새 맡거나 말하지도 못한 채로 잘 살아있던 혼돈이, 칠규를
다 통하게 되자 죽어버리고 말았다.《장자》응제왕應帝王편에 나오는
우화다.

우리가 삶을 자각한다는 것에 대하여 생각하게 한다. 숙儵은 '갑자
기'라는 뜻이다. 개가 튀어 나가듯 재빠르고 순발력이 있는 에너지다.
홀忽에도 갑자기라는 뜻이 있다. 급하게 빠르고 극적이며 예리한 것들
을 의미하는 것 같다. 북해와 남해는 북극과 남극, N극과 S극같이 서
로 상대적인 관계의 두 극단을 의미하며 혹은 음과 양의 두 극단이다.

흑이거나 백이거나 그 어느 한쪽이기도 하다. '맞고 틀리다', 혹은
'옳다 그르다'처럼 개념이 명확하고 행동이 분명한 사람들이다. 이들
은 좌거나 우거나, 혹은 머리거나 꼬리거나 그 입장이 늘 명료하다. 우
리가 알기에 인간의 문명은 잘 모르던 것을 밝혀내고, 애매하던 것을
규명하여 분명한 지식에 이르는 것을 목표로 발전해 왔다.

아직 모르는 것, 애매모호하며 혼돈상태에 있는 것은 비문명 즉 야
만의 상징이었다. 이런 혼돈상태를 하나씩 명석하게 규명하고 밝히는
것이 문명의 의미였다. 과학기술과 지식은 이러한 문명을 밝혀내고
불가능하던 것을 가능하게 하는 주요 수단이었다. 그러므로 명쾌하다
는 것은 뛰어나고 앞선 사람들의 특징이었다.

장자莊子가 말하는 남해왕 숙과 북해왕 홀은 그 선도적인 인간의 메타포다. 기술이거나 자본이거나 간에 극적인 성취를 이룬 지식과 성취형 인간의 상징이다. 두 극단은 서로 상대적이므로 종종 적대적이기도 하지만, 사실은 서로 많이 닮아있다. N극이 없는 S극은 존재할 수가 없으며 S극이 없는 N극도 존재할 수가 없다. 좌와 우, 음과 양은 모두 서로의 존재를 필요로 한다. 겉으론 상반되며 적대적으로 보일지 모르지만, 양극은 통하는 사이다.

그러나 남해왕이 북해에 갈 수 없고 북해왕이 남해에 갈 수 없으니 중앙에서 만난 것이다. 양극의 속성이 혼재되었거나 무화無化되어 있는 중앙의 혼돈은 이것도 저것도 다 받아들일 수 있다.

중앙에서는 양극과 음극이 공존하고, 어느 것도 배척되지 않은 채 수용된다. 흑도 백도 아니지만, 흑도 백도 포용되는 회색지대다. 중앙의 왕이 혼돈이라는 것도 자연스럽다. 그는 입장이 명료하지 않다. 명료하지 않으므로 북해와도 통하고 남해와도 통할 수 있으며, 그 둘의 불협화까지 포용하는 평화지대가 만들어질 수 있는 것이다.

그러나 숙과 홀의 눈에는 이 혼돈의 경지, 회색지대가 안타까워 보였던 모양으로 은혜를 갚기 위해 혼돈에게 일곱 구멍을 뚫어주었다. 그러나 모든 구멍을 다 명료하게 뚫어주었을 때 혼돈은 죽고 말았다. 혼돈이란 본래 명료하지 않음 자체인데, 7규를 명료하게 하였으니 더 이상 혼돈이 존재할 수가 없을 것이다.

시간은 명료한 것들(이론과 입장, 소위 '엘리트'들)이 이끌어가는 것 같지만, 겉으로 그렇게 보일 뿐이다. 소수의 극단이 훨씬 큰 혼돈의 대중을 이끌어 가지만 그들 뜻대로만 되지 않는다. 대중이야말로 역사의 몸통이다. 역사(시간과 공간)에도 생명이 있다. 시간도 태어나고 죽는 것 아닐까. 생태주의적 관점에서 보면, 역사는 그 자체의 욕망과 운명을 따라 흘러가고 있다는 생각이 든다.

태양은 무슨 빛깔일까

커튼을 젖히면 태양 빛은 오직 한가지 빛깔이지만 / 그대가 좋아하든 않든 상관없이 / 그것은 빨주노초파남보 일곱 빛깔의 총체.

자연스런 감정 자체에는 죄가 없으나 / 감정은 색안경처럼 / 세상 사물을 나누어 보게 한다네. / 기쁨 아니면 슬픔으로 물들이거나 / 왜곡된 모습으로. 그런데도 당신은 무심코 손가락을 내밀어 / "이건 밉고 저건 아름답다"고 말하지. / 이성과 지혜를 절대 놓치지 말라 / 감정을 안개라 한다면 / 그 안개가 진리의 경지를 가린다는 걸 잊지 마라.

감정을 달빛이라 한다면 / 그 빛은 태양 빛의 반영일 뿐 / 그 스스로의 빛이 아님을 잊지 마라. / 감정이 늘 속인다는 말이 아니라 / 느낌에는 항상 진실하지 않은 일면이 있다는 것을. (시 吳斌, '拉開窗簾 陽光只有一種顏色' 부분)

10여 년 전에 중국대륙을 놀래킨 18세 소년의 시를 일부 번역해봤다. 당시 중국 전역에서 일제히 치러진 대입수능 논술시험에서 소년 우빈은 글자 수의 제한을 무시한 채 이 시 한 편을 써서 만점을 받았다고 한다. '사람의 눈에 보이는 게 전부가 아니다'라는 전제와 그러므로 그 이면에 있는 진실을 꿰뚫어 볼 수 있는 이성과 지혜를 놓쳐서는 안 된다는 자기 나름의 메시지를 갖추고 있으니 수작秀作이다.

　　논술고사에 제시된 출제는 《한비자》의 세난 편에 나오는 '지자의린智子疑隣'이란 고사다. 춘추시대 송나라에 어떤 부자가 있었는데, 어느 날 큰비가 내려 담장이 무너졌다. 그의 아들이 말했다. "서둘러 담을 쌓지 않으면 도둑이 들까 걱정됩니다." 마침 이웃 사람도 지나가다 담이 무너진 것을 보고는 똑같은 말을 하고 갔다.

　　그런데 미처 담을 고치지 못한 사이에 실제로 밤도둑이 들어 많은 재물을 훔쳐 갔다. 부자는 아들이 정말 지혜로운 말을 했는데 서둘러 따르지 않았다고 후회하면서, 혹시 그 이웃 사람이 도둑질을 해간 것은 아닐까 의심하였다. 같은 말을 했을 뿐인데도 아들의 말에는 한 점 의심 없이 미더운 마음이 일었고, 이웃 사람의 말에는 의심이 먼저 일어난 것이다.

　　사람들의 감정, 희비喜悲의 반응도 바로 이 같은 감정의 착시에서 일어나는 경우가 많다. 친분이 두터운 사람이거나 한번 믿은 사람의 말이면 무엇이든 옳게 여기고 그렇지 않은 사람의 말에는 쉽사리 의심한다. 마음에 품은 감정이 색안경으로 작동하여 대상의 본질과 상관없이 '이것은 아름답고 저것은 추하다'고 지적하는 일이 다반사다.

인종차별, 성차별, 편견과 속단, 도식적인 분파와 흑백논리, 모두가 색안경에 속아 일어나는 일들이다. 지금 우리 사회에는 진보와 보수, 좌파와 우파 같은 개념으로 서로 편을 가르고 적대하여 '피 튀기게' 다투는 현상이 치열하다. 인간인 이상 누구에게나 지혜로운 면과 모자라는 면이 있을 것이고, 누구에게나 존경할 점과 혐오스러운 점이 동시에 있을 것이다.

그런데 한번 편을 갈라놓으면, 저 사람은 무슨 일을 해도 옳고, 저 사람은 무슨 일을 해도 잘못이라는 식의 예단을 공공연히 앞세운다. 이것이 사회를 분열시키고 파괴적인 기회의 소모를 가져오니 안타까운 일이다. 코로나19 사태 속에서 그것을 정치적 음모라든가, 과장이라든가 하는 관념들과 연결시키며 논란하는 것을 보면, 지금이 과연 21세기 과학의 시대가 맞나 하는 의문이 들 정도다. 그렇게까지 인간은 '감정'과 그것이 일으키는 '관념'에 취약한 존재인 것이다.

이러한 '착시로부터 벗어나는 길'. 18세 신동 소년 우빈의 권유인즉 '그러므로 이성과 지혜를 놓치지 말라(別總給理智放假)!' 개인이나 집단의 사리사욕에 집착하지 않는, 합리적 이성을 잘 따르자는 요구가 합당하다. 과학에 대한 맹목적인 신봉 또한 새로운 '관념'이 될 수 있겠지만, 문명인이라면 최소한 자기가 듣거나 본 것에 대한 확정 편향의 맹종을 마땅히 경계해야 할 것이다. 합리적 이성은 마땅히 자아 성찰과 자기 수정을 병행할 수 있다.

우리의 삶은 안전과 평화를 지향한다. 몸의 건강도 안전과 평화의 일부분이고, 정신적 건강도 안전과 평화의 일부분이다. 그것은 어떤 특정 빛깔로 완성되거나 보정할 수 없다. 빨주노초파남보 그 모든 색이 공존하며 한데 어울려 하모니를 이루는, 이 진정한 균형이야말로 진정한 건강이다. 이런 균형이 없이는 우리 사회도, 세계 인류도, 나아가 지구 생태계도 결코 평화를 회복하기 어려울 것이다.

사람의 일생을 일 년 사시에 비한다면

한의학의 고전 중에 으뜸으로 치는 책은 《황제내경》이다. 현존하는 의학이론서 가운데 가장 오래된 책으로, 9권 162편의 방대한 종합의서다. 동양의학의 중심사상인 음양오행의 원리에 맞추어 인간의 몸과 질병에 대한 이론과 치료법 등을 논하고 있다. 이전까지 질병이나 사고가 하늘의 진노라든가 귀신의 장난에 의한 것이라고 여기던 원시적 질병관을 벗어나 식생활이나 습관, 감정, 주거환경 등에 의해 생겨난다는 과학적(자연철학적) 관점을 적용한 체계적 의서라는 데 큰 의의가 있다.

이로부터 인간을 '작은 우주'로 보는 관점이 확립되었는데, 이것은 현대의 생태주의적 관점과 일맥상통하는 바가 있다. 지구에 사계가 있듯 인간의 몸에도 사계의 변화가 있으며, 지상에 특성이 각기 다른 지방들이 존재하듯 인간의 몸에도 각기 다른 특성을 지닌 오장육부가 존재한다.

이러한 관점에서 보면, 여름이 더운 것과 가을이 건조하고 겨울이 추운 것은 이상기후가 아니듯 사람의 몸이 젊어서 열이 많고 중년에 건조해지고 노년에 위축이 되는 것은 자연스러운 일이다. 만일 여름에 눈이 내리거나 겨울에 홍수가 난다면 자연의 질서가 어떻게 될 것인가.

이처럼 인체가 자기 계절에 걸맞지 않은 증상을 나타낼 때는 몸의 질서와 균형이 깨진 것이다. 이러한 관점에서 의학은 인체가 자기 절기(나이와 환경)에 맞지 않는 상태가 되는 것을 예방하고 감정의 기운이 어긋나는 것을 바로 잡아주는 것을 목표로 발전해왔다.

'해가 가면 달이 오고, 달이 가면 해가 온다. 해와 달이 서로를 밀어내며 밝은 빛이 된다. 추위가 가면 더위가 오고, 더위가 가면 추위가 온다. 더위와 추위가 서로 밀어내며 한 해를 이룬다.'(《주역》계사전)

지극히 상식적인 자연현상이지만, 이것을 문장으로 만들면서 자연에 대한 이론이 이루어지고, 인간의 몸에 대한 이론으로 확장된다. 지극히 상식적인 자연현상이 도道의 한 측면이며, 그 도를 문장으로 풀어낸 것이 역易이며, 역 이론을 바탕으로 각론을 확장해나간 것이 각종 학문이라 할 것이다. 철학과 의학, 풍수지리 이론도 그렇게 만들어졌다.

《황제내경》은 밤과 낮이 교대하고 여름과 겨울이 교대하는 이치를

'순기일일분위사시順氣一日分爲四時'라 다음과 같이 인간의 몸에 적용할 것을 비유로 설명한다.

"봄에는 싹을 틔워 여름에 기르고 가을에 거둬 겨울에 저장합니다. 이것이 사시의 자연스런 일인데, 사람도 여기에 상응하는 것입니다. 하루를 사계로 나누면 아침이 봄이 되고 대낮은 여름이며 저녁은 가을이 되고 밤을 겨울에 비유할 수 있습니다. 아침은 사람의 기운이 잉태되고 태어나는 시기이기 때문에 병이 들더라도 일찍 회복되어 고통이 적으며, 한낮에는 기운이 강해 병을 잘 이겨내므로 안심할 수 있고, 저녁이 되면 기운이 시들기 시작하므로 병이 생기면 커질 수 있습니다. 밤이 되면 몸의 정기가 위축되므로 나쁜 기운이 들어오면 몸을 멋대로 지배하여 병이 심해지는 것입니다."(영추 44편)

가을도 무르익었다. 자연의 절기로 보면 가장 풍족할 때이지만, 겨울을 눈앞에 두고 겨울을 위하여 저장도 해야 하는 시기다. 동물들은 생리적으로 가을에 식욕이 높아져서 많은 음식을 먹고 일부를 땅속에 저장하면서 겨울을 준비한다. 식물의 결실이 풍족해지고 동물들은 겨울 준비를 하는 시기가 자연스럽게 맞아떨어지는 걸 보면 자연 생태의 조화는 빈틈이 없이 조화롭다.

인생의 가을, 겨울을 맞은 사람들에게 절기의 가을, 겨울은 더욱 단단한 대비를 요구하고 있다. 이 자연스런 절기 시스템에 문제가 생겼다면 다른 문제도 발생한다. 인간은 그동안 절기의 한계를 자유자재로 넘나드는 기술을 발전시켜왔는데, 인간이 그렇게 능력을 키우는 동안 자연의 시스템은 기존의 질서가 흐트러지며 잦은 천재지변으로 인간의 능력에 새로운 도전을 해오고 있다.

인간에게 수명이 있듯이, 지구 자연에도 수명이 있는 것일까. 인간의 사계, 지구의 사계처럼 우주에도 사계의 순환이 있는 것일까. 있다면 지금 우주의 절기는 어디쯤일까, 지구의 나이는 어느 쯤에 이르고 있는 것일까. 어느 때보다 가혹해진 지구 생태의 변화를 보면서 이러한 걱정을 해보지 않은 사람은 없을 것이다.

성적 지향에 있어 '진보'라는 것

한바탕 격변을 치른 한국사회에선 '진보'와 '보수'를 가르는 논쟁이 한창이다. '좌우'를 편 가르던 논쟁에 비하면 진보된 토론 주제인 듯하다. 그러나 좌파니 우파니 하는 개념이 모호했듯, 진보니 보수니 하는 개념도 그 의미는 꽤나 모호하다. 무엇이 진보며 무엇이 보수인가.

진보와 보수의 정치적 의미에 대해 논하려는 건 아니다. 한의사로서 주목하게 되는 것은 진보와 보수를 가르는 한 가지 기준처럼 등장하고 있는 동성애에 관한 논쟁이다. 동성애와 연관된 사회적 이슈가 점점 늘어나고, 이미 서구 문명사회를 중심으로 동성애를 관용하는 정책과 제도들이 확산되고 있다. 그 물결이 빠른 속도로 우리 한국사회에까지 밀려 들어와 이미 가시적인 문화현상으로 자리하기 시작했다.

몇몇 정치인들은 이미 이 문제로 혹독한 시험을 치르기도 했다. 질문 공세를 펴는 쪽의 의도는 분명하다. 동성애에 관용적인 태도를 취하면 '진보'고 거부감을 표하면 '보수'라고 채점한다. 답변을 요구받는 정치인에게는 아주 난감한 문제임이 분명하다. 지혜로운 정치인이라면 "과학자들을 포함한 전문가들의 의견을 구해 그에 대한 입장을 정리하겠다"는 정도로 답변을 하는 것도 괜찮을 것 같다.

그 원인과 의미는 다양한 관점에서 조명되어야 할 것이다. 우선 한의학의 입장에서는 음양의 이치와 그 변증법이 이론의 기초가 되는 것이기에, 음과 양의 기운이 분명하게 자기 정체성과 역할을 유지하고 있을 때 그것이 생태적으로 건전한 상태라는 관점을 갖는 것은 불가피하다. 음과 양의 정체성은 지구가 생기기 이전부터 물질의 변화와 진화를 위한 기본 속성으로서 필요한 것이었다.

주역의 언어를 빌리면, 음과 양을 통합하거나 음도 양도 아닌 '한가운데 속성'으로서 평형을 이룬 중간적 상태를 중정中正이라 하였는데, 이 상태는 더 이상의 아무런 변화도 유도하지 않는 그야말로 완전한 중립의 상태를 이른다. 더 이상 진화할 필요도 퇴보할 동력도 없이 멈춰있는 상태다.

사람으로 말하면 더할 것도 덜할 것도 없이 충족되고 안정된 상태. 어쩌면 가장 평화롭지만, 어떤 동기부여도 되지 않는 상태다. 어쩌면 모든 갈등이 멈춘 이상적인 상태로 보일 수 있지만, 지극히 안정되어 흔들리지 않는 것은 한편으로 침잠된 상태, 정체된 상태라고 말할 수도 있다. '정체된 물은 이윽고 썩는다.' 역학의 관점에서는 이 또한 피할 수 없는 명제다. 인간사회가 역동성을 잃으면 부패하게 되는 것이다.

근래 많은 선진사회에서 결혼이나 출산율이 낮아져서 인구 증가율보다는 감소율이 더 의미 있는 지표가 될 정도다. 인구 증가율이 마이너스로 돌아서는 것은 거의 모든 필요가 충족된 사회에서 나타나는 반작용의 성격을 갖고 있다. 사회 구성원들이 의식하기도 전에 사회는 이미 생태적으로 (포화상태를 모면하기 위하여) 스스로 더 이상의 확장을 억제하기 시작한 것이다.

그럼에도 인간은 혼자 살지 못하는 외로운 존재라는 데에는 변함이 없다. 성적인 결합으로서의 애정이 아니더라도, 최소한 정신적 의지로서의 우정과 연대감은 여전히 필요한 것이다. 인간이 서로 의지하며 살아가는 한 형태로서 우정과 애정을 나누면서도 인구증가의 위험성(?)은 피해 갈 수 있다는 것도 동성애가 발전되는 여러 자연발생적 원인 중의 하나가 아닐까.

그렇더라도 동성애에 대한 포용적 태도가 진보적이라는 단정은 성급하다. 야생의 생태계에서도 동성애적 현상은 진즉부터 광범하게 있어왔다. 개구리, 지렁이 등과 일부 어류들같이 하등동물 가운데는 자웅동체의 생물들이 무수히 있어서 필요에 따라 일부는 수컷이 되고 일부는 암컷이 되어 생식 활동을 벌이거나 자기 몸 안에서 자가 수정을 이루는 경우도 허다하다. 유인원류에서는 동성애적 섹스가 화해, 정복 등의 정치적 의미로 공공연하게 이루어진다.

인간사회에서도 동성애나 트랜스젠더의 존재는 인류사만큼이나 오래전부터 있었다. 기원전 300년도 넘는 옛날의 알렉산더 대왕이나 소크라테스 등의 인물과 관련해서도 동성애설說은 꾸준히 제기되어 왔거니와, 고대 이집트의 전설이나 옛 무덤에서 발견된 도편에서도 동성애를 추정할만한 흔적들이 나타나고 있다. 우리나라도 예외는 아니다.

다만 동성애가 사회적 환경에 의해 확산 또는 억제되는 측면이 강하다는 점에서, 사회가 이것을 제도로 허용할 것인가에는 신중할 필요가 있을 것이다. 놀랍지만 동성혼이란 공식 제도는 개방적인 서구 사회에서도 겨우 10~20여 년 정도 사이에 일어난 지극히 실험적인 단계다.

인류는 하나다

    사람들은 흔히 안보安保라는 것을 집단 대 집단(국가 대 국가) 사이의 군사적 견제를 통한 안전이라는 문제만으로 국한해서 보는 경향이 있다. 이런 관점은 이미 구시대적이다. 한 나라의 안전은 군사적 침략 외에도 다양한 문제들로 위협을 받을 수 있다. 바이러스가, 무역의 문제가, 식량이나 정보의 통제, 악의적인 컴퓨터 해킹 같은 것들이 얼마든지 한 사회나 국가를 혼란에 빠트릴 수 있고 무너뜨릴 수도 있는 시대가 되었다.

    기상변화는 국경이나 인종을 가리지 않고 전 지구적으로 재앙을 가져올 수 있다. 국가 간 이기주의로는 대응하기 어려운 문제이므로 초국가적인 협력과 연대가 아니고는 대처하기가 어렵다. 최근 중국을 중심으로 주변 국가들을 두려움에 빠트리고 있는 코로나바이러스는 국가와 민족 안보의 문제가 단지 전쟁에 국한될 수 없다는 것을 더욱 자명하게 보여주고 있다.

이러한 문제의식은 국가마다 위기관리센터나 안보실, 안보국 등의 종합 컨트롤기구를 군사, 기후, 질병, 재난관리 등을 전담하는 기존 정부 기관들의 상위개념으로 설치하는 추세에 이미 반영되고 있다. 그러나 이것만으로는 부족해 보인다. 바이러스나 세균 등은 너무나 빠르고 자유롭게 국경을 넘나들기 때문이다. 어디서 사태가 발생하든 더 이상 '바다 건너 불'이 아닌 시대다.

나라마다 '비상사태'를 겪고 있는 이런 상황에서 세계보건기구 WHO가 보여준 기동성이나 대처방식은 전형적인 '관료주의 방식'에 머물러 있다. 우리는 바로 이웃 나라에서 발생한 코로나19 바이러스에 대해서는 과도하지 않나 싶을 만큼 신경을 곤두세우면서도. 멀리 미국에서 겨울 석 달 사이에 1만 명 넘게 사망자를 냈다는 인플루엔자 독감에 대해서는 거의 정보를 얻지 못하고 있다.

별로 관심을 끌지 못하는 최신 보도에 따르면 2월 현재 미국에서 독감으로 입원한 사람은 25만 명이고 사망자는 1만4천 명이나 된다. 일본의 방사능 해수 방류 결정에 대해서는 또 어떠한가. 중요한 점은, 단지 이런 몇몇 사례뿐 아니라 우리가 인식하지 못하고 있는 사이에 훨씬 심각하고 다양한 방식의 변화와 시련이 지구촌 곳곳에서 동시다발적으로 진행되고 있다는 점이다. 세계는 이러한 변화가 인류의 생존과 미래에 어떤 의미를 갖는지를 심층적으로 파악하고 종합하고 이해할 필요가 있어 보인다.

좀 더 효율적인 인류의 공동대처를 위해서는 좀 더 유기적이고 좀 더 신속한 정보와 행동의 조직화를 위한 새로운 국제기구가 필요할지 모른다. 인류공동의 안전을 확보하기 위해 기존의 안전보장이사회나 세계보건기구보다 상위개념의 새 기구가 생겨난다면 그것은 '세계정부'의 성격을 띠게 될 수도 있을 것이다. 20세기의 아인슈타인이 지금과 같은 미래를 내다본 것이었을까.

중국 정부는 코로나19의 발원지인 우한시 전체에 외출 금지령을 내렸다. 전통적인 금족령禁足令이다. 전염병이 확산되는 것을 막는 데 효과가 있을 것이다. 그런데 실로 오래된 방식이다. 쉽게 다스리기 어려운 전염병이 발생했을 때 마을과 도시 전체를 폐쇄하는 방법은 오랜 옛날에도, 동서양 어느 나라에서나 있었다. 마을을 둘러 철조망을 치고 군대를 동원해 출입을 막았다.

프랑스 작가 장 지오노의 소설 《지붕 위의 기병》에 보면 콜레라가 발생하여 외부와 단절된 프로방스의 마을이 나온다. 공포에 사로잡힌 마을 사람들은 길을 잘못 들어 나타난 낯선 이방인을 발견하자 그가 공동우물에 독약을 풀었을 것으로 의심하여 죽이려고 달려든다. 까뮈의 《페스트》에도 전염병으로 고립된 도시가 나온다. 2차 세계대전 중 일본에서는 전염병이 돌자 평소 그들이 배척했던 조선사람 등 외국인에 대해 집단 폭력을 자행하여 많은 사망자가 발생하기도 했다.

요즘 미국에서는 동양인들을 바이러스 자체로 취급하는 인종차별이 벌어진다고도 한다. 어떤 위험을 느낄 때 지독히 배타적인 방식으로 자신들의 안전을 지키려는 행동은 본능적인 방어 행동일 것이다.

까뮈의 봉쇄된 도시에서 벌어진 다양한 대처방식들을 우리는 지금 실제로 보고 있다.

심지어 과학적인 경고를 무시하고 대규모의 기도 집회를 여는 종교인들도 있질 않은가. 어떤 사람들은 생필품 사재기에 나서고, 외국인에 대한 배척은 더욱 심해지며, 어떤 사람들은 아예 국경봉쇄(입국금지)까지 부르짖는다. 이런 사태를 정치 이슈화하여 득을 보려는 정치가들의 모습도 어김없이 등장한다.

이런 행동들이 집단 패닉으로 발전된다면 걷잡을 수 없게 된다. 지금이야말로 인류의 이성적이고 지성적인 판단과 행동이 더욱 필요하다. 각자 자신들의 문제도 급하지만, 국제적인 연구와 협력 행동의 조직화가 더욱 절실해졌다.

생명 회복의 원년이어라

우리가 흔히 쓰는 말 가운데 '바로잡는다'는 말이 있다. 무언가 잘 못되어가고 있다고 느낄 때 사람들은 '바로잡자'고 하고 '바로잡아야 한다'고 말한다. 바로잡는다는 것은 제자리를 벗어난 것을 제자리로 돌려놓는다는 의미를 가지고 있다. 방 안에서 제자리에 정돈되어 있지 않은 것들이 많으면 방이 어지럽고 혼란스러워지듯이, 한 집단이나 사회에서도 제자리를 벗어난 것이 많으면 어지럽고 혼란스러워진다.

어지러운 것들을 바로잡아야 비로소 피곤하지 않고 평화로운 정돈의 상태로 돌아갈 수 있다.

요즘 세상에 '바로잡자'는 말이 많이 회자되는 것을 보면, 사람들은 지금 시대에 제자리를 벗어난 일이 그렇지 않은 일보다 많다고 느끼는 것이 분명하다.

그러나 '바로잡기'라는 것에는 한 가지 전제가 있다. 바로잡기 위해서는 '본래의 자리' '본래 있어야 할 자리'라는 기준이 있어야 한다. 그 기준을 모른다면 '잘못되어 있다'는 건 알겠는데 어떻게 바로잡아야 하는지 모를 수가 있다. 본래 우리가 있어야 할 '정상 상태'가 무엇이었는지를 알지 못한 바로잡기는 막연할 수밖에 없다.

　코로나19 사태를 겪으면서 우리는 인류문명이 무언가 정상을 벗어난 것에 대한 근원적 원인이라는 진단을 내리고 있다. 그리고 우리 일상이 예전처럼 정상을 회복하게 되기를 바라고 있다. 그러나 우리가 생각하는 '제 자리', '정상적인 상태'는 무엇이었을까. 어쩌면 이 문제에 응답하는 것이 코로나 이후의 회복을 위한 노력에 우선되어야 할 과제인지도 모른다.

　코로나19가 오기 직전의 상태는 정상 상태였다고 답할 수 있을까. 아니면 그보다 몇 년 전? 혹은 몇십 년 전이나 몇백 년 전? 그 어느 시점을 회복기준으로 삼아야 할까. 바이러스에 걸린 컴퓨터를 정상 상태로 복구하고자 할 때 어떤 '복원 시점'을 설정할 것인가와 유사하다.

　하지만 과연 그 어느 시절을 복원 시점으로 삼을 것인가. 잠시도 끊어지지 않고 계속된 인과관계로 이어져가는 인간의 일상을 어느 특정 시점으로 되돌린다는 것은 과연 가능할까. 어차피 '정상'의 기준은 상대적이거나 주관적일 수밖에 없다. 자연은 어느 수준으로, 인구밀도는 어느 수준으로, 소비 형태나 양은 어느 수준으로, 의식주의 형태는 어느 수준으로 되돌리는 것이 이상적인 '회복'일까.

'회복'의 기준을 어느 시점으로 잡을 것인가에 대한 정치적 사회적 합의나 제안이 어쩌면 급선무일 지도 모르겠다. 여기서 그것을 논하자는 것은 아니다. 원론적인 방향성에 대해 잠시 생각해보고 싶다. 생태주의 관점에서 생각할 때 문명을 회복하는 최종적인 목표는 '자연스러움'이다. 물은 중력을 따라 흐르고 바람은 기압의 고저를 따라 형성된다. 자연이 작동하는 원리는 일일이 말로 설명하자면 복잡하지만 원리의 핵심은 단순하다.

본래 자연은 자연에서 일어나는 일을 스스로 해결한다. 인간의 도움을 받아 움직이는 것이 아니라 가만 내버려 두면 스스로 나고 자라고 마르고 젖으며, 비면 채우고 가득 차서 넘치면 다시 비워진다.

'하늘과 땅이 비록 크다고 하나 그 조화는 고르고, 만물의 종류가 많다고는 하나 그 다스림은 하나에 의한 것이며…'(《장자》 천지편) 장자는 그 하나의 원리를 도道라는 말로 표현하는데, 과학자들이 말하는 다양한 법칙이며 원리들이 모두 도에 속하는 것이라고 볼 수 있다.

기실 인간이 자연을 탐구하고 원리를 추구하는 것은 자연을 위해서가 아니라 인간 스스로를 위해서다. 인간 문명이 자연의 힘을 빌어 우리 스스로의 삶을 보다 편안하게 하려는 것이며, 그로 인해 자연은 자연스러워지는 것이 아니라 부자연스럽게 된다. 자연에 상처를 입히면서 인간의 욕구를 채우는 것이다. 다만 자연의 힘은 강력하므로, 인간이나 다른 짐승들의 가해를 능히 감당해왔을 뿐이다.

그러나 인간의 욕망을 위한 이용과 개발행위는 지나쳤다. 코로나19가 가져온 잠시 동안의 고통을 우리는 우리 스스로의 문명을 반성하고 돌아보는 계기로 인식하고 있다. 그렇다면 마땅히 되돌아가야한다.

막연하게 '그래야겠지'가 아니라 구체적인 실행으로 돌아서야 한다. 2021년이 그 원년이 될 것이다. 그렇다면 이 자연 시스템의 복구시점을 어느 수준으로 정할 것인가. 국가적으로, 세계적으로, 그리고각 지역 공동체 차원에서도 활발한 논의가 일어나기를 바래본다.

3부

사랑의 기쁨

살아있다면 사랑을 멈추지 말라

인간의 수명은 최근 한 세기 동안 비약적으로 늘어났다. 평균 40~50세를 넘기지 못하던 인류의 수명은 한 세기 만에 대부분 지역에서 70세를 넘어섰다. 절대빈곤의 해결과 의학 발달, 전쟁의 억제 노력 등이 거둔 성과일 것이다. 그런데 이처럼 수명이 길어지면서 각 사회는 '노인 문제'라는 새로운 과제에 직면하고 있다.

모든 일에 양면성이 있는 법이지만, '오래 사는 것'을 큰 목표로 삼아온 인간에게 '오래 사는 것으로 인하여 생긴 문제'라는 것은 필연적 부산물이다. 그동안 '무병장수'의 실현을 목적으로 매진해온 의학도 이제는 '인간답게 사는 노년'의 실현을 거들지 않으면 안 되는 시대에 이르렀다. '인간다운 삶'에는 여러 가지 충족되어야 할 조건들이 있지만, 개인의 건강은 그 어떤 것보다 먼저 확보되어야 할 조건이기 때문이다.

노년에 이르러 사회적 자존감을 상실해가는 과정을 보면 우선 정신적, 신체적 경쟁력의 약화 또는 상실이 가장 큰 상처가 됨을 알 수 있다. 특히 성 능력이라는 것은 신체 능력의 척도일 가능성이 크다. 심리적으로 위축되거나 과로 등으로 체력이 떨어졌을 때 남성들은 가장 먼저 성적 호기심이 줄어들고, 성적 자극에 둔감해진다. 좀 더 심해지면 직접적인 자극을 받아도 발기가 안 될 정도로 무력화된다.

이런 과정은 제삼자가 눈치채기 전에 스스로가 먼저 인식할 수 있는데, 이것을 진지하게 문제로 생각하지 않고 뒤로 미뤄두기만 하다가는 어느결에 남자로서 무능한 상태에 이르게 된다.

사실 '성적 능력이 그리 중요한가'라고 생각할 수도 있다. 그것이 없어도 살아가는데는 별로 불편을 느끼지 않을 수 있기 때문이다.

성적 관심은 어느 정도 개인의 성격이나 체질에 따른 차이도 있어서, 그것만으로 생에 대한 의욕 여부를 판별할 수는 없다. 하지만 예전에 비해 의욕이 많이 떨어지고 신체 능력도 예전 같지 않다면, 이는 필시 삶의 에너지가 약화되는 신호라는 것을 무시하지 말아야 할 것이다.

예를 들면, 같이 살다가 이혼하는 커플들 가운데는 이혼 직전까지 장기간 섹스리스 상태였던 케이스가 적지 않다. 극단적으로 이혼까지는 아니더라도 성생활이 없는 부부는 행복감이 떨어진다. 진료실에 30대 후반의 부부가 찾아왔다. 성생활을 거의 잊고 살면서도 별로 문제의식 없이, 그저 만성피로가 문제라고 여기고 있었다.

젊은 부부가 함께 살면서도 섹스에 관심이 없다는 것은 심신이 많이 지쳐있을 가능성이 높다고 봐야 한다. 일대일 면담을 하는데 그 부인은 속마음을 털어놓았다. 남편과 관계를 가진 지가 4~5년이 돼 가는데, 무엇이 불편하다고 꼬집어 말할 수는 없지만 아무래도 자기는 행복하지 않은 것 같다는 얘기였다.

경제적 곤란이나 성격상의 마찰이 없다면 그것만으로도 괜찮다고 말할지 모른다. 그러나 사는 동안 여러 곤란한 문제를 만나도 행복감을 잃지 않고 사는 부부들을 보면 대체로 성생활이 원만한 것을 볼 수 있다.

성생활의 습관은 개인 특성에 따라 차이가 있다. 한 달에 한두 번으로 족한 사람도 있고 일주일에 한두 번, 혹은 1~2일에 한 번은(거의 매일) 관계를 갖는 사람들도 있다. 체력, 취향과 상호 간의 친밀도 등이 모두 다르므로, 어느 것이 정상이고 어느 것은 비정상이라고 할 수는 없다. 그러나 섹스를 갖지 않는 기간이 몇 달 이상으로 길어진다면 분명히 적신호다.

성생활은 인체의 면역능력을 높여주고 우울해지지 않도록 긍정적 기운을 더해주기 때문에, 건강 장수에 뚜렷하게 도움이 된다. 파트너가 있는 노인이 더 오래 산다든가, 키스를 하는 사람은 그렇지 않은 사람보다 감기에 덜 걸린다는 등의 조사발표는 수도 없이 나와 있다. 섹스는 또 신체의 호르몬 작용을 원활하게 하므로 성격이나 대인관계에도 영향을 미칠 수 있다.

적어도 원만한 성생활은 히스테릭하거나 과민한 성격을 누그러프리는 데 뚜렷하게 도움이 된다. 만족스러운 성생활에서 가족관계나 사회생활에 대한 자신감을 얻기도 한다. 성생활이 위축되어 있다면 여러 가지 방법을 동시에 강구해야 한다. 가장 중요한 것은 부부나 파트너와의 정신적 유대감과 신뢰다.

　유대감이 깊을수록 섹스는 더욱 원만하며, 단지 육체적 충동에만 의존하는 섹스는 오히려 몸을 축나게 하기 쉽다. 마음은 있으나 몸이 말을 듣지 않는 경우도 있다. 의학이 직접 도움을 주어야 할 틈이 바로 여기에 있다.

권태로운 성생활, 혁신이 필요해

　오래된 부부(연인) 사이에선 성생활도 점점 시들해지는데, 자연스러운 현상이다. 거기에는 몇 가지 이유가 있다. 시쳇말로 똑같은 식단에 물리지 않을 수 없다는 것과 같은 권태 심리도 있지만, 나이가 드는 만큼 체력도 점점 떨어지는 게 사실이기 때문이다. 그렇다면 성생활의 하향곡선은 모든 커플에게 운명적인 것일까. 여기에서 '혁신'의 중요성이 제기된다. 일종의 '피로현상'을 벗어나기 이한 새로운 레시피가 필요한 것이다.

　우선 '늘 그래왔던' 방식으로부터 벗어나는 것도 좋다. 성생활을 재미없게 만드는 고정관념들로부터 벗어나는 것이다. 사람들은 은연중에 '섹스는 이래야 한다'라는 제 나름의 고정관념을 갖고 있는 경우가 의외로 많다. 어쩌면 처음부터 책이나 관습으로부터 익힌 고정관념에 사로잡혀 사실은 단 한 번도 섹스의 즐거움을 그다지 느껴보지 못하고 살아왔을 수도 있다.

'부부니까 하는' 의례적인 행사 이상의 의미를 느끼지 못한다면, 성은 즐거운 유희나 휴식이 아니라 판에 박힌 배설이거나 고된 의무노동이 될 수도 있다. 이런 고정관념으로부터 벗어나는 것이 성생활 혁신의 첫 단계. 전문가들이 조언하는 '버려야 할 고정관념'들을 한번 알아보자. 자가진단 리스트를 통해 나의 섹스 습관은 어떠한가를 한번 점검해 보자.

1. 성생활은 남자가 리드해야 자연스럽다.
2. 섹스는 소리와 무관하다(신음 소리 등).
3. 오르가즘은 반드시 동시에 도달해야 성공적인 섹스다.
4. 여자가 먼저 섹스를 제안하면 흥미가 반감된다.
5. 남편(혹은 아내)이 제안하면 상대는 반드시 응하는 게 옳다.
6. 남자가 오래 버틸수록 훌륭한 섹스다.
7. 섹스 도중 야한 농담을 주고받는 것은 섹스를 천박하게 만든다.
8. 섹스는 멋있게 할수록 좋다.
9. 반드시 '전희-삽입-후희'의 순서를 밟아야 정상이다.
10. 절정에 이르지 못하고 끝나면 실패한 섹스다.

무엇보다 섹스를 '황홀에 이르기 위한 목표 지향적 이벤트'라고 보는 관점부터 벗어나는 것이 필요하다. 물론 시작했으면 멋진 절정을 갖는 것도 좋겠지만, 그것만이 섹스의 목적은 아니다. 오히려 서로 사랑하는 동안 종종 동행해야 할 '표현 수단'으로 여긴다면 자연스럽게 시작하고 자연스럽게 절정에 이르는 '즐거운 과정'이 될 수 있을 것이다.

반드시 멋있고 황홀해야만 하는 것은 아니다. 몸이 피로할 때는 서로 스킨십을 즐기는 것만으로 본격적인 섹스를 대신할 수 있으며, 그 또한 본격적인 삽입 섹스에 못지않은 훌륭한 성적 교감이 될 수 있다. 동양 방중술의 이론으로 보자면, 삽입을 하더라도 반드시 방사의 절정에 이르러야만 하는 것은 아니다. 스킨십, 또는 흥분하지 않고 끝나는 삽입 등 '과정으로서의 섹스'는 남녀 모두에게 신체적 무리를 피하면서 즐길 수 있는 놀이로서 훌륭하다. 또한 질적으로 보다 높은 수준의 성적 교감을 오래 지속하는 데도 도움이 된다.

상황에 따라서는 3분 이내에 끝내는 속성 섹스나, 서로가 원하는 상황이라면 전희나 후희가 생략된 섹스도 얼마든지 나쁘지 않다. 자유로운 섹스의 즐거움을 터득한 부부들은 종종 답답한 아파트를 벗어나 부부 여행을 떠나거나 러브호텔을 이용하기도 한다. 이웃의 눈치를 보지 않고 마음껏 소리 지르며 그 절정을 만끽하기 위해서다.

섹스를 반드시 남자가 주도해야 한다는 고정관념도 벗어날 필요가 있다. 사회적 역할에 있어 남자와 여자의 위상은 크게 뒤바뀌었다. 만일 남자가 여자를 리드하거나 더 나은 지위에 있어야 어울리는 커플이 된다는 고정관념을 버리지 못한다면, 대부분의 남성과 여성들은 그 위상의 차이에 걸맞은 커플을 만나는 것부터가 어려울 것이다.

성관계에서 여성들의 능동적이고 적극적인 역할은 자연스럽게 받아들여져야 한다. 남자와 여자는 대등한 존재로서 섹스를 즐기는 것이다. 아내가 먼저 섹스를 제안하거나 요구할 수 있고, 그동안 남성들이 여성에 대해 그러했듯, 여성들 또한 피곤하거나 기분이 저조할 때 억지로 남편의 요구에 응하지 않아도 된다는 합의가 있어야 한다. 무엇보다 고정관념들로부터 성이 해방될 때, 성은 훨씬 자연스럽고 즐거워진다. 시들해진 부부 사이에 성생활의 혁신은 그 이상의 많은 시너지효과를 가져다줄 수도 있다.

건강의 요체는 '균형과 조화'

오늘날 동양사상의 큰 줄기로 여겨지는 사상들의 갈래는 기원전 3~5세기 사이의 춘추전국시대에서 비롯됐다. 이른바 제자백가(백 가지나 되는 무수한 학파)니 구류십가(이중 9~10개의 주요 학파)니 하는 사상들이 이 시기에 시작됐다. '귀곡자鬼谷子'라는 인물은 후일 주요 사상에 들지는 못했지만, 춘추전국의 말미를 결정지은 뚜렷한 인재들이 그의 문하에서 태어남으로써 고대 사상가들 가운데 가장 신비로운 인물로 꼽힌다.

전국시대를 주름잡은 합종가와 연횡가가 그의 제자들(소진과 장의) 사이에서 나왔고 《손자병법》의 손빈과 방연도 그의 제자였을 거라는 설도 있다. 귀곡자의 말 중에 말하는 자세에 대한 경계의 가르침이 있다.

'사양해야 할 말이 다섯 가지가 있으니, 즉 병든 말, 두려움의 말, 적

정하는 말, 노한 말, 장난하는 말이다(辭言有五 曰病 曰恐 曰憂 曰怒 曰喜).'

말이란 사람의 정신에서 나온다. 마음으로 새기고 이성으로 가다듬어 차분히 뱉어야 다른 사람에게 전달하려는 목적을 분명하게 전달할 수 있다. 그런데 기가 쇠한 사람은 논리적으로 차분히 다듬을 겨를 없이 말을 내뱉어 나중에 후회하는 일이 생기기 쉽다. 그것이 병든 말이다. 두려움의 감정은 지나친 긴장과 피해의식으로 생각을 위축시켜 졸렬한 상상에 이르게 하는데, 이때 나오는 말은 편협되고 과장돼 있기 쉽다.

있지도 않은 귀신을 현실처럼 내세우고 당장 큰 사고라도 날 것처럼 과장된 경계심을 주장하여 듣는 사람들로 하여금 두려움에 젖게 한다. 이것이 두려움의 말이다. 걱정하는 사람의 말을 들으면 마치 세상에는 아무런 가능성도 없이 거대한 좌절의 항아리 속에 빠져있는 것 같은 느낌이 드는데, 이 또한 듣는 사람을 답답하게 만드는 말이다.

분노를 담은 말은 듣는 사람을 격동시키거나, 말하는 사람 스스로를 가두는 결과를 가져온다. 그 감정을 자제하지 못하고 노한 상태에서 무언가 즉흥적인 결정을 내린다면 반드시 후회할 일이 따르게 된다. 기쁨에 차서 하는 말조차도 지나치게 즉흥적이어서 쓸데없이 많이 지껄이게 되기 쉽다. 역시 자제해야 할 말 중 하나다.

귀곡자의 여러 가지 가르침 중에 핵심은 중정中正이라는 말로 요약할 수 있는데, 곧 균형과 조화를 의미한다. 차거나 뜨거움, 밝거나 어두움, 달거나 쓴 맛, 즐겁거나 슬픔, 크게 확산하거나 작게 수렴함, 이 모든 극과 극의 현상이나 행동 가운데서 어느 한쪽으로 치우침 없이 한 가운데를 지키는 것이 중정이다. 다섯 가지 피해야 할 말이라는 것도 곧 중정이라는 기준과 연관되어 있다.

중정은 주역의 첫머리에도 나온다. 음이나 양 어느 한쪽으로 치우치지 않은, 한가운데 바른 자리를 추구하라는 말이다. 사람의 건강도 중정이란 말에서 그 원리를 찾을 수 있다. 정신적으로, 신체적으로, 그리고 사회적/영적으로 어느 한 편에 기울지 않는 균형과 조화를 모색함으로써 건강 상태를 잘 유지할 수가 있다.

사실 현실은 극과 극을 오간다. 더운 여름이 가고 추운 겨울이 오는 것은 한 극에서 다른 극으로 옮겨가는 자연의 이치다. 이런 환경의 변화 속에서 사람은 균형을 유지할 수 있는 방편으로 건강을 유지할 수 있다. 겨울은 차가운 극단으로 옮겨가는 환경이므로, 건강을 위해 몸을 따뜻하게 하고 따뜻한 것을 먹고 따뜻한 생각을 갖는 것이 유리하다는 것은 상식적으로도 타당한 방편이다.

성생활의 원리도 마찬가지다. 남성의 기운과 여성의 기운이 항상 같을 수는 없는데, 그 기운이 서로 엎치락뒤치락하면서 크게는 어느 일방이 지배하거나 지배당하지 않는 균형을 이루는 것이 바람직하다. 적지 않은 부부들 사이에서 어느 일방이 지배하거나 지배당하는 패턴이 지속적으로 유지되는 것을 볼 수 있는데, 이것은 건강의 원리로 보나 만족도라는 측면에서 보나 결코 바람직하다고 볼 수 없다.

때로는 격하고 때로는 유순하며, 때로는 남자가, 때로는 여자가 리드하며, 때로는 길고 때로는 짧으며, 때로는 엄숙하고 때로는 가벼운 패턴을 조화시킴으로써 보다 원활하고 즐거운, 결과적으로는 건강에도 좋은 성생활을 유지할 수 있다면 이상적이다. 일상적인 의사결정 과정에서도 마찬가지다. 부부 사이에 일방적이지 않은 균형과 조화를 갖춘 역학관계를 유지해야 가족의 건강이 유지될 수 있다.

말 나온 김에 귀곡자의 '사양해야 할 다섯 가지 말'을 적용하자면 기운이 떨어졌을 때, 긴장될 때, 걱정이 많을 때, 화가 났을 때, 즐거움을 주체할 수 없을 때는 관계를 피하는 것이 좋다. 그것은 몸을 상하게 하는 섹스가 될 수 있기 때문이다.

균형과 소통은 생태의 기본 원리

인간의 건강에 있어 가장 중요한 것은 영양과 운동이다. 즉 먹는 것과 살아 움직이는 행위가 지속되어야 한다. 단지 지속한다는 것만 중요한 게 아니다. 올바른 형식과 내용으로 지속되어야 한다. 잘못 먹으면 오히려 독이 되고 잘못 움직여도 몸에 무리가 온다. 균형 있는 식사(영양공급), 균형 있는 신체활동(운동)을 잊지 말아야 한다.

그리고 여기에 중요한 요소를 하나 더 더해야 하는데, 바로 성생활이다. 대다수 성생활은 남녀관계를 통해서 유지하게 되지만, 그 행위 자체가 성생활의 전부는 아니다. 쾌감 뒤에 숨어 있는 보다 큰 목표는 인간이 음기와 양기의 균형을 유지하고 기운이 활발히 소통되게 하는데 있다.

고대의 명의들이 교접의 방법론을 중심으로 한 방중양생법房中養生法들을 책으로 남긴 것이 많은데, 이는 남녀 사이의 교접이야말로 몸에서 음기와 양기를 강화하고 운행하는 데 있어 가장 간단하고 효과적인 방법이 될 수 있기 때문이다. 교접이 아닌 운동법으로 그것을 대신하는 수단도 있다.

이를테면 퇴계 선생도 피력하셨던 활인심방活人心方이라든지, 송당 선생의 활인신방活人新方을 예로 들 수 있다. 섹스의 방법을 동원하든, 활인법을 동원하든, 그 목표는 한 가지다. 몸 안에서 음양의 기운이 균형 있게 존재해야 하고, 또 두 가지 기운 사이에 원활히 소통이 일어나야 한다는 것이다.

근래 우리 사회는 '적폐 청산'을 외치는 소리가 높다. 적폐積弊란 말은 '폐단이 쌓인 것'을 말한다. 여러 폐단이 개선되지 않고 축적됨으로써 마침내 사회가 병리 현상을 일으켰으니, 그것을 청산하자는 요구일 것이다. 사람의 몸이나 어떤 조직, 나아가 어떤 사회를 막론하고 모든 유기체의 건강을 유지하는 데는 음양의 균형과 원활한 순환이 필수라고 할 수 있다.

밝은 면과 어두운 면, 높고 낮음, 차고 뜨거움, 시작과 끝, 앞과 뒤 사이에 소통이 원활하지 못하고 그사이에 적당한 균형이 유지되지 않으면 건강을 잃고 병이 생기게 된다. 사회적 병인인 '적폐'에 견줄 수 있는 인체의 현상을 한의학 개념에서 찾아보자면 '적취積聚' '적기積氣' '옹저癰疽'와 같은 것들을 들 수 있다. 인체의 각종 암癌까지도 포괄하는 개념이다. 인체에 해가 될 만한 나쁜 기운이나 물질(노폐물)들이 한 곳에 쌓이면서 종기가 되고 암이 된다는 뜻이다.

이것을 예방하는데 균형 잡힌 식생활(영양), 운동과 함께 성생활을 꾸준히 지속되는 것이 좋다. 양기든 음기든 어느 한쪽으로 기운이 몰리면 기혈의 순환이 방해받는다. 몸 안에 기혈의 순환이 제대로 되지 않으면 적취가 발생하고, 거기서 병이 생긴다.

현대인의 주요 질병인 각종 암은 긴 시간에 걸쳐 몸 안에 악성 물질이 축적되어 시작되고 그것이 장기적으로 더욱 밀도 높게, 크게 뭉치면서 발생하는 것으로 이해할 수 있다. 호흡과 식사 등을 통하여 인체에 해로운 독성물질들이 몸 안에 들어오는데, 운동 부족과 정신적 육체적 스트레스로 인해 순환이 방해받을 때 그것을 제대로 제거하거나 배출하지 못하면 몸 안에 자리 잡고 암으로 자라난다.

남자나 여자 모두에게 성생활은 이러한 스트레스나 순환장애를 해소하는 데 있어 잘 설계된 운동 못지않게 효과가 있다. 몸을 골고루 사용하여 물리적인 운동 효과가 크다는 점도 있거니와 면역과 조절 기능을 가진 호르몬의 분비가 촉진되어 인체 스스로를 정화하고 재생시키는 능력이 있기 때문이다.

그런데 방법이 잘못된 운동이 건강에 역효과를 가져오는 것처럼, 잘못된 성생활 또한 역효과를 가져다줄 수 있으니 주의해야 한다. 잘못된 성생활이란 우선 무절제하고 불결한 성생활을 꼽을 수 있다. 무절제하다는 것은 지나치게 방사 횟수가 많고 주변에 대한 배려 없이 때와 장소를 가리지 않는 애정행각 같은 것을 말한다.

긴장, 두려움 가운데서 벌이거나 과시적인 섹스는 심리적으로 스트레스를 동반하기 때문에 몸을 해치는 섹스가 된다. 이것은 스모그 먼지 속에서 격한 운동을 하거나 담배를 물고 달리는 경우처럼 오히려 몸을 망치는 운동에 비할 수 있다. 방중술 가운데 '접이불루' 교접하되 사정하지 않는다는 비법이 전해지고 있는데, 이것은 남성의 경우 양기를 북돋우면서 유실하지 않는 가장 기본적인 방법이다.

다만 너무 배설을 참으면 정精이 고여 옹저가 생긴다 하였다. 전립선 건강을 위해서는 접이불루의 기법을 사용하면서도 주기적으로 한 번씩은 방사하는 것이 좋다는 의미로 받아들이면 된다. 정상적인 성생활이 불가능한 조건일 때는 자위 등의 방법으로 주기적인 배설을 하는 것도 건강을 위한 방책으로 고려할 만하겠다.

사랑과 열망을 권장함

햇살 가득한 대낮 / 지금 나하고 하고 싶어? / 네가 물었을 때 / 꽃처럼 피어난 / 나의 문자 / "응" // 동그란 해로 / 너 내 위에 떠 있고 / 동그란 달로 / 나 네 아래 떠 있는 / 이 눈부신 언어의 체위 // 오직 심장으로 / 나란히 당도한 / 신神의 방 / 너와 내가 만든 / 아름다운 완성 // 땅 위에 / 제일 평화롭고 / 뜨거운 대답 / "응" (문정희 "응")

에로티시즘을 내세우는 시인들 가운데서도 문정희 시인은 단연 첫손에 꼽을 만하다. 거침없는 문장으로 핵심을 강하게 찌른다고나 할까. '응'이라는 긍정의 언어가 글자마저 상하 대칭으로 '눈부신 체위'를 이루고 있음을 언급한다.

시인들의 수사에는 문학적 수사 이상의 통찰이 들어있다. 단지 한 여성과 남성의 수작을 밝히려는 게 아니다. 음과 양의 만남, 서로를 향한 건강한 갈구가 곧 땅 위에서 가장 평화롭고 뜨거운 '완성'임을 선언하고 있다. 음과 양은 상대적인 관계다. 서로를 향한 갈구가 바로 우주 에너지의 근원이다. 지향이 강할수록 에너지가 커진다.

음과 양의 성질과 작용을 이해하는 가장 간단한 유비는 자석, 지남철이다. 음극과 양극의 속성이 강할수록 서로 끌어당기거나 밀어내는 힘도 강해진다. 해와 달, 즉 낮과 밤의 기온 차가 클수록 지구의 역동성도 커진다. 일교차가 큰 봄에 생명은 단단한 씨앗의 껍질을 뚫고 단단한 지표를 열어젖히며 새싹을 밀어 올리는 힘을 낸다. 다시 일교차가 큰 가을이 오면 식물들은 다음 세대를 위해 빠른 속도로 과실을 숙성시켜 결실을 맺는다.

인간, 동식물뿐 아니라 지구상에 존재하는 만유萬有는 음과 양의 구성이 아닌 것이 없다. 이미 음과 양으로 분류된 최소 단위 속에도 다시 음과 양의 구성이 들어있다. 세포에서 핵, 이온 단위까지 내려가서도 과학자들은 다시 그 안에서 음과 양의 구성이 반복되고 있음을 밝혀낸다.

만물을 역易(change 또는 rotation)이란 관점에서 풀어낸 고대 동양사상의 원리는 그런 점에서 놀랍게 과학적이다. 어떤 존재의 속성을 단지 음이나 양으로 단정하고 그치는 것이 아니라, 끊임없이 상호작용을 가지면서 변화하고 발전한다는 의미까지 포함하고 있다. 음과 양의 부단한 변화와 교환작용 가운데서 만유가 생겨났다고 고대인은 설명한다.

주자朱子는 "하늘(양)과 땅(음)의 두 기운이 교감하면서 만물이 생겨났으며, 만물이 또 낳고 낳기를 거듭하니 그 변화는 끝이 없다(二氣交感 化生萬物 萬物生生 而變化無窮焉)"라고 말한다. 끝없이 이어지는 기후변화나 생물의 진화, 정신문명의 발달까지 모두 암시되어 있다. 이를 근거로 "모든 사람이 한 형제요, 모든 사물이 (인간과) 동등한 존재다(民吾同胞 物吾與也)"라는 사해동포 사상까지 이어진다. 이 말은 송나라 때 학자 장재가 덧붙인 말이다.

남자가 남자답고 여자가 여자답다는 것은 원칙적으로 흉이 아니다. 음과 양의 성질이 각기 뚜렷하여 서로 밀고 당기는 힘의 작용이 강해지면 만물은 더욱 활기를 얻고 세상의 활력도 높아질 것이다. 역의 관점에 국한해서 말하자면, 현대 사회에서 성 역할의 쇠퇴는 음과 양의 차별이 희박해지는 현상들과 다분히 맞닿아 있는 듯도 하다. 계절에 비유하여 말하자면 인류문명은 한여름의 절정기를 막 지나가고 있는 것과 같다.

한겨울과 한여름은 뜨거운 것도 찬 것도 차이가 모호해져서 자연은 오히려 생기를 잃는다. 음과 양의 간극이 아주 좁혀져서 깊고 높거나 크고 작음이 없이 고르게 되었다. 인류문명이 장년기를 지나 초로初老의 시기에 이른 것 같다. 노년기 지형처럼 높은 것과 낮은 것, 강한 것과 약한 것의 경계도 허물어지고 옳고 그름의 차이도 모호해진다.

이러한 변화는 너무나 거대하고 광범해서 '좋다-나쁘다'와 같은 개념으로 판단하기에는 너무 벅차다. 지구와 우주의 계절이 그렇게 변하고 있다고 단지 생태적 관점에서 느낄 수 있을 뿐이다. 다수의 사람들 사이에서 성性이 그렇게 설레고 흥분되는 이벤트로 받아들여지던 시대는 분명히 저물고 있는 것 같다. '꽃처럼 피어나는 문자' '눈부신 체위'… 그 아름다운 완성을 향해 기꺼이 달려갈 수 있는 인간관계의 다이나미즘을 이제는 어디서 찾을 수 있을 것인가.

열정이 식어가는 시대에 그래도 꾸준히 사랑하고 결혼하고 아이를 낳는 많지 않은 젊은이들의 열정은 차마 기특하다. 그래, 우리는 그래도 사랑해야 하고 사랑을 권장해야 한다. 지구의 종말이 눈앞에 다가왔더라도.

50

섹스가 몸에 좋은 13가지 이유

우주가 음양의 조화를 이치로 움직이듯 인체 또한 음양의 조화에 따라 작동한다. 인체에서 음과 양의 기운을 가장 적극적으로 유동시키는 작업의 하나가 성생활이다. '기의 조화'라고 하면 추상적으로 들리겠지만, 구체적으로 신체에서 일어나는 현상과 변화를 살펴보면 확실히 섹스는 건강에 좋은 점이 많다.

1. 고통의 감소와 즐거움의 증가 – 사랑의 감정을 생각하는 것만으로도 인체는 변화를 나타낸다. 사랑의 감정으로 인하여 생리활성물질의 분비가 활발해지기 때문이다. 사랑을 느낄 때 발생하는 도파민은 사람을 환각에 이르게 할 정도의 강력한 감정 호르몬이다. 우선 기분이 좋아져서 긴장이 해소되고 심신의 고통이 줄어들며 스트레스 내성과 면역력도 높아진다. 인내심이 강화되므로 사랑을 하고 있는 사람은

힘든 상황을 견뎌내는 힘도 강해지며, 어려운 일을 하면서도 저절로 흥얼거리는 등 마음이 너그러워지기도 한다.

2. 면역기능 강화 – 즐거움의 감정에서 분비되는 엔도르핀은 신체 면역기능을 높여준다. 일주일에 한 번 이상 지속적으로 성생활을 하는 사람은 감기 독감 등에 잘 걸리지 않는다고 한다. 자연스럽게 키스를 나누는 상대가 있는 사람은 그렇지 않은 사람보다 감기에 대한 면역력이 높다는 조사도 있다.

3. 우울증 개선 – 가슴 설레게 하는 대상이 있을 때 본성과 관계없이 쾌활해지는 경향이 생긴다. 움직이는 것을 싫어하는 사람이라도 마음에 드는 사람을 생겼을 때 갑자기 적극적이고 활동적으로 변하는 것은 바로 구애의 호르몬이 작용하기 때문이다. 다만 이 호르몬은 현실에서 어떤 이유로든 그 감정이 억압되고 방해를 받을 때 짜증이나 분노, 공격적인 방식으로 표출되기도 한다.

4. 헌신적인 감정 – 사랑의 감정은 헌신적인 감정, 남에 대한 보호본능을 불러일으키기도 한다. 뇌하수체에서 분비되는 옥시토신이 모성母性을 자극하기 때문이다. 출산에 관여하여 여성의 가슴을 부풀게 하고 젖의 분비를 도우며 출산 후 자궁수축을 돕는다. 새끼를 낳은 동물들이 간혹 다른 동물의 새끼들까지 돌보는 경우가 있는데, 모두 이 모성 호르몬 때문이다.

5. 두뇌 활성화와 숙면 – 말초신경의 자극과 호르몬 효과 등으로 두뇌가 활성화된다. 섹스 후 30분쯤에 개인의 두뇌 능력은 최고조에 이른다고 한다. 취침 전 섹스는 숙면에 도움이 되며 수면을 통한 휴식 효과

도 높여준다.

6. 생리활동의 균형 – 부부관계가 원만한 여성들은 에스트로겐 등 여성호르몬의 혈중 농도가 잘 조절되므로 대개 월경이나 임신 출산 등 생리기능이 순조롭다. 무월경이나 생리통 등 생리 관련 장애가 치유될 수도 있다. 남녀 모두 공격적인 성격이 원만해지고, 근력을 강화하는 테스토스테론도 활성화된다.

7. 외모의 변화 – 에스트로겐이 활성화되는 영향으로 여성의 피부가 부드러워지며, 소화 기능과 혈행 기능이 좋아진다. 따라서 혈색이 밝아지므로 외모가 더 아름답게 보인다. 동양의학에서는 이를 기색론氣色論에서 다룬다.

8. 기혈의 순환 – 동양의학의 관점에서 남녀 간의 섹스는 음양의 기를 교류시키는 대표적인 수단이다. 원활한 섹스는 여성과 남성 모두에게 정신적 신체적으로 좋은 컨디션을 유지할 수 있게 돕는다.

9. 전립선 강화 – 남성의 주기적인 사정은 음경 내부와 전립선을 정화시켜 전립선 질환의 예방과 치료에 도움이 된다.

10. 노화 예방과 골다공증 예방 – 성생활을 계속하는 노인들은 그렇지 않은 사람에 비해 건강하며 훨씬 오래 산다는 연구 보고가 있다. 신체활동이 활발해져 퇴화가 억제되기 때문이다. 골다공증 예방과 허리 디스크 완화에도 좋다.

11. 마사지 효과 – 서로의 몸을 애무할 때 전신 스트레칭과 안마 지압 등 마사지 효과를 얻을 수 있다. 근골격에 자극이 되고, 내장 기능을 활발하게 만들므로 소화불량 변비 복부비만을 해소하는 효과를 기

대할 수 있다. 혈액순환이 촉진되어 고혈압 심근경색의 위험이 줄어든다. 다만 지나치게 무리하거나 불편한 체위, 과도한 사정은 역효과를 가져올 수 있으니 주의.

12. 다이어트 효과 – 가장 효과적인 방법은 아닐지라도, 최소한 가장 즐거운 다이어트 수단은 될 수 있다. 주 2회 이상 섹스를 갖는다면 매일 8㎞씩 조깅을 계속하는 것과 같은 칼로리 소진 효과가 있다.

13. 경제효과 – 이 밖에도 부부 사이에 주기적인 섹스가 잘 유지된다면 그만큼 가족관계가 좋아질 가능성이 높다. 화목한 가정환경은 자녀들에게 정신적으로 큰 지지가 되며 눈에 보이지 않는 경제적 시너지의 바탕이 된다. 건강한 성생활은 부부의 심신 건강은 물론 가정경제, 자녀교육에 보탬이 되며, 나아가 사회와 국가의 건강에도 고루 유익이 되는 셈이다.

51

방중양생술의 원리, 정精을 아껴라

"10대는 큰 척하고, 20대는 강한 척한다. 30대는 노련한 척하며, 40대는 통달한 척한다. 50대는 아직 건재한 척하며, 60대는 자는 척, 70대는 아픈 척, 80대는 죽은 척한다."

남자의 성 능력에 대한 태도를 풍자한 우스개다. 이제 막 성에 눈뜬 소년들은 물건의 외양에 관심이 많다. 막 거웃이 자라나는 때라서 대중목욕탕에 가기를 쑥스러워하여 기피하는 경향이 많지만 남의 물건이 얼마나 큰 지에 대한 관심은 고조된다. 이 무렵 남들의 과장된 자랑을 듣고 주눅이 드는 아이들은 오래도록, 성적 콤플렉스를 갖는 경우도 있다.

여자 아이들도, 또 다른 이유로 콤플렉스가 생길 수 있다. 이런 콤플렉스는 성격 형성에 악영향을 줄 수 있을 뿐 아니라, 성인이 된 후 원만한 성생활에도 방해가 될 수 있다. 학교 성교육 교과에 인간의 성기

모양에 대한 다양한 케이스를 포함하는 것은, 불필요한 오해나 이로 인한 콤플렉스를 예방하는 데 당연히 도움이 될 것이다.

성년이 되면 남자들은 크기 문제가 그다지 중요한 게 아니라는 사실을 알게 된다. 크기가 크다고 반드시 강한 것은 아니며, 작으면서도 야무지게 기능하는 남성도 얼마든지 있음을 알게 된다. 이 시기의 남자들끼리는 농담을 통해 서로 '정력'을 자랑하며 은근히 경쟁을 즐기기도 하는데, 젊은 남자들이 생각하는 정력이란 주로 '시간'이다.

얼마나 지속하면서 얼마나 상대를 '까무러치게' 했는가. 물론 자랑하는 남자들의 얘기는 거의 과장돼 있다. 웃자고 하는 얘기는 있는 그대로 보다는 침소봉대에 묘미가 있는 것 아닌가. "이거 봐. 나는 소변 볼 때 그것을 손으로 잡지 않는다네. 의사 선생이 무거운 것을 들지 말라고 했거든."그러나 얼마 지나면 지속시간 역시 결정적인 조건은 아님을 깨닫게 된다.

일례로 남자들이 부끄러워하는 것 중의 하나가 '조루'인데, 그에 대한 의학적 정의도 시대에 따라 변하였다. 예전에는 대개 '3초' '15초' '3분 이내' '30분 이내'와 같이 자기 생각대로 기준을 정의하였으나, 90년대 국제보건기구WHO가 과학적 정의를 내리면서 지속시간에 대한 절대 기준은 사라졌다. 이 기구의 정의에 의하면 조루는 '삽입 후 자신의 의지와 상관없이 빨리 사정하게 되는 경우'를 말한다.

접속 후 몇 분을 유지하느냐가 아니라 자신의 의지대로 사정의 타이밍을 조절할 수 있느냐 없느냐가 더 중요하다는 것이다. 30대 중반을 넘어서면 남자들은 더 이상 지속시간을 자랑하지 않는다. 그 나이면 벌써 자극적인 장면에서도 제대로 발기가 되지 않는 놀라운(?) 현상을 경험하는 경우도 드물지 않다. 결혼 10년 차에 가까운 이 시기부터 부부 사이가 소원해지는 경우도 많은데, 그 사유의 상당수는 바로 섹스리스에 있다.

40대에 접어들면 대부분 남자의 몸도 더 이상 '파워'를 자랑삼기는 어렵게 된다. 아직 쌩쌩하긴 하지만, 아무래도 30대를 정점으로 근력은 하강하기 때문이다. 이러한 한계를 극복하기 위한 방편이 바로 노련함과 기교다. 어쩌면 기교는 40대만이 자랑할 수 있는 풍부한 경험의 산물일 것이다.

성생활을 잘한다는 것은 과연 무엇일까.

동양의 성전性典이라 불리는 《소녀경》은 프롤로그 격인 서두에서 바로 이러한 질문을 던진다. 황제는 나이가 들어 젊은 여자들과 거리를 두려고 했다. "몸이 많이 지쳐가므로 이제 교합을 중단하려고 하오." 그러자 양생술에 밝은 선녀가 "아주 안 하는 것은 오히려 몸에 해롭다"고 조언한다. 하늘과 땅 사이에 음양의 교류가 적절하게 잘 이루어져야 땅도 비옥해지고 하늘도 건강해지는 법이라는 게 이유다.

"교합을 많이 해서 문제가 아니라, 제대로 하는 법을 모르고 제멋대로 하기 때문에 몸을 상한다"는 것이다. 선녀는 그것을 제대로 하면 오히려 정精을 보존하고 기력도 더 강해진다며, 황제에게 그 도道를 설파한다. 그 방법을 담은 책이 바로 《소녀경》이다.

음양화합의 도리를 잘 알고 하면 매일 하면서도 몸을 더 건강하게 유지할 수 있다. 실제로 50대까지 거의 매일 관계를 갖는 부부도 있다. 드물지만 60대 이후에도 부인이나 애인과 관계를 자주 갖는다는 케이스도 볼 수 있다. 이렇게까지 되려면 평소 섭생이나 운동을 통하여 몸을 관리하는 것 외에 방중양생房中養生법의 기본을 터득해야 할 것이다.

성생활을 아예 잊고 사는 사람은 어떻게 될까. 그것은 전혀 사용하지 않는 우물이 메말라 폐기되는 경우와 같이, 성생활을 잊은 몸은 좀 더 빠르게 기운을 잃고 쇠잔해질 수 있다. 일상적인 교합을 멈추지 않고 계속하되 정을 과도히 소진하지 않는 것, 이것을 방중술의 핵심이라 할 수 있다.

52

굳세지 않으면 진입하지 말라

요즘은 저녁 시간만 되면 남성 정력을 강조하는 건강보조식품의 광고들이 TV 화면에 넘쳐난다. 전통적인 약용식물 약재들은 물론 아메리칸 인디오들의 전통 식품이나 열대지방 과일 같은 것들도 '남자에게 참 좋다'는 뉘앙스로 고개 숙인 남성들을 겨냥한다. 인터넷에 붙는 광고들 가운데도 이런 보조식품들은 헤아릴 수 없이 많아졌다.

FDA의 공식 인정을 거쳐 의사들의 처방으로 구입할 수 있는 비아그라 등 남성 발기부전치료제도 수요가 크다. 근래 발기부전치료제는 국내시장에서만 1천억 원대를 웃돌고 있다고 한다. 비아그라 복제약이 허용된 이후 남성의 발기부전 증상을 개선할 수 있는 치료제들도 무수히 쏟아져 나왔다.

20여 년 전 양방에서 발기부전치료제가 처음 등장했을 때 매스컴들은 이를 기적의 탄생인 양 놀라워했지만, 한방에는 남성의 발기력 강화에 효과 있는 처방들이 아주 오래전부터 전해져 왔다. 그것은 단순히 발기력을 높여주는 데 그치지 않고 오장육부의 허실을 보완하여 정기를 근원적이고도 지속적으로 강화하는 데 도움을 주는 것이다.

발기가 안 된다면 안 되는 대로 살아도 되지 않을까라고 생각하는 사람도 있을 것이다. 그러나 발기는 반드시 성생활과 연관해서만 필요한 것은 아니다. 남성의 발기력은 생명의 활력, 생기와도 관련되는 일종의 '지표'이기 때문이다. 피로하고 지치거나 긴장, 불안, 공포의 감정은 대개 스트레스와 압박감에 의해 생긴다. 이런 감정들은 마음을 위축시키고 그것이 곧 발기력 약화로 이어질 수 있다. 우울하고 소외된 감정, 즉 고독의 감정도 남성을 주눅 들게 한다.

발기력의 약화는 물리적이거나 정신적, 심리적인 위축상태와 반드시 연결되어 있다. 동양의학의 관점에서 보면, 남성이 발기하지 않는다는 것은 몸의 생기가 약화되는 것과 관련이 있다. 옛 속담에 '새벽에 발기가 안 되는 사람에게는 돈도 빌려주지 말라'는 말이 있다. 생기가 희박해지면 몸에 병이 생기기 쉽고, 그 상태가 오래 지속된다면 언제 병석에 눕게 될지 모르므로 미래를 보장하기 어렵다는 의미에서 나온 말이다.

남성이 사랑의 전투에 돌입하기 전에는 반드시 먼저 단단해져야 한다는 말은 고전《소녀경》에도 나온다. '욕정이 생기는데도 옥경玉莖이 서지 않을 때는 억지로 하지 않는 게 좋겠지?"라고 황제가 묻자 '규방

상궁'인 현녀는 이렇게 대답한다.

"대개 교접을 할 때는 남성이 먼저 사지四至에 이른 뒤 여성을 구기九氣에 이르게 하는 것이 도리입니다."

사지란, 네 가지 도度에 이름을 뜻하는 말이다. 첫째로 충분히 성을 내야하고, 둘째로 성을 냈더라도 충분히 커져야 하고, 셋째 커졌더라도 충분히 단단해야 하고, 넷째로 단단하더라도 나아가 뜨거워져야 한다. 그래서 남성이 욕망을 느낄 때 충분히 성을 내고 충분히 커지고 충분히 단단하고 충분히 뜨거워졌을 때 전투에 돌입해야 몸이 상하지 않는다.

만약 단단하고 뜨거워지지 않으면 굳이 교접하는 것을 피하는 게 좋고, 하더라도 사정을 참아서 정기의 손실을 막도록 하는 것이 좋다. 이럴 때의 섹스는 남자보다 여자가 주도하는 체위를 통해 남성의 정기 손실을 최소화하는 방편도 전해지고 있다.

반대로 남성이 충분히 성을 내서 커지고 단단해지고 뜨거워진다면, 비로소 여러 가지 기술을 발휘하면서 파트너를 아홉 가지 기운에 이르게 할 수 있다. 이것을 구기九氣라 한다. 《소녀경》의 설명을 옮기면 이렇다.

'여성이 숨을 크게 내쉬며 침을 삼키면 폐기가 충만한 것이요, 소리가 나도록 상대의 입술을 빠는 것은 심기가 충만한 징조다. 남자를 끌어안고 떨어지지 않는 것은 신기가 충만해진 것이고, 상대방을 깨무는 것은 골기가 충만 됐기 때문이다. 다리로 상대방과 얽혀드는 것은 근기가 충만한 것이요, 남성을 쓰다듬으며 애무하는 것은 혈기가 돌

기 때문이고, 남성의 젖꼭지를 희롱하는 것은 육기가 충만 된 징조입니다.'

잘된 행사는 곧 폐와 심장과 간과 뼈와 근육과 피와 살을 충만하게 해준다는 의미다. 온전한 성생활은 오장육부를 두루 충만하게 하는 것이므로 건강에 결정적인 도움이 됨을 알 수 있다. 다만 남성이 사지에 이르기 전에는 온전한 성생활이 불가능하다. 제대로 발기가 되지 않고는 사지에 이를 수 없는 것이므로 함부로 교접하지 않는 게 좋다. 반드시 개선책을 먼저 찾아야 한다.

53

칠손七損: 건강을 해치는 일곱 가지 성 습관

《소녀경》에는 성생활에서 바람직하지 않은 잘못된 습관 일곱 가지를 지적한 대목이 있다. 건강에 손실이 생길 수 있는 일곱 가지 습관이라 하여 '칠손七損'이라 하였다. 마음이 일지 않을 때, 몸에 기운이 고루 퍼지기 전에, 몸이 지쳐있거나 병으로 쇠약해졌을 때, 너무 강한 상대와 함부로 교접할 때 사람은 정기가 고갈되어 건강을 잃을 수 있다. 이런 성생활이 지속되면 나이가 젊더라도 쉽게 병약해지며 나아가 단명한다.

첫째 절기絶氣. 마음이 일지 않는데 억지로 교접하면 기氣가 마르게 된다. 땀이 흐르고 정기가 손실되어 짜증이 늘고 곧잘 현기증이 일어나게 된다. 마음이 내키지 않을 때, 하고 싶지 않은 정사는 무리하게 갖지 않는 게 좋다. 설사 부부간이라 해도, 하고 싶지 않을 때 강요하거나 의무감 때문에 억지로 봉사(?)하는 것도 습관이 되면 좋지 않으니 유의해야 한다.

둘째 일정溢精. 몸에 기운이 고루 퍼지기도 전에 성급히 삽입하고 사정하면 정精을 허비하게 된다. 물을 끓일 때 너무 달궈진 냄비에 급히 부으면 물이 한순간에 끓어 넘치는 것처럼 정이 조급히 끓어 넘치기 때문이다. 맛있는 요리를 위해서는 국물을 끓이거나 재료를 익힐 때 화력 조절을 잘해야 한다.

급한 불로 음식을 태우거나 국물이 끓어 넘쳐버리면 이 파티는 입맛만 다시다가 끝나는 격이 되고 말 것이다. 이러한 패턴은 아직 경험이 부족한 신혼이나 청년들에게서 흔히 볼 수 있는 패턴이다. 불타는 열정 때문에 시작부터 숨 막히게 달려들어 단숨에 절정까지 내달려버리면, 열정적인 섹스란 느낌은 있겠지만 일이 순식간에 끝나버려 쾌감보다는 허무감이 더 길게 남기 쉽다. 특히 술에 취한 상태로 서둘러 사정하는 것은 호흡을 거칠게 하여 폐까지 손상시킬 수 있다. 이런 경우가 반복되면 폐가 약해져 기침과 흥분, 소갈증이 생기고 감정의 기복이 심해진다. 나아가 조루부터 시작하여 발기부전까지 다양한 기능 장애로 이어질 수도 있다.

셋째 탈맥奪脈. 충분히 단단해지기 전에 삽입하면 정기를 빼앗겨 조루가 된다. '탈奪'이라는 글자에서 연상할 수 있듯 맥박을 빼앗긴다는 의미다. 특히 밥 먹은 직후는 두뇌활동도 둔화될 정도로 신체의 시스템이 음식물을 소화하는 데 집중되어 있다. 배부른 상태에서 섹스를 하는 것은 이 자연스런 시스템에 무리를 가져오게 된다. 소화기관에 부담을 주면 비장에 무리가 가고 기운이 소진되므로 남성은 점차 위축되며 정기가 소멸된다.

넷째 기설氣泄. '기가 새어 나간다'는 의미로, 몸이 피로한 상태에서의 무리한 관계를 금하라는 말이다. 몸이 지치거나 허약한 상태에서는 흔히 진땀을 흘리는 경우가 많은데, 진땀이 흘러 몸이 축축하고 끈적한 상태에서 교접을 강행하면 기가 누출되어 복부가 뜨거워지고 입술이 바싹 마르는 증상이 나타난다.

다섯째 기관機關. 만성적인 장기질환이 있는 사람이 체력이 소모된 상태에서 무리하게 관계를 가지면 지친 간肝에 독이 쌓여 가장 안 좋은 상태가 된다. 근골이 지치고 현기증이 나며 종기가 생기고 순환기 계통에도 문제가 생긴다. 장기적으로는 발기부전, 불능을 초래할 수 있다.

여섯째 백폐百閉. 남자와 여자는 서로 조화롭게 기를 나눔으로써 이상적인 섹스를 즐길 수 있다. 만약 어느 쪽이 일방적으로 강하게 작용하면 상대는 기를 빼앗긴다. 색을 지나치게 좋아하는 상대와 지속적으로 관계를 갖는 사람은 정기가 빨리 고갈되어 인체 여러 기관들이 차츰 제 기능을 잃게 된다. 나중에는 억지로 하려고 해도 기가 모이질 않아 정액이 고갈된다. 만성피로로 인해 온갖 질환의 위험에 놓이게 되니 주의해야 한다. 가장 흔히 나타나는 초기현상은 허리통증 현기증과 시력/청력의 저하, 이명耳鳴 등이다.

일곱째 혈갈血竭. '피가 마른다'는 뜻으로, 힘든 일이나 운동을 해서 땀을 흘린 직후 무리하게 정사를 가지면 정기가 급히 소진돼 바닥을 드러내게 된다. 그 영향으로 피부가 거칠어지고 요도에 통증이 생기며, 음낭이 축축해지고 정액에 피가 섞여 붉거나 노란빛을 띠게 된다.

《소녀경》에는 물론 칠손의 각 상황에 해당하는 처방과 이 경우에 기운을 보완하거나 개선할 수 있는 체위도 제시되어 있다. 평소 성생활에서 《소녀경》이 경계하는 유형의 잘못된 습관을 고치되, 이미 해당하는 증상이 시작된 경우라면 한의사의 적절한 처방을 받을 필요가 있다. 성은 인간이 누릴 수 있는 최대의 즐거움이며 보상이지만, 잘못 이용하면 차라리 하지 않음만 못하다는 점을 유념하자.

54

팔부능선에서 멈춰라

'남성이 강해지는 방법'에 관한 항간의 지침들은 대개 중국 황제 시대에 전해졌다는《소녀경》의 방중술에서 기인한다. 중국 춘추시대 중반쯤에 해당하는 BC 7세기 말경에 진陳나라의 군주가 시해된 사건이 있었다. 가장 직접적인 원인은 군주인 영공의 사생활이 문란했기 때문이다.

당시 진나라에는 정鄭나라에서 시집온 미모의 공주가 있었는데, 국가의 원로였던 남편이 죽어 미망인이 되었다. 얼마나 예뻤던지 영공이 대부 두 사람과 번갈아 드나들며 공주를 공유했다. 희대의 스캔들이다. 결국 세 사람은 공주의 장성한 아들을 두고 농담을 주고받다 분노한 아들에게 맞아 죽었다.

군주를 시역한 죄를 묻겠다는 명분으로 동맹인 초나라 왕이 출동하여 살인자를 처벌했는데, 그만 공주 하희夏姬에 대한 호기심을 참지 못하고 자기 나라로 데려갔다. 그러자 이번에는 초나라 공자와 대부들 사이에 쟁탈전이 벌어졌다. 얼마나 대단한 여인이었을까. 여러 고전과 전설들이 이 여자를 다루고 있다.

중국 고전인《열녀전》이라는 책에 그녀에 대해 말하기를 '늙어서도 세 번 다시 젊어졌고, 세 번 왕후가 되고 일곱 번 부인이 되었다. 세 명의 남편과 두 명의 군주, 한 명의 아들三夫二君一子이 그녀로 인해 죽었다. 그럼에도 제후들은 앞다투어 그녀를 손에 넣으려고 애썼다.'라고 묘사한다. 그녀가 어떻게 남자들을 잘 다루게 되었는지 설명하는 전설도 있다.

하희는 열다섯 살 때 꿈속에서 천신이 나타나 소녀채전술素女朵戰術이라는 방중 비술을 가르쳐주었다 한다. 이후 그녀는 교접을 통하여 상대 남자를 죽이고 살릴 수 있는 능력을 갖게 되었으며, 그 자신은 영원한 젊음을 유지할 수 있게 되었다고 한다. 이를테면《소녀경》을 통해 전해지는 방중술이라는 것은 이처럼 남녀 간의 교접을 통하여 다시 젊어지거나 병을 고칠 수도 있다는 전설적인 비법이라는 것이다.

《소녀경》은 황제를 상대로 하는 '특강'이었던 만큼 남자를 강하게 하는 방법들이 중심을 이루고 있다. 이 가운데는 실제로 효과가 있을지 의문스럽거나 실행해보기 어려운 내용들이 적지 않은데, 비교적 쉽게 연습해볼 수 있는 방법들이 몇 가지 있다.

그중 대표적인 것이 교접하되 사정을 멈추는 방법(接而不射, 혹은 接而不淚라고도 함)이다.

'사정하려 할 때 한 번 참으면 기력이 왕성해집니다. 두 번 참으면 귀와 눈이 밝아지고 세 번 참으면 만병이 없어지며 네 번 참으면 오장의 상태가 안정됩니다. 다섯 번 참으면 혈맥이 충만하여 힘차게 솟구치고 여섯 번 참으면 허리와 등이 강해지며….' 등등의 내용.

과연 참을 때마다 글에서 말한 것처럼 신비한 효과가 즉각 나타난다고 말하기는 어렵지만, 보통 사람들로서도 최소한 사정하기 전과 후의 상태를 스스로 비교해보면 이 말이 꽤 그럴싸하다는 생각은 들것이다. 실제 다른 호흡법 등과 함께 이런 방중술을 수련하는 사람들 가운데는 중년의 나이에도 부부관계를 매일 갖는다는 사람들이 있다.

물론 사정을 전폐하라는 뜻이 아니다. 전혀 사정하지 않는 습관을 들이면 사정하기가 어려워지는 지루가 생기거나, 전립선에 정액이 응적凝寂되어 전립선이나 요도 계통의 문제로 이어질 수도 있다. 관계를 거의 매일 갖되 사정만큼은 몸 상태에 따라 주기를 조절한다는 것이 요령이다.

삽입하거나 흥분됐을 때 사정을 자기 의지대로 늦추지 못하는 것을 조루早漏라 한다. 대개 기력부족과 훈련 부족으로 나타나는데, 사정을 참는 훈련을 하면 조루는 쉽게 개선이 된다. 처음에는 3~5분에서 30분 이상도 얼마든지 유지할 수 있다. 사정의 타이밍을 자유자재로 조절할 수 있게 되면, 다양한 체위들을 구사할 수 있게 된다. 이로써 '자유로운 섹스'가 가능해진다.

훈련법. 첫째, 삽입 전 전희 시간을 늘려 귀두가 직접 자극받는 시간을 줄이는 것이 기본적으로 유리하다. 너무 급히 흥분되면 잠시 열을

식힌 뒤 이어가도록 한다. 아직 사정만 하지 않았다면 정상적인 남성은 하룻밤에 몇 번이라도 부활할 수 있다. 둘째, 삽입 후 성급하게 흥분하지 않는다. 다짜고짜 왕복운동으로 돌입하면 천하의 변강쇠라도 몇 분을 버티기 어렵다. 삽입한 채 동작을 멈추고 서로 그곳의 감촉을 음미하는 것도 좋다. 셋째, 충분히 즐겼다고 생각될 때, 좀 더 좋은 기분을 느끼려고 무리하지 말고 결합상태에서 벗어난다. 대개는 기대할 수 있는 절정의 80% 이하에서 멈추는 것이 적당하다.

횟수를 늘리면 더 행복해질까

근래 전통적 결혼제도는 크게 흔들리고 있다. 그 처음 징조는 서구 선진국으로부터 시작하여 대략 1인당 GNP 2~3만 달러대에서 나타나기 시작하는 이혼의 증가를 꼽을 수 있다. 서구에서 먼저 시작되었고 이제는 우리나라도 예외가 아닌 이혼의 증가는 전통적 결혼이나 가족제도에 변화를 가져왔다.

결혼 상태를 유지해야 하는 조건의 첫 번째가 주로 '자식을 위해서'였다면, 지금처럼 출산 기피 현상이 뚜렷해진 시대에 힘든 결혼을 유지해야 할 이유는 크게 줄어들었다고 볼 수도 있다. 이혼과 더불어 비혼非婚이 유행처럼 번지고 있는 가운데 독신자의 비율도 크게 높아졌다. 이것은 독신가구의 증가를 통해서도 확인되는데, 최근 보건복지부 통계를 보면 우리나라는 지난 30년 사이에 1인 가구가 8배나 늘었다고 한다.

인구 1천 명당 조혼인율은 2016년에 5.5건으로, 공식 통계가 시작된 이후 최저점을 찍었다. 서류상 동반 가족이 있으면서도 실제로는 나가 사는 별거의 경우까지 더한다면 독신 성인의 숫자는 거의 세 사람 중 1명꼴로 늘어난 것이다. 인구 고령화와 맞물려 생각할 때, 이 가운데 미혼 연령층의 독신자 비율은 그리 높지 않을 것이다.

독신 가구의 비율은 OECD 대다수 국가에서 높다. 2012년부터 2015년까지 사이의 각국 통계들을 참조하면, 프랑스(33.8%)와 일본(34.5%)에서 이미 30%대를 넘은 것을 비롯해 캐나다 미국 영국 등도 30%에 근접하거나 도달하고 있다.

독신자의 증가는 사회에 여러 가지 경제적 사회적 정치적 변화를 가져올 테지만, 우리는 여기서 성생활 측면을 한번 살펴보기로 하자. 이혼, 비혼 등으로 독신생활을 하는 사람들에게서 성생활의 유형은 아무래도 배우자가 있는 경우와는 다를 것이다. 좀 더 자유로운 성생활이 가능할 수도 있고, 반대로 최소한의 성생활도 유지하기 어려운 조건에 놓일 수도 있다.

영국의 한 대학연구소에서 지난해 발표한 40대 이후 중년 성인의 성생활 패턴조사(응답자 989명)를 사례로 살펴보면, 중년 이후 영국인들의 성생활은 크게 두 가지 패턴으로 나누어짐을 알 수 있다. 첫째는 한 달에 한 번도 하지 않고 사는 사람이 34%다. 한 달에 한 번 이하(19.9%)까지 더하면 성생활이 소홀한 사람의 비율은 절반을 넘는다.

두 번째 그룹은 주 1~3회의 빈도를 유지하는 사람들(29%)이다. 아마도 이 그룹은 일반적인 결혼과 동거상태를 유지하고 있는 사람들일 것이다. 그러나 동거상태를 유지하면서도 거의 하지 않는 기혼자의 숫자도 적지 않다.

또 다른 조사들, 미국 킨제이연구소 등의 서베이 결과를 보더라도 상황은 비슷해 보인다. 스무 살 전후의 독신 남성 중 약 2%, 같은 연령대의 미혼여성 중 약 5%만이 주 4회 이상의 활발한 성관계를 즐길 뿐 그 외의 남녀에게서는 섹스가 그리 일상적이지 않다. 25~49세 기혼자들도 대개는 주 1회 미만의 관계에 그친다(월 1~3회 이하).

흥미롭게도 70세 이상 노인 중 남성의 13%가 한 달에 한 번 이상(혹은 매주) 관계를 갖는다는 응답이 있었는데, 이들 중 63%는 연인이 파트너라고 했고, 배우자가 파트너인 경우는 15%에 그쳤다. 여성의 경우도 연인이 있는 경우 주 4회 이상을 즐기는 비율이 1/4이나 되었다.

혹시 성관계 횟수를 좀 더 늘리면 좀 더 행복해 수 있을까. 미국 카네기멜론 대학 연구팀이 30대~60대 부부 64쌍의 협조를 받아 스터디를 해봤다. 이들을 두 그룹으로 나누어 한 그룹에게 횟수를 예전보다 2배로 늘리도록 한 뒤 얼마의 기간이 지나 결과를 비교해보았는데, 섹스를 더 자주 한다고 해서 행복감이 더 높아지지는 않았다고 한다.

오히려 더 자주 해야 한다는 의무감이 성적 흥분을 떨어뜨려 행복감은 조금 낮아진 것으로 나타났다. 이에 대해 국제성의학학회가 내놓은 결론은 이렇다. '모든 사람이 행복을 느끼는 성생활이 패턴이 다 다르다는 것을 존중해야 한다.' 횟수나 빈도 자체가 중요한 것이 아니라 서로 간의 친밀감, 소통, 유대감을 나누는 것이 더 중요하다는 것이다.

인간이 사는 목표는 '행복해지는 것'이다. 성생활은 행복감을 높이는 데 도움이 되지만, 횟수를 늘리는 것과 비례하지는 않는다. 어쩌면 그것은 행복에 필수조건이 아닐지도 모른다. 어떤 섹스는 만족스러우며 행복감을 높여주고, 어떤 섹스는 허탈하며 단지 욕망의 배설로 작용하는가. 행복한 성생활의 필수조건은 서로에 대한 이해와 소통, 그리고 배려하는 감정의 동반일 것이다.

56

일방적인 쾌락은 참된 교합이 아니다

　신들의 낙원 올림포스 동산에서 제우스신과 그의 부인 헤라 여신이
모처럼 휴식을 취하고 있었다. 모처럼의 휴일이라 점잖게 같이 어울
린 것까지는 좋았는데, 화제가 남녀관계에 이르자 신의 왕과 왕비 여
신의 의견은 역시 양보할 수 없는 설전으로 발전했다. 화제는 단순했
다. 남자와 여자가 그 일을 즐길 때, 어느 쪽이 더 큰 쾌락을 느끼겠는
가.

　"남자는 거의 서비스를 하는 거야. 즐거워서 하는 게 아니라고. 여
자의 즐거움을 위해 노력 봉사를 하는 거라니깐. 약간의 즐거움을 대
가로 얻을 뿐이지." 제우스의 말에 헤라도 지지 않고 맞섰다. "흥, 남
자가 숨이 넘어가도록 쾌감을 느끼는 순간에도 가엾은 여자들은 약간
의 즐거움을 느낄 뿐이야. 남자의 체면을 생각해서 즐거운 척하는 것
일 뿐이니 착각하지 말아요."

신의 왕과 왕비는 이 한가로운 의견 차이에 대한 결론을 내리기 위하여 심판관을 불러오기로 했다. 지상의 인간세계로부터 심판관으로 불려온 사람은 테이레시아스라는 사람이었다. 그럴만한 이유가 있었다. 여자가 느끼는 쾌감과 남자가 느끼는 쾌감을 비교하기 위해서는 두 가지를 다 경험해본 사람이 필요한데 테이레시아스가 바로 그런 사람이었던 것이다.

그는 젊어서 산길을 걷다가 교미 중인 뱀을 발견했다. 길을 가로막은 채 한나절이 흐르도록 떨어질 줄 모르고 붙어있는 한 쌍의 뱀을 테이레시아스는 들고 있던 막대기로 내리쳤다. 그 바람에 암컷이 머리를 맞고 비명횡사해버렸다. 한창 운우지정을 나누다가 암컷을 잃은 수컷은 눈에 독기를 품고 테이레시아스를 노려보았다. 신화시대의 뱀이니까 마법이 있었던 모양이다. 테이레시아스는 그 자리에서 여자로 변하고 말았다.

그러거나 말거나 평소에도 여자의 삶이 궁금했던 테이레시아스는 그 길로 번화한 도시를 찾아가 온갖 남자들과 관계를 경험하며 여자의 삶을 즐겼다. 7년이 지나 테이레시아스는 바람을 쐬고 싶어 다시 숲으로 갔다. 이 숲에서는 여전히 뱀들이 여기저기서 노상 쾌락을 즐기고 있었다. '그녀'는 또 막대기 하나를 주워들고 교미 중인 뱀을 내리쳤다. 이번에는 수컷이 죽었고, 암컷의 저주를 받아 다시 남자로 돌아왔다.

"그래, 관계를 가질 때 남자가 느끼는 쾌감과 여자가 느끼는 쾌감

가운데 어느 쪽이 더 크고 깊더냐. 오직 진실을 말해다오." 헤라의 질문에 테이레시아스는 망설임 없이 대답했다. "온전한 쾌감을 10으로 본다면, 여자가 느끼는 쾌감은 9에 가깝고 남자가 느끼는 쾌감은 1 정도에 불과합니다." 기대한 대답이 아니었기에 성질 꽤나 급한 헤라 여신은 불같이 화를 내면서 그 자리에서 테이레시아스에게 저주를 내려 앞을 보지 못하게 만들었다.

테이레시아스 덕분에 제우스는 한판승을 올렸지만, 그 은인이 펄펄 뛰는 헤라에게 분풀이 당하는 것을 말릴 수는 없었다. 대신 다른 방법으로 보상을 했다. 테이레시아스의 귀를 밝게 하여 새들의 말을 알아들을 수 있게 해준 것이다. 자동으로 길을 안내하는 지팡이도 하나 주었다. 이때부터 테이레시아스는 그리스 신화 가운데 가장 유명한 예언자 중 한 사람이 되었다.

그건 그렇고, 같은 질문이 주어진다면 우리는 어떤 대답을 할 수 있을까. 남자로서, 또 여자로서 그 쾌감을 똑같이 경험해본 사람은 현실 세계에 있을 수 없으니 '정답'을 찾기란 불가능한 일이다. 어떤 관계에서는 여자가 더 큰 쾌감을 느낄 수 있고, 어떤 관계에서는 남자가 느끼는 쾌감이 더 클 수 있을 것이다. 감정 상태가 늘 같을 수는 없으니까.

환자들을 상담하다 보면, 별로 하고 싶지 않은 관계를 부부로서의 의무감 때문에 억지로 하고 있다고 말하는 경우도 적지 않게 볼 수 있다. 의무로서의 섹스에서 감정적으로 쾌감을 느끼기는 쉽지 않을 것이다. 아주 오래된 소설들 가운데서도 부부 사이에 강요된 섹스는 적지 않게 등장한다.

최근 법률적으로 '부부 사이의 강간'이라는 개념도 등장하고 있다. 그것이 정상적인 관계는 아니며 심각하게는 폭력일 수도 있다는 것을 현대인들은 인정하기 시작한 셈이다. 남자와 여자 중 누가 더 즐거울까. 이상적인 정답을 찾으려면 '여자도 10, 남자도 10에 이르는' 섹스일 것이다. 항시 가능한 것은 아니겠지만, 적어도 함께 즐겁기 위한 노력은 필요하다는 의미다.

57

즐겁지 않은 교합은 몸을 망친다

19세기 가장 발랄한 작가 중 한 사람인 미국의 마크 트웨인은 다양한 소재의 글을 남긴 것으로 유명하다. 청소년들이 좋아하는 모험소설 외에 초기 단편 중에는 성서에 나오는 아담과 이브 이야기를 패러디한 작품도 있다. '아담의 일기Adam's diary'라는 이 작품은 아담과 이브 설화를 특유의 재치 넘치는 문장들로 풀어낸 일기체 소설이다.

이브와 함께 금단의 열매를 먹고 에덴동산 밖으로 쫓겨난 뒤 아담은 고달픈 몸의 노동을 하고 이브는 자식을 낳아 기르며 지금의 인간들과 같은 고난의 삶을 살았다. 더 이상 영원히 살 수 없는 존재가 되었으므로 그들에게는 '수명'이란 것이 생겼다. 소설은 늙은 아담이 이브를 먼저 떠나보낸 후 지난 일생을 돌아보며 쓰는 일기 형식이다.

에덴으로부터 쫓겨나 수고롭게 살아야 했던 일생을 아담은 후회하거나 원망스러워했을까. '일기'의 마지막 페이지에 그는 이렇게 적고 있다.

"에덴동산 밖에서 '여자'와 살게 된 것은 여자를 모른 채 에덴에서 영원히 사는 것보단 나았다. 처음에는 그녀가 말을 너무 많이 한다고 생각했지만, 지금은 그 목소리가 내 인생으로부터 사라져버렸다는 사실이 슬프기만 하다. 우리를 더 가깝게 하고 나에게 그녀 마음의 아름다움과 영혼의 사랑스러움을 깨닫게 해준 과일(밤톨=chestnuts)에게 축복이 있기를."

많은 사람들에게 '원죄'의 씨앗으로만 여겨졌던 과일(선악과)을 오히려 칭송하는 반전이 역시 마크 트웨인답다. 게다가 그 과일은 (아담의 입을 통해 주장하기를) 사과가 아닌 '밤톨'이라 우기는 익살도 기발하다.

일하지 않고도 먹고 살 수 있던 에덴을 떠나 노동과 출산의 고통을 겪어야 하는 이승의 삶은 분명 '형벌'이라고 설화는 말하고 있다. 그러나 마크 트웨인은 사과향기 그윽한 불임의 동산보다 밤꽃 향기 난만한 이승에서의 삶에서 더 큰 쾌락을 누릴 수 있음을 이 마지막 구절에서 암시했다.

여자와 남자의 교합은 인간이 살면서 누릴 수 있는 가장 큰 쾌락 가운데 하나다. 종족을 유지하고 번식하기 위한 이 중대한 작업(?)에 최대의 쾌락이 동반되는 이유를 짐작하기는 어렵지 않다. 만일 이성 간의 교합이 번거롭거나 고통스러운 일이라면 지구상에서 인류 종족은 지금처럼 번성할 수 있었을까. 인간만이 그런 것도 아니다.

섹스의 쾌락은 그러니까 일일이 그것을 가르치지 않고도 뭇 동물들이 스스로 종족 보존의 임무를 기꺼이 수행할 수 있도록 자연이 부여한 보상이자 유인 장치라 할 수 있다. 동물들의 섹스는 기본적으로 종족 보존을 위한 수단이다. 그러나 더러는 단지 생식과 무관하게, 본래는 그것의 보조 효과인 쾌락을 주된 목적으로 즐기는 종족들도 있다.

원숭이와 같은 유인원 종족들 가운데는 섹스를 일종의 소통 수단으로 이용한다. 무리를 지배하는 원숭이가 다른 원숭이의 충성심을 의심할 때 힘이 약한 원숭이는 두목 원숭이에게 엉덩이를 들이대고 교합을 허용한다. 자연의 섭리로 보면 수컷끼리의 관계는 분명 자연스러운 것이 아니지만, 이 기묘한 충성서약은 무리 내부에서 다툼을 그치고 결속을 강화하는 데 도움이 된다.

무리의 암컷들 가운데서 마음대로 짝을 골라 정사를 즐기는 수사자도 그 행위를 종족 보존만이 아니라 자기 힘을 과시함과 동시에 무리의 충성심을 확인하며 집단의 결속을 강화하는 수단으로 활용한다. 하지만 성을 생식 이외의 다양한 목적, 특히 쾌락 추구의 수단으로 활용하는 대표적인 동물은 역시 인간이다.

현대와 같은 저출산 시대의 인류에게 섹스는 이미 생식의 수단이라는 본래의 목적보다 쾌락의 수단이자 애정 확인의 수단으로 더 자주 이용되며, 심지어 직간접의 돈벌이 수단으로 활용하기도 한다.

적절한 섹스란 무엇인가. 건강한 섹스의 대전제는 즐거운 섹스라야 한다는 점이다. 그 즐거움은 단지 몸에서 비롯되는 게 아니다. '즐거움'이란 몸의 상태가 아니라 기분의 상태를 이르는 것이다. 몸보다는 마음의 느낌이 더 중요하다. 머릿속에 사랑보다는 계산속이 앞서는 상태에서 관계가 원활히 이루어지기는 어렵다.

그 기전을 설명하기는 약간 복잡하지만, 사람의 몸은 근본적으로 사랑의 감정에 반응하는 것이지 시각이나 촉각 같은 물리적 감각 자체에 부응하는 데에는 한계가 있다. 마음이 동하지 않을 때 단지 정복의 욕구나 분노의 감정, 의무감 때문에 억지로 교접하고 사정하는 것은 소녀경에 말한 '잘못된 교합'의 전형적인 유형들이다. 무리한 교접, 자연스럽지 못한 성생활은 신腎을 상하게 하고 정기를 혼란하게 하여 수명까지 단축될 수 있음을 유의해야 할 것이다.

내키지 않을 때는 억지로 하지 마라

즐겁게 살아야 건강에도 좋고 장수에도 좋다고들 말한다. 과학적 근거가 있을까. 그저 '기분 문제일 뿐'이라고 말할 수도 있지만, 그 '기분'이 몸에 영향을 미친다는 것은 과학적 사실이다. 즐겁게 밥을 먹으려 하다가 기분 나쁜 욕설을 들으면 밥맛이 떨어지면서 숟가락을 내려놓게 된다. 밥맛이 떨어진다는 것은 단지 기분만의 문제가 아니라 실제적인 신체반응이다.

이런 느낌을 무시하고 억지로 밥을 먹었을 때는 밥이 잘 내려가지 않고 위장에 얹혀 급체가 생기기도 한다. 사람의 감정과 기분은 구체적인 신체반응으로 이어진다. 따라서 건강을 위해서라면 감정을 무시하지 않는 게 좋다. 지나치게 감정에 충실하거나 예민하게 반응하는 것도 문제지만, 감정을 무작정 억누를 때도 문제다. 그것은 필시 몸에 해로운 영향을 가져온다. 감정이란 몸을 보호하기 위해 나타나는 본능적 장치(신호)이기도 하다.

음식을 먹고 소화하는 일은 상당한 에너지를 필요로 한다. 이렇게 되면 지금 당장 슬픔이나 분노 감정의 원인이 된 어떤 일을 해결하기 위한 두뇌활동에 에너지를 집중시키기가 어렵게 된다. 두뇌에 있는 컨트롤 타워에서는 모든 에너지를 두뇌로 집중시키기 위해 당장 급하지 않은 일들을 중단시킨다. 그로 인해 식욕이 떨어지고, 대개는 음식을 먹지 않거나 덜 먹게 된다.

인체의 정교한 시스템이 감정 신호에 따라 자동 조절하는 신체 반응의 결과인 것이다. 감정이 몸에 미치는 영향을 과학적으로 규명하는 연구는 상당한 진척이 있는 듯하다. 인체의 본능적 감정반응에는 신경전달물질인 펩타이드(호르몬)가 주요한 작용을 한다. 인체에서 가장 우선적으로 작용하는 펩타이드는 소화 계통의 물질이다.

분노나 슬픔, 공포 등의 감정 작용이 일어날 때, 가장 먼저 식욕이 떨어지고 소화불량 증상이 나타난다. 감정적 쇼크가 좀 더 크다면 위출혈이 일어나고 궤양으로 진전된다. 처음에 일어나는 증상은 소화불량이지만, 이를 유발한 감정이 더 지속된다면, 영향이 위나 장에 그치지 않고 다른 소화기관으로 확산된다.

우리말에 '비위가 상했다', '간이 쪼그라들었다', '간 떨어진다', '간담이 서늘하다'와 같은 관용어들이 있는데, 이는 감정적 쇼크로 인해 소화와 관련된 장기들의 기능이 위축되는 현상과 연관된 말이다. 반대로 '담대하다' '간이 크다' '비위가 좋다'와 같은 말은 이러한 소화 장기들이 건강하고 기능이 활발해서 어지간한 충격으로는 위축되지 않음을 나타낸다.

감정이 식욕에 미치는 영향은 우리가 일상에서 이미 충분히 이해하고 있는 셈이다. 부정적 감정의 장기적인 지속과 억압은 좀 더 심각한 문제로 이어지기도 한다. 에너지 대사의 순환에 문제가 생겨 복원력을 잃게 되면 당뇨병이나 고혈압 같은 난치성 만성질환으로 이행된다.

감정이 성 기능에 미치는 영향도 비슷한 과정을 거친다. 멋진 외모나 정신적 매력을 지닌 이성을 만났을 때, 사람들이 느끼는 호감이 성적인 감흥으로 이어지는 경우가 드물지 않다. 성적인 신호를 가진 자극에 의해 일어나는 감정 역시 인체에 직접적이고 신속한 영향을 미치는 것이다. 시각 청각 혹은 후각이나 촉각의 자극이 모두 성적인 호불호의 감정을 불러일으킬 수 있다(직접 보고 듣고 만지는 등의 오감 외에 '상상에 의한 자극'도 똑같이 감정에 영향을 미친다).

어떤 자극은 성적 감정을 불러일으키고 어떤 자극은 그것을 오히려 가라앉힌다. 예를 들면 분노와 슬픔 공포는 모두 성감을 위축시키는 감정이다. 슬픔과 분노, 긴장의 감정이 지배할 때 식욕이 떨어지면, 몸이 시키는 대로 먹는 것을 자제하는 것이 자연스럽고 건강을 위해서도 낫다. 물론 지나치게 굶지 않도록 해야 한다.

마찬가지로 슬픔과 분노, 긴장의 감정은 성욕도 떨어뜨릴 수 있다. 이때도 억지로 섹스하기보다는 몸이 시키는 대로 섹스를 잠시 중단하는 것이 적절하다. 감정이란 시간이 지나면서 결국 원상으로 돌아오기 때문에 그때까지라도 한시적으로 자제하면 될 것이다.

사람이 개인적으로든 사회적으로든 어떤 충격이나 슬픈 일을 당했을 때, 언제까지나 슬픔에 빠져있어서는 안 되겠지만, 그런 감정이 지배하는 동안은 에너지 소비를 절제하며 사는 것도 좋다. 감정을 존중하는 것이 자연스럽기 때문이다. 그와 동시에 이 거대한 부정적 감정의 그늘로부터 어떻게 하면 빨리 빠져나와 다시 긍정적 감정을 되찾을 수 있을 것인가, 합리적이고 적극적인 치유의 방법을 찾아내도록 노력해야만 한다.

59

몸과 마음을 건강하게 만드는 최고의 테크닉

음양합일의 가장 극적인 순간은 하늘과 땅이 교감하는 순간이다. 그것은 순식간에 내리꽂히는 천둥 벼락으로 나타난다. 인간에게서 그에 비할 만한 가장 강력한 순간을 찾으라면 역시 성적 교합의 순간일 것이다. 음기와 양기의 극단적인 표현이 바로 성性이며, 두 극단이 합일하는 순간이야말로 가장 극적인 충격의 순간이기 때문이다.

자연의 천둥벼락은 인간에게 공포감을 줄 만큼 위압적이지만, 다행히도 남성과 여성이 교차되는 순간의 충격은 (인간 자신의 입장에서는) 절정의 쾌감으로 다가온다. 이성 간의 합일을 통해 완성체를 이룬다는 심리적 충족감과 고조된 욕망의 해소라는 물리적 해방감이 이 쾌감의 바탕에 깔려있다.

하지만 현실에서 보면 모든 정사가 다 즐겁거나 쾌감으로만 이어지는 것은 아니다. 현실에서는 심리적으로 불쾌하거나 부담스럽거나 물리적으로 기력의 손상까지 이어지는 정사도 적지 않다. 근래에 와서는 몸과 마음을 손상시키는 부정적 섹스도 적지 않다.

《소녀경》의 관점에서 섹스는 '늙은 이후까지 해도 되는' 것이라기보다는 '오래 살기 위해서는 계속해야 하는' 것이라고 할 수 있다. 과연 섹스를 중단하지 않음으로써 신선 도인이 될 수 있다는 증거는 없지만, 적어도 몸을 제대로 관리하는 노인들이 70~80대까지도 성생활을 계속할 수 있다는 것만은 사실이다.

'순리에 맞는 교접'에 대하여 여러 가지 이론과 설說들이 있다. 다양한 섭생의 이론들과 또 기력을 보존하는 테크닉 같은 것이 전해지고 있다. 자세히 들여다보면, 이런 이론이나 훈련의 목표는 섹스 자체에 맞춰져 있지 않다. 섹스를 포함한 모든 섭생과 운동법을 통하여 어떻게 하면 좀 더 건강하게 오래 사는가, 즉 무병장수를 궁극의 목표로 하고 있는 것이다.

황제 소녀경이 추구하는 바도 궁극적으로는 교접을 통해 극한의 쾌감을 추구하는 방법이 아니라, 교접을 통해 무병장수에 이르는 길이라고 할 수 있다. 무병장수에 이르기 위해 음양의 교합을 필수라고 전제하고, 그것을 제대로 하는 방법에 대해 지혜와 비법들을 소개하는 것이 핵심 내용이다.

많은 사람이 섹스는 모두 비슷하다는 생각을 하는 것 같다. 그것은 대단한 오해다. 몸을 망치는 교합이 있고, 몸을 강하게 하며 심지어 시들어가는 생명을 살려내기도 하는 교합이 있다. 그것의 환경이나 방법, 마음가짐에 따라 질적으로 천양지차가 있음을 의미한다. 당장 교합이 끝났을 때 남는 감정의 차이만 생각해보더라도, 그러한 차이는 증명이 된다.

하고 나서 기력이 빠지는 교합, 공허감과 후회감이 남는 교합은 질적으로 부정적인 교합이며, 쾌감의 여운이 오래 남고 자신감과 고마움의 감정이 샘솟는 교합은 질적으로 긍정적이며 건강에도 유용한 교합이라 할 수 있다. 몸에 대하여 감사와 축복이 느껴지는 섹스와 손실감이 드는 섹스가 있다고 구분해 말할 수도 있을 것이다.

이러한 결과의 차이를 가져오는 가장 큰 요인은 무엇일까. 바로 사랑의 감정이다. 사랑의 감정을 가지고 교합을 했을 때 오는 쾌감과 단지 욕망의 해소를 위해 교합했을 때 남겨지는 허무한 감정의 차이는 곧바로 자신의 몸에 적용된다. 사랑의 감정을 나눈 교합은 몸을 편안하게 하고 몸에 있던 지병이나 피로를 깨끗이 씻어주어 길게는 무병장수의 길로 나아가는데 중요한 도움을 준다.

반면 몸에 대한 애정 없는 교합은 대개 몸이 자발적으로 움직여주지 않으므로 소모적이기 쉬우며, 심리적으로는 가책이나 모멸감, 심지어는 자포자기적인 파괴의 감정까지 동반할 수도 있다. 오히려 몸을 망칠 뿐 아니라 심리적으로도 평생 잊기 어려운 트라우마를 남길 가능성이 크다.

완성도 높은 섹스에서는 허무감이 남지 않는다. 오히려 극도의 충족감으로 인하여 그의 삶과 정신이 고양된다. 그 충족감의 정체는 바로 사랑의 감정이다. 반면 '사랑의 감정'을 의도적으로 배제한 프리섹스의 경우 그처럼 온전한 충족감을 안겨줄 수 있다고 믿기는 어렵다. 혹시 같은 사상에서 의기투합한 당사자들 사이에 높은 충족감을 얻을 수 있다고 한다면, 실제로는 그 '의기투합'에 따른 상호 간 정신적 성취감에서 오는 충족이라고 보는 것이 맞을 것이다.

충분한 사랑의 감정으로 시작하는 것이야말로 섹스에서 구사할 수 있는 그 어떤 테크닉보다도 중요하고 강력한 만족감의 요인이라고 말할 수 있다. 그렇지 못하다면 건강에 도움 되는 섹스는 결코 아니라는 것을 잊지 말아야 한다.

60

사람의 몸은 사랑 앞에 열린다

요즘 TV를 켜면 채널마다 '먹방' 음식 요리 프로그램이 넘쳐난다. 이 많은 요리의 고수들이 그동안 어디에 숨어 있었던 것일까. 수없이 많은 '달인'들이 등장하여 요리 솜씨를 겨루거나 비법을 가르치고, 창의적인 새 요리로 시청자들의 호기심을 사로잡는다. TV에 등장하는 달인과 고수들의 요리점은 몇 달 예약이 밀릴 정도로 소비자들이 줄을 잇고, 식당가에서는 실력 있는 '셰프'들의 몸값도 올랐다고 한다.

국물 요리에서 가장 극적인 장면은 국이 끓어오르는 장면일 것이다. 국물이나 기름의 온도가 올라갔을 때 재료가 부글부글 소리 내며 거품을 물기 시작하는 순간은 마치 재료 속에 들어있던 맛과 영양이 환호성을 지르며 밖으로 튀어나오는 듯 극적이다. 이때 재료가 최상의 맛을 내기 위해서는 너무 높은 온도로 끓어 넘치게 해서도 안 되고, 온도가 부족하여 미적지근하게 끓다 말아도 안 된다. 너무 오래 끓지도, 너무 짧게 끊지도 않아야 한다.

맛의 극대화를 위한 섬세한 온도의 조절과 시간 조절은 바로 요리하는 사람의 정성과 기술에 달려 있다. 요리의 과정은 섹스의 기법에도 적당한 영감을 준다. 비유해서 말하자면 국물이 끓어오르는 순간이야말로 환희의 절정, 엑스터시의 순간에 비할 수 있을 것이다. 몸이 요리의 재료라면 감정은 바로 그것의 맛을 높여주는 불과 같다.

사랑을 나누는 데 있어 최상의 만족감에 이르기 위해서는 너무 과하지도, 부족하지도 않은 감정의 개입과 표현이 요구된다. 성급해서도 안 되고 타이밍을 놓쳐서도 안 된다. 섹스에서 감정과 몸의 관계는 떼려야 뗄 수 없는 관계다. 마음에서 원하는 감정이 일어나지 않으면 관계는 잘 이루어지지 않는다.

남성은 발기가 더디며, 되더라도 굳세지 않고, 굳세더라도 오래 지속되지 못한다. 여성도 마찬가지다. 특수한 경우가 아니라면, 몸이나 감정은 애정을 느끼지 못하는 상대에게 흥분을 느끼기 어렵다. 물리적으로는 몸도 원활하게 열리지 않기 때문에 감정이 충분히 일어나지 않는 상태에서 억지로 관계를 갖는 경우 질이 잘 열리지 않아 쉽게 상처를 입거나 고통을 받는 수가 많다. 심하면 관계 도중 질 경련이 일어나 곤란(성교통)을 겪는 수도 있다.

정상적인 부부 사이라 하더라도 상대에 대한 존중과 애정 없이 의무감이나 권리 확인 차원으로 이루어지는 '의전적 섹스'는 만족감이 떨어지는 것은 물론, 최소한 어느 한쪽에서는 신체적 손실을 가져오게 된다.

몸이 마음(두뇌에서 일어나는 생각의 주체)의 명령에 따라 움직인다는 것은 흔히 하는 말이지만, '과연 그럴까'라는 의문도 줄곧 있어왔다. 눈에 보이지 않는 마음의 추상적인 작용과 실제 그 감정에 따라 몸에서 일어나는 변화 작용의 관계를 과학적으로 입증하는 일은 그리 쉬운 일이 아니다.

'사랑 없는 관계가 가능할까'라는 의문만 해도 질문은 간단하지만, 그에 대한 사람들의 응답은 같지 않다. 여러 의견을 종합하면 그것은 불가능한 경우가 많다. 혹 가능하더라도 만족도가 최상이 되지 못한다. 현대의 생리의학자들은 마음과 몸의 관계에 대해 어느 정도 답을 얻고 있는 듯하다.

연구자들은 우선 사람이 어떤 감정을 가지고 있을 때, 그 감정에 의해 작동하는 내분비계의 작용에서 상당한 증거를 확보했다. 뇌에서 어떤 감정을 느끼면 펩타이드가 발생하는데, 그 펩타이드(대개는 호르몬)는 곧 인체 전체로 퍼지면서 그 감정에 부응하는 신체 반응을 끌어낸다.

어떤 대상에게 반했을 때 저절로 미소가 떠오르고 얼굴이 잘 붉어지며 긍정 반응이 늘어난다든가, 출산을 앞둔 산모의 몸이 출산과 육아에 유리하도록 변화되기 시작하는 것 등이 대표적인 반응이다. 만약 최고의 엑스터시를 얻기 위해 어떤 기술이 필요한가를 묻는다면, 최고의 기술은 바로 사랑의 감정을 최대치로 끌어올리는 데 있다고 답할 수 있다.

이 과정은 감정적으로 자연스러운 교감의 상태를 요구할 뿐 아니라, 물리적으로도 서서히 몸을 덥혀가는 과정이 필요하다. 같이 음악을 듣거나 영화를 보거나 와인을 한 잔 나누는 과정을 통해 감정적 교감이 이루어졌다면, 몸 사랑을 나누는 단계에서는 키스와 애무로 시작해 서로의 몸이 서서히 뜨거워지는 단계를 함께 느끼는 과정이 바람직하다. 손으로 터치하고 키스를 통해 서로를 맛보고 탐색하노라면 몸은 절로 뜨거워진다. 요리로 치면 예열과정이다.

서로에 대한 애정의 감정과 정중하면서도 열렬한 몸의 예열과정이 잘 이루어지면 이후 나머지 과정에 필요한 최상의 기교는 두뇌에서 발생하여 온몸에 퍼져나가는 호르몬에 의해 저절로 진행된다.

여성에게도 소리 지를 권리가 있다

얼마 전 또래 여자들과 우연히 옛날얘기를 나누노라니, 대부분 중산층 이하였던 60~70년대 한국인의 삶의 궤적은 흥미를 넘어 신선한 느낌으로 다가왔다. '국민소득 1천 불'을 목표로 달려가던 시절 한국인의 삶은 지금 시각으로 보면 얼마나 척박하고 고단한 것이었던가. 지금 당장 국가 경제나 개인들의 가계가 불황에 봉착했다고 해도, 당시의 고난에는 전혀 비할 수 없을 것이다.

이야기가 자연스럽게 당시의 생활상으로 옮겨가자 그중에서도 여자들의 삶이 한층 더 변화되었다는 것을 실감할 수 있었다. 삶의 방식만 변한 것이 아니라 여성의 권리의식 또한 크게 개선된 것이 분명했다. 과거에 한국의 여성들은 자기 삶의 주인공이 아니었다. 남자 중심의 사회를 떠받들고 유지하는 데 헌신하는 보조적 존재로, 남자들에 의해서 뿐 아니라 여성들 스스로부터가 그런 의식을 가지고 있었다.

한국 경제를 일으킨 공장 여성들의 고난은 말할 것도 없고, 크고 작은 사무실마다 푼돈을 받는 사환, 경리 등의 이름으로 헌신하는 여성들도 많았다. 특히 '밥그릇 농사'라도 짓는다고 가난한 집안에서 식구 한 사람의 밥그릇이라도 줄일 요량으로 도시 가정에 보내진 딸들의 식모살이에는 더 많은 애환이 따랐다. 요즘 식으로 말하면 '인권 유린의 사각지대'였던 셈이지만 당시에는 인권人權이라는 말조차도 모른 채 여자라면 당연히 가족을 위해 희생하며 살아야 하는 것으로 여기지 않았던가.

아들 하나 얻을 때까지 자식을 무한정 낳아서 딸 부자가 된 집도 흔했으며, 시대가 좀 발전한 뒤에는 아들딸 가려 낳느라 불법 낙태를 불사하기도 했다. 불과 20~30년 전까지도 흔했던 일이다. 그에 비하면 요즘 한국은 여성의 지위가 상전벽해라 할 만큼 높아졌다. 아직도 충분치는 못하지만, 몇몇 직업군에서는 여초女超라는 말이 나올 정도로 여성의 숫자가 압도적이기도 하고 예전에 비하면 사회적 영향력도 크게 높아졌다.

국회의원, 장관, 기관장, 공무원, 각종 연구원 같은 공적 영역에 수적으로 많은 진출이 이루어진 외에 일반기업에서도 적어도 법적으로는 성별을 이유로 차별하지 못하도록 하는 법률들이 작동하고 있다. 아들을 낳지 못한다고 웃음거리가 되는 일이 없으며, 대학이나 각종 시험에서는 이제 남성 지원자를 배려해야 한다는 말이 나올 만큼 여성들의 활약이 두드러진다.

그런데 놀랍게도 국제기구 등의 시각에서는 한국의 남녀평등지수가 아직 세계 하위권이라는 통계가 종종 나온다. 기업의 임원 비율, 교육 비율, 정치참여 비율 등에서 여전히 불평등 요소들은 남아있는 것이 사실이다. 하긴 '남존여비男尊女卑'를 상식으로 여기던 시대에서 자라난 세대들이 아직 사회의 중심에 있는데, 여성의 지위가 일사천리로 높아질 수만은 없을 것이다.

상대적인 얘기이긴 하지만, 지금 청년층 이하 여성들이 누리는 성적 평등의 현실은 우리가 돌아보는 과거에는 비할 수 없을 정도다.

이젠 성생활 측면에서 여성 역할의 변화를 생각해보자. 연애나 부부생활에서 여성의 주도권은 얼마나 신장되었을까. 전통적으로는 성생활에서 남녀의 역할은 일정한 고정관념에 사로잡혀 있는 것이 분명했다. 여자가 먼저 또는 적극적으로 프러포즈를 하는 일은 망측하게 여겼고, 부부가 된 후에도 여자가 잠자리를 먼저 제안하면 정숙하지 못한 일로 치부되었다.

요즘에야 여자들도 적극적으로 즐기는 경우가 많은 것 같지만, 한국과 일본, 중국 등 동북아권의 성인영화들을 보면 대개 여자들은 섹스에서 수동적으로 남자를 받아들이는 자세를 견지하는 게 보통이다. 여성 상위냐 하위냐 하는 체위만의 문제가 아니다. 여성은 남성이 최대한 편안하고 만족스럽게 쾌감에 이를 수 있도록 도와주어야 할 의무라도 지닌 듯, 남성의 요구에 눈치 빠르게 순응하는 역할을 중시한다는 것이다.

절정에 이르는 경우에도 한껏 본능을 발산하는 남성에 비해 여자는 겨우 이불을 움켜쥐거나 터져 나오는 신음을 참느라 이를 악물고 고통스러운 표정을 짓는 연기가 태반이었다. 남성이 여자의 몸매를 탐미적으로 관찰하는 장면이 잦은 반면, 여성이 남자의 몸을 감상하는 장면은 상대적으로 아주 적다.

과거와 현재를 비교해볼 때 영화나 소설 등 예술작품에 반영된 성생활에서의 남녀 역할 또한 많이 달라지고 있는 것이 어느 정도 사실이다. 그러나 이것은 아직 영화 속 장면에 불과하다. 일상에서도 성생활에서 남자나 여자의 즐길 권리, 또 상대를 배려할 의무는 대등하다는 것을 남녀 모두가 분명하게 인식할 필요가 있다. 이상적인 성생활은 두 사람이 그 즐거움과 책임을 공평하고도 적극적으로 인식하는 것을 전제로 하기 때문이다.

62

축복의 성性, 죄악의 성

옛 그리스 신화에서는 인간이 본래 한 몸에 여성과 남성을 다 지니고 있었다고 한다. 플라톤의 '향연'에 구술된 내용이다. 다리 네 개, 팔 네 개, 머리는 야누스처럼 앞뒤로 하나씩 두 개의 얼굴이 달려있는 존재였다고 한다. 두 인간이 서로 등을 맞대고 붙어있는 형상을 떠올리면 되겠다. 토론에 참여한 아리스토파네스는 그 초기 인간들의 성이 세 종류의 형태를 가지고 있었다고 주장했다.

남자와 남자, 여자와 여자, 그리고 남녀가 합체된 몸. 그런데 이 '합체 인간'은 성정이 사납고 강하여 신에게도 종종 위협이 되어 신들의 왕 제우스가 인간의 몸을 둘로 쪼개버렸다고 한다. 그 뒤로 인간은 두 개의 팔, 두 개의 다리를 가진 개체가 되었다. 그리고는 한 번 더 신에게 도전을 하면 그때는 몸을 다시 더 쪼개어 외다리 외팔로 뛰어다니게 만들겠다고 협박을 했다나.

말도 안 되는 '동화'에 불과하지만, 이 전설에서 유래하여 인간이 이성異性을 찾아다니는 것은 '잃어버린 반쪽을 찾기 위해서'라는 그럴 싸한 문학적 수사가 탄생하였다. 그 반쪽을 찾아 헤매는 동안 인간들은 신에게 도전할 생각을 잊어버리게 되고, 마침내 자신의 반쪽이라 생각되는 대상을 만나면 서로 사랑하면서 잃어버린 과거의 힘을 되찾게 된다고 한다.

인간의 원형이 신이라는 명제는 여러 전설에서 등장한다. 인간은 신에 의해 신과 같은 형상으로 도자기처럼 빚어졌거나, 신들의 교합 가운데서 태어났거나, 신들의 몸, 또는 신이기도 한 자연의 토대 안에서 스스로 태어났다. 어떤 형태로든 인간의 몸이나 정신이 신神적인 존재로부터 비롯되어 생겨났다는 점에는 모든 신화와 전설의 얘기가 일치한다.

반쪽을 잃어버린 인간이 다른 무엇보다 중요하게 전념하고 싶은 일은 무얼까. 당연히 잃어버린 반쪽을 찾는 일일 것이다. 인간의 욕망에 대한 고전적 해석인 매슬로우A. Maslow의 욕구 5단계 이론에서도 식욕과 성욕은 인간의 모든 욕구에 우선하는 기초적 생리 욕구로 설명된다.

인간뿐 아니다. 생명을 가진 모든 존재는 '생존과 종족 번식'의 욕망을 가지고 있다. 생존과 번식을 욕망하지 않는 생체라면 그 존재 자체가 불가능할 것이기 때문이다. 생명을 가진 동식물의 원형은 아메바처럼 젠더가 구분돼있지 않은 유기체들이었을 것이다. 그것은 자가

분열의 생식으로부터 성적 결합을 필요로 하는 이성생식으로 진화해
왔다.

인간이 가장 고등한 생물로 진화한 것은 성적 분화와 다양한 성 결
합이라는 수단을 가장 성공적으로 수행해 왔기 때문이다. 서로 다른
이성 개체로부터 유전적 장점을 서로 흡수하면서 세대를 반복할 때마
다 좀 더 나은 종으로 진화를 거듭한 결과다. 그렇다면 섹스는 인간에
게도 가장 원초적이면서 정당한 행위에 속한다. 어쩌면 인간의 원형
인 신으로 다가감聖化의 수단으로도 필수적일 것 같다.

그런데 인간은 여기에 어떤 윤리적 가치나 경중을 가리며 분별심을
가지고 있다. 왜 그래야 할까. 혹시 인간의 우월감이 작용하는 것은 아
닐까.

여기에는 이중적 잣대가 있는 것 같다. 인간은 생태의 일부로서 자
연적 본성을 지닌 존재이면서, 동시에 발전된 사회를 구성하고 있는
교양적 존재라는 점이다. 인간의 본성을 '동물적(악마적) 행위'로 전제
하면서 절제를 신성시했던 중세 유럽의 기독교 중심 사회에서는 부부
간의 거사조차 교회의 허락을 받아 가질 수 있도록 하는 규율도 있었
다고 한다. 성이 인간을 타락시킬 수 있다는 경계심은 오늘날까지도
끈질기게 세계 각 종족의 의식과 사회규약들 가운데 남아있다.

반면 성의 해방이나 자유가 마냥 허용되는 사회에서는 반드시 방종
의 문제가 일어나게 되어 있다. 성적인 방종이 가정을 깨뜨리고 개인
의 생활을 망가뜨린다는 주장은 차치하더라도, 역사상 수많은 나라들

이 지도층과 일반의 성적 방종과 함께 타락하고 문란해져 결국 멸망한 사례들은 수도 없다.

교양이 지나치게 강조된 사회에서는 인간의 자연스러운 성이 지나치게 억압되고, 본성이 강조된 사회에서는 성이 지나치게 남발된다. 섹스는 자연적 행위이므로 그 자체로는 무죄無罪이나, 어떤 섹스는 심신의 건강에 보탬이 되고 어떤 섹스는 그것을 악화시킨다. 어떤 섹스는 유대감과 결속을 강화하고 어떤 섹스는 사회적 질서를 무너뜨린다.

어떤 섹스는 바람직하고 어떤 섹스는 그렇지 못할까. 이상론을 말하자면, '자유롭되 방종하지 않는 성'이 개인과 사회의 건강성을 유지하는데 필요하지 않은가 생각된다.

사랑의 기쁨

지구가 편평하지 않고 둥글며 해와 달이 지구를 도는 게 아니라 지구가 돌아 해와 달이 뜨고 지는 것처럼 보인다는 지동설은 16세기 코페르니쿠스나 갈릴레이에게서 시작된 것처럼 많이 알려져 있으나, 그들보다 훨씬 앞선 고대 사상가들도 이미 알고 있었다. 지구 대기권 밖에 또 다른 세계가 있다거나 우주는 흙으로 이루어져 있다고 말한 사상가도 있었다.

기원전 6~7세기의 그리스 원시 철학자들은 현대의 교과서에 흔히 등장하는 소크라테스, 플라톤, 아리스토텔레스에게도 먼 스승들이다. 엠페도클레스 헤라클레이토스 아낙시만드로스 등 쟁쟁한 현자들이 우주나 생명의 기원과 시간의 원리를 설파하며 아직 원시인에 불과한 인류의 머리를 일깨웠다.

그들은 먼저 우주와 생명을 구성하는 기초성분을 파악하고 그것에 작용하는 에너지의 원리를 설명하는 데 힘썼다. 헤라클레이토스의 설명이 뛰어나다. 인간 생명의 근원은 '물과 불'이라고 주장하면서, 물은 습하고 저속한 것이며 불은 그것을 건조시키고 승화시켜 인간의 영혼을 고귀하게 만들어주는 것이라고 설명했다. 물과 불의 대립적인 두 속성은 승패를 반복하며 투쟁하는데 그 투쟁에 일정한 원리가 존재한다고 설명했다.

뒤에 엠페도클레스가 이 설명을 다듬었다. 사물의 근원은 불과 공기, 물과 흙이다. 불과 물이라는 양극단의 속성을 각기 둘로 나누어 사물의 속성을 세분하였거나 보다 알기 쉽게 부연한 것이다. 주역에서의 음과 양 두 대립적 속성이 발전되어 소음 태음, 소양 태양의 4상 이론이 등장하는 과정과 비슷하다.

그런데 엠페도클레스는 물과 불 사이에서 작용하는 에너지의 성격을 인상적인 표현으로 설명하였다. 흙이나 공기, 불과 물은 하나의 물질적 요소들이다. 그것이 작용하게 만드는 데는 어떤 에너지 원리가 필요하다. 엠페도클레스는 그 에너지의 종류를 두 가지로 설명했는데, 하나는 사랑이요 하나는 증오라고 표현했다. 사랑은 결합하고 화합하게 하는 에너지며 증오는 대립하고 분열하게 하는 에너지를 의미한다.

'사랑과 증오'라는 이분법적 설명에 이르러 우리는 이것이 선과 악, 인간에게 좋은 것과 안 좋은 것을 구분한 기호라고 생각하게 된다. 하지만 사랑과 증오, 혹은 결합과 해체의 개념은 단순히 좋고 나쁨으로 양분하기 어려운 복잡한 의미가 있다. 엠페도클레스가 말한 '물과 불', '사랑과 증오'의 상대적 개념은 동양사상에서 '음과 양'이라는 두 가지 개념과 대비해볼 만하다.

중국의 주자朱子는 음양의 작용에 의한 에너지의 발생 원리를 이렇게 설명한다. '하늘은 남자를 낳고 땅은 여자를 낳았다. 남녀의 두 기가 반응하고 영향을 미쳐 수많은 사물을 탄생시켰다. 이 생성과 변화는 끝이 없이 이어진다(乾道成男 坤道成女 二氣交感 化生萬物 萬物生生 而變化無窮焉).'

여기서 남과 여라는 용어는 남자, 여자를 가리킨다기보다는 음과 양의 기운을 나타내는 상징기호로 이해해야 한다. 인간세계에서만의 현상이 아니라 모든 생명과 물질들 사이에서, 음과 양의 기운은 서로에게 반응하여 결합과 분열을 반복하면서 수많은 사물을 변화 탄생시킨다.

만일 지구상에 나무가 자라기만 하고 죽지 않거나 꽃이 피기만 하고 영구히 지지 않는다면 지구는 어떤 상태가 될까. 해가 떠서 영구히 지지 않는다면? 생각해보면 생성과 소멸은 하나는 선이고 하나는 악한 것이 아니라, 서로가 서로를 보완하는 가장 아름다운 순환의 고리일 뿐이다. 새로 피는 꽃은 떨어진 꽃의 자리를 채우고, 떠나보내는 슬픔은 새로운 생명을 맞는 기쁨으로 위로가 된다. 그 출렁임, 그 오고감, 그 생성과 상실의 반복 사이에서 생의 동력이 일어나고 감정의 아름다움이 일어난다.

기실 현대사회의 스트레스는 지나친 풍요에 원인이 있을지도 모른다. 얻기만 하고 버리지 않고, 채우기만 하고 비우지 않는 '소유 우선의 시대'는 인간의 욕망이 극대화된 시간의 정점을 의미한다. 지나친 사랑은 탐욕이 되고, 그 탐욕이 고통을 안겨준다. 많은 사람들이 빈곤을 말하지만, 그것은 상대적 빈곤에 지나지 않는다. 지금처럼 풍요로운 시대가 일찍이 있었던가.

너무나 많이 얻고 많이 생산하고 욕망을 채운 나머지 이제 사람들은 이제 사랑의 기쁨, 얻는 것의 즐거움을 느끼기 어렵게 된 것이다. 그 욕망은 끝이 없지만, 이제 정점에 이르러 무엇을 더 어떻게 채울 것인가. 스트레스를 받는 현대인에게 '마음을 비우라'는 성인 현자들의 권고는 하나의 지혜가 될 수 있을 것이다. 가난한 마음으로 돌아가 보는 것은 어떨까.

64

남성이 더 적극적이라는 이유 있는 '썰'

사람들은 일상 속에서 하루에 몇 번 정도 섹스에 대한 생각을 하고 있을까. 보통 7번 정도라는 통설이 있으나 최근 영국의 한 보고서에 따르면 20대 초반 정도의 젊은 남자들은 평균 18번 정도 그것을 떠올리거나 생각한다고 한다. 여성의 경우는 상대적으로 그보단 적지만 평균 10회 정도는 생각하는 것으로 나타났다.

물론 개인차는 있다. 성적 자극이 많은 환경에서 하루 20~30번씩 그 생각을 떠올리는 사람도 있을 테고 특정한 프로젝트나 시험 등 중요한 일에 쫓겨 잡념을 가질 겨를이 없어 서너 차례 떠올리기 어려운 사람도 있을 것이다. 파트너가 있느냐 없느냐의 여부, 신체 컨디션 여부, 요즘 특정한 관심사가 있느냐의 여부, 종교적 문화적 환경조건 등 다양한 요소들이 영향을 끼칠 수 있다.

어떻든 이 조사는 건강하고 젊은 남자가 하루 10~20회 정도 섹스를 생각한다는 건 지극히 정상적 현상임을 보여준다. 그런데 비슷한 사회적 지위와 환경을 가진 젊은이들을 대상으로 한 조사에서 남성과 여성 사이에 상당한 차이가 나타나는 이유는 무엇일까. 그것은 아마도 섹스가 갖는 본질적 동기와 상관이 있을 듯하다.

남자와 여자가 성적인 결합을 지향하는 본질적 동기는 동물이나 식물의 암수가 성적 결합을 지향하는 동기와 다르지 않다. 바로 종족 번식의 본능이다. 현실적으로 인간이나 일부 진화된 동물들에게서는 성적 결합이 종족 보존과 관계없이 이루어지기도 한다. 하지만, 그 본질적 출발점은 한 가지, 바로 종족 보존이라는 본능에서 시작된 행위라는 것이다. 따라서 인간의 성 행동은 필연적으로 본질적 동기를 기초로 해서 파악될 수 있다.

수컷의 동기는 자신의 유전자를 다음 세대에 남기는 데 있다. 남자는 한번 사정할 때 3천만에서 많게는 7억 개까지의 정자를 쏟아붓는다. 수정 성공의 가능성을 조금이라도 더 높이기 위한 것이다. 한 배에 여러 마리의 새끼를 낳는 돼지의 경우는 한 번에 80억 개의 정자를 배출한다고 한다.

영국 더럼Durham대학의 성 심리학자 앤 캠벨 교수는 남성들이 신체적 경제사회적 경쟁을 마다하지 않고 때로는 육체적 모험까지도 감행하면서 여성을 찾는 동기를 바로 유전자를 남기려는 동물적 본능과 연관지어 설명한다. 남성은 2세 양육에 좀 더 유리할 것으로 보이는 조건(건강 외모 두뇌)을 지닌 여성을 찾아내고 차지하기 위한 경쟁에 평생을 바친다.

단 한 번의 교미 후에 암컷의 먹이가 되고 마는 수컷 사마귀의 희생심 못지않게 인간 남자들도 좋은 배우자를 만나는 일에 목숨 걸듯 진지하다는 것이다. 연애할 때는 섹시한 몸에 더 끌리면서도 정작 결혼 상대로는 정숙하고 지능이 높은 여성을 선호한다는 연구도 있는데, 이 또한 정숙한 여성이 2세를 더 잘 키워낼 것으로 기대하기 때문이라 한다.

현대 사회에서 이 경쟁은 단지 육체적 강인함만을 의미하지는 않는다. 매력적인 외모와 교양을 과시하거나 고급 승용차 키나 플래티넘 신용카드를 은근히 노출하는 행동들은 마음에 드는 여성을 유혹하기 위한 전략에 해당한다. 사회적 경쟁의 배후에는 단지 생존본능뿐 아니라 종족 번식의 본능으로부터 유래한 성적 본능이 함께 작용하고 있다는 의미다.

동물 중에도 발정기마다 암컷들을 차지하기 위해 목숨 건 힘겨루기를 벌이는 동물들만 있는 게 아니다. 암컷에게 선택할 권리를 주고 수컷끼리 노랫소리나 외모(깃털) 또는 춤 솜씨로 매력 경쟁을 펼치는 평화주의자들이 적지 않으니 흥미롭다. 그에 반해 여성들의 성적 생리 메커니즘은 남성에 비해 상대적으로 보수적인 구조를 가지고 있다.

우선 한 번 임신에 사용하는 난자의 개수는 보통 단 한 개, 많아도 2~3개를 넘지 않는다. 아기의 숫자가 적을수록 젖을 먹이고 양육하는 데 더 유리하기 때문에 생긴 신체 전략이다. 좀 더 매력적이고 능력 있는 남자를 선호하는 것은 향후 아기를 기르는데 믿을 만한 보호자로서의 능력을 탐지하는 것이다.

흥미롭게도 배우자를 차지하려는 남성들의 노력은 실제로 그들의 수명에까지 영향을 미친다는 연구가 있다. 사회 계층 간 격차가 크지 않은 사회에서는 남성들이 여성을 차지하기 위한 경쟁이 그만큼 크지 않으나 격차가 큰 사회에서는 더 많은 모험과 스트레스를 유발한다.

사회적 평등 지수가 높은 노르웨이 등 북유럽 국가에서는 남녀 간 평균수명의 차이가 4년 정도로 크지 않으나, 빈부격차가 세계 최고 수준인 콜롬비아(2009년 기준 격차지수 60.4%)의 경우는 7~8년까지 차이가 난다. 남자들이 하루 중 섹스를 생각하는 횟수는 먹고 싶거나 자고 싶다고 생각하는 횟수와 비슷하다고 한다.

65

때로는 낭만에도 휴식을

'하늘에서는 비익조가 되고, 땅에서는 연리지가 되자. 장구한 천지도 다할 때가 있다지만 우리 한은 연면히 끊이지 않으리.' 남녀의 사랑을 노래한 시가 중에 애틋한 노래들이 많지만, 당나라 시인 백거이의 장한가長恨歌는 그중 으뜸이다.

전설에나 나오는 비익조比翼鳥는 날개가 하나밖에 없는 새라고 한다. 암컷과 수컷이 하나는 왼쪽 날개, 하나는 오른쪽 날개만 가져, 한 쌍의 새가 같이 날개를 펴지 않으면 하늘을 날 수가 없다. 한 마리만 있으면 새가 될 수 없지만 두 마리가 힘을 합치면 가장 멋진 비행을 할 수 있다. '당신이 없으면 나의 존재는 무의미하다'와 같은 절절한 사랑의 상징이겠다.

그와 비견되는 나무가 연리지連理枝다. 현실에서도 가끔 볼 수 있는데, 본래 서로 독립된 개체였던 나무들이 자라면서 서로 붙어 한 몸처럼 보이는 것을 말한다. 처음에는 서로 떨어져 자랐겠지만, 점점 몸이 굵어지면서 뿌리와 몸통이 서로 밀착하게 되어 마치 부둥켜안은 연인처럼 보이는 경우가 많다. 때로는 가지와 가지가 서로 맞닿은 채 체관을 공유하면서 샴쌍둥이처럼 두 개의 줄기를 가진 한 나무가 되기도 한다. 낭만으로 해석하는 사람들 눈에는 두 나무가 서로를 부둥켜안은 '연인의 상징'으로 보일법하다.

'하늘이라면 비익조가 되고, 땅이라면 연리지가 되자(在天願作比翼鳥在地願爲連理枝)'는 이 노래를 읊은 낙천 백거이는 당나라 과거시험에서 최연소 합격을 자랑할 만큼 재주가 출중했지만, 벼슬에 힘쓰기보다는 글쓰기에 더 많은 공을 들였다. 담백한 성격에, 권모술수가 난무하는 벼슬살이에 별로 마음이 가지 않았던가 보다. 궁중의 요직부터 지방관 자리까지 가리지 않고 벼슬이 주어지는 대로 순응하면서도, 오직 글쓰기만큼은 철저하게 챙겼다고 한다. 남아있는 그의 시문은 거의 4천 편에 가깝다.

비익조나 연리지는 사랑의 완성이 무엇인가를 되새겨보게 한다. 과연 좀 더 가까이, 좀 더 밀착하여 서로 잠시도 뗄 수 없게 붙어살게 되는 것이 사랑의 이상적 형태일까. 사람마다 성격에 따라 다르겠으나, 요즘은 이런 '밀착형' 파트너십에 집착하는 사람은 그리 많지 않은 것 같다. 예전에는 한 시도 떨어지지 못하는 연인이나 부부는 금슬이 좋다고 하며 부러움을 사기도 했지만, 요즘 그런 커플이 있다면 '답답해서 어떻게 사니'라는 질문을 더 많이 받을지도 모른다.

한창 사춘기 때 학교 선생님으로부터 인상 깊은 우화를 들은 적이 있다. '달팽이 두 마리가 있었는데, 서로를 너무 사랑했다. 그러나 서로 몸에 지닌 집(껍질) 때문에 가까워지는 데 한계가 있었다. 서로에게 조금이라도 더 가까이 닿고 싶은 나머지 달팽이들은 서로 합의하여 껍질을 깨버리기로 했단다. 껍질을 깨버린 달팽이 커플은 서로 속살을 맞대고 잠시나마 더 없는 행복감을 느끼게 되었다. 그런데 아침이 되고 해가 밝아오자 껍질 없는 두 달팽이는 점점 몸이 마르게 되었다. 그들은 서로 포옹한 채 하루를 넘기지 못하고 말라 죽고 말았다.'

물론 실제 달팽이의 생태와는 관련 없는 얘기겠지만, 감수성 예민한 사춘기 학생들에게 '절제하는 사랑'을 전하는 설득력이 있었던 것 같다.

사람과 사람 사이에서 기운이 교류되고, 음기와 양기의 적절한 교류는 사람 사이에 생기를 불러일으킨다. 그러므로 혼자 지내는 것보다는 다른 사람들과 종종 어울리는 것이 좋다. 특히 남성과 여성의 교류는 음기와 양기의 교류를 더욱 활발하게 한다는 점에서 되도록 끊어지지 않게 하는 것이 좋다.

그러나 비익조나 연리지처럼 온종일 붙어 지내는 것은 그리 권장하고 싶지 않다. 영양제를 먹는 것이 몸에 좋다고 해도 온종일 먹고 있으면 그 효과는 반감될 뿐 아니라 영양의 편중을 가져올 수 있다. 운동이 몸에 좋다고 해도 마치 중독처럼 온종일 운동만 반복한다면 오히려 몸의 피로가 가중될 것이다.

라디오에서 좋은 음악도 가끔은 켜고 끄고 하면서 음악과 고요 사이를 오가는 것이, 온종일 계속해서 듣는 것보다 나은 것과 같은 이치다. 하루 종일 사용하는 컴퓨터나 자동차 같은 기계들도 잠시 모든 작동을 멈추고 휴식을 취해야 작동성능이 더 좋아지는 것과 같다. 몰두하여 성취하는 것 못지않게, 사람의 몸과 정신은 좋아하는 것들로부터 잠시 떨어져서 적요를 느끼는, 릴렉스와 휴식의 시간을 또한 필요로 한다는 점을 잊지 말아야 할 것이다.

사랑의 호르몬이 인생 성패도 좌우한다

'좋아한다' '사랑한다'와 같은 감정을 물리적 측정이 불가능한 추상적 개념으로만 파악하던 시대는 이제 지나갔다. 마음에 드는 것을 보는 순간 두뇌에서 일어나는 화학작용과 전기적 작용들을 이제 물리적 방법으로 측정 가능한 시대가 됐고, 심지어 좋아한다는 감정이 일어나는 과정을 과학적 인과관계로 밝히려는 연구들도 상당히 구체적인 성과를 내고 있는 것 같다.

이러한 성과에는 물론 뇌 과학자들의 기여만 있었던 것은 아니다. 의학자들과 정신생리학자, 생물학자, 심리학자, 인류학자, 고고학자, 나아가 옛날부터 논리 외적인 방법으로 그 관계를 표현해온 미술가들이나 문학 작가들의 아이디어, 그리고 직접 정신세계를 추구하거나 컨트롤하는 방법을 터득하고 있던 종교인들이나 명상가들의 방법도 인간의 감정 매카니즘을 과학으로 설명하는 데 밑거름이 되었다.

인공지능을 연구하는 IT 분야 연구자들도 인간의 두뇌와 감정연구에 선도적으로 참여하고 있다. 지난 세기까지 인류가 이루어놓은 다양한 분야의 연구 결과들이 이제 서로 통섭하여 인류 지식의 단계는 한 차원 업그레이드되고 있다.

인간의 감정과 신체 작용의 관계에서 상당히 중요한 요소 중 하나가 호르몬이라고 부르는 신경전달물질이다. 엔도르핀을 비롯하여 사람이 사랑을 느낄 때 분비되는 호르몬들은 스트레스를 해소하고 인체의 면역기능을 높이는 데에도 효과가 있다는 것은 잘 알려진 사실이다. 수시로 키스를 하는 사람들(키스할 대상이 있는 사람들)은 그렇지 않은 사람들보다 감기에 훨씬 덜 걸린다는 연구 결과는 더 이상 놀랍지 않다.

온종일 붙어 다니며 입을 자주 맞추는 십자매나 키싱구라미 같은 물고기는 곁에서 지켜보는 사람까지도 행복감을 느끼게 한다, 신체 활성을 일으키는 엔도르핀 호르몬은 '천연 모르핀' 작용으로 정신적, 신체적 고통을 잊게 한다. 흔히 모성母性 호르몬이라 불리는 옥시토신 oxytocin은 임신을 유도하고 젖이 잘 나오게 하는 등 모성 기능과 연관된 호르몬으로 잘 알려져 있다. 젖이 잘 나오지 않는 젖소에게 옥시토신을 주사하여 우유 생산을 유도하기도 한다.

그런데 근래의 연구 결과에 따르면 옥시토신은 '관계의 호르몬'이라고 부를 수도 있다. 인간관계를 좀 더 부드럽게 하고 다른 사람에게 보다 빨리 친근감을 느끼도록 작용한다는 사실이 밝혀졌기 때문이다.

옥시토신의 레벨이 올라가면 상대에 대한 믿음이 더 잘 일어나, 설사 처음 만난 사이더라도 자신의 비밀을 쉽게 털어놓을 정도로 감정에 작용한다고 한다.

인간관계에서 신뢰가 형성될 때 옥시토신 레벨이 올라가는 것은 물론, 이와 반대로 옥시토신이 분비되는 상황에서는 타인에 대한 경계가 이완되는 효과도 있다. 연구자들은 그러나 옥시토신에 대해 크게 경계할 필요는 없다고 말하고 있다. 무차별적인 신뢰를 만드는 것은 아니며, 혹시라도 상대방이 도박적이거나 무책임한 얘기를 할 때 그에 따른 위험 신호들을 무시하게 할 정도로 이성을 마비시키는 호르몬은 아니기 때문이다.

오히려 작은 위험신호에도 민감하여 경계심을 유지하는 데에는 문제가 없다고 한다. 다만 이 호르몬이 분비되는 관계에서는 지나친 긴장을 해소해줌으로써 스트레스 상황을 극복하는 데 도움이 된다. 낯선 자리에서의 즉석연설이나 논쟁이 필요한 자리에서 옥시토신은 훨씬 마음을 편안하게 만들어준다.

대부분의 모임에서 동성끼리 모여 대화하는 경우보다는 이성의 참가자가 끼어있을 때 대화가 훨씬 부드럽게 풀려나가는 것을 우리는 자주 경험한다. 술을 마시거나 휴식을 위한 자리로부터 딱딱한 이론을 다루기 위한 세미나에 이르기까지, 서로 우호적 감정을 가진 혼성의 그룹은 훨씬 더 대화가 부드럽게 풀려나가는 것을 볼 수 있는데, 옥시토신은 이 우호적 감정이 쉽게 일어나는 이유에 대한 생물학적인 설명이 될 수 있겠다.

미국의 월터 캐논의 스트레스 이론에 따르면 사람은 스트레스를 받을 때 생존전략으로서 투쟁 또는 도피Fight or Flight 중 하나를 선택하게 된다. 그에 비하면 옥시토신은 진정 또는 연결Calm and connect의 반응을 불러온다. 신뢰와 친근감의 결과로서 관대하고 긍정적인 마음이 일어나게 되는 것이므로, 옥시토신은 사회생활의 성패에도 영향을 미친다고 말할 수 있다.

동물의 성적 감정에 관여하는 호르몬들은 단지 성생활에만 필요한 것이 아니라 대인관계에도 영향을 미치므로, 원만한 사회생활을 위해서도 필요한 호르몬이라 할 수 있다.

67

섹스 없이 행복한 부부도 있나 보다

봄이란 관념적으로 해방과 자유의 감정을 느끼게 한다. 실제로도 사람들은 이 시기에 활발한 나들이를 시작한다. 아마 추위에서 벗어 났다는 기분 때문에 정신적인 해방감도 덩달아 확대될 것이다. 이러 한 봄의 활기에 비유하여 만들어진 '청춘靑春'이라는 말은 꽤 멋진 말 이다. 봄처럼 푸른 청년기는 인간의 생애 중 고작해야 20~30년 정도 에 해당할 뿐이지만, 청춘이란 말은 나이 든 노인들에게도 영원히 저 물지 않는 로망을 느끼게 한다.

봄에는 생리적으로도 여러 가지 변화가 일어난다. 차츰 길어지는 햇빛은 사람의 송과샘을 자극하여 좀 더 민감하게 성적性的 신호들을 느끼고 반응할 수 있도록 잠을 깨운다. 전통적으로 봄이 되면서 '청춘 의 사건'들이 더 많이 일어나는 것도 이 때문이다. 오죽하면 '봄에 받 는 사랑고백은 믿지 말라'는 말이 다 있겠는가. 군이 '죄'를 묻자면 계절이 유죄다.

새들이 알을 품기 시작하는 계절도 봄이다. 먹을 것이 풍부해지고 설사 집이 허술하더라도 새끼들은 얼어 죽을 위험 없이 다음 겨울이 오기 전에 의젓한 성체로 자라날 것이기 때문이다. 식물에 있어서는 꽃이 일종의 섹스인 셈인데(암술과 수술 사이에 꽃가루 교배가 이루어지기 위해 꽃이 필수적이다), 하필 봄부터 피기 시작하는 것 역시 같은 이유다. 대부분의 생물에게서 성 관련 호르몬이 가장 활발해지는 시기가 봄에 맞춰져 있다는 점을 보면 지구 생태계의 시스템 설계는 정말 정교한 것 같다.

그런데 요즘 인류라는 종種에게서 일어나는 현상은 20세기까지 유지되던 전통적인 현상과는 좀 달라진 게 명확해 보인다.

예를 들면 요즘은 국내에서도 동성애 문제가 공공연한 주제로 제기되곤 한다. 남성끼리 여성끼리 사랑을 나누는 동성애 주제의 영화나 문학을 접할 수 있는 기회는 매우 흔해졌다. 인기가 올라가는 정치인들은 이제 필수적으로 동성애에 대한 입장을 요구하는 질문 공세를 거쳐야 할 정도가 됐다. 사실 현상으로 말하자면 동성애 문제도 이미 한풀 꺾였다고 볼 수 있다.

오히려 지금 우리가 관심을 가질만한 성의 주제는 무성애asexuality라고 할 수 있다. 섹스에 대한 관심이 거의 사라지고 있는 것이다. 이것 역시 직접적으로 이슈화되지 않았을 뿐, 성에 대한 무관심이 가져온 현상들은 이미 흔하다. 결혼을 기피하거나 늦게 하는 풍속, 출산 기피 현상, 심지어 주변에서 흔하게 볼 수 있는 불임 증상들. 섹스리스 부부, 이혼이나 결혼 기피로 늘어나고 있는 싱글족族의 증가, 이른바 혼족, 혼밥, 혼술 등의 현상들….

다수의 사람들이 섹스에 관심을 잃어간다는 것은 분명 유심히 살펴봐야 할 문제이긴 하다. 그러나 생태주의자로서 느끼는 감정은 결코 불안 같은 것만은 아니다. 21세기 인류가 자연스럽게 도달한 생태변화의 한 장면으로 볼 수도 있기 때문이다.

금세기 들어 이성에게 관심을 느끼지 않는 사람들에게는 자연스럽게 동성애자인가 하는 호기심이 제기되었다. 그러나 지금은 무성애자들이 더 많을지도 모른다. 성에 대한 호기심이나 의욕이 없는 사람들끼리 인터넷 사이트를 통해 인연을 맺고 일반적인 이성친구들처럼 사귀다가 결혼하기도 하는 모양이다. 사랑도 없고 섹스에 별로 흥미도 없으면서, 전통적인 섹스나 2세 출산에 집착하는 상대와 결혼한 뒤 심한 갈등을 겪기보다는 합리적일 것 같기도 하다.

그들은 친구로서 절친해진 다음에, 서로 섹스를 갈구하지 않는 친구 사이로 함께 살기 위해 결혼하기도 한다. 서로에 대한 인격적 존중이 이들 사이에선 무엇보다 중요한 조건이다. 외형상은 동성 부부보다 자연스럽게 보일 수 있다. 섹스리스에 합의한 두 사람만의 약속은 전통적인 형태의 결혼으로 받아들인 가족 친지들에게는 드러나지 않는다. 이런 사람들의 얘기를 들어보면 그들은 가족을 원할 뿐 섹스를 원하는 것은 아니라고 한다. 좀 더 다복한(?) 가족을 만들기 위해 자식을 입양하기도 한다.

전통적 성 역할을 상식으로 여기는 세대에게는 이런 현상이 '이기주의'의 결과로 보일 수 있다. 국가나 인류의 미래가 어찌 될지, 너무 낯설고 걱정스러워 보일지도 모른다. 이렇게 변한 세태를 걱정하면서 전통적인 성생활의 부활(!)을 외치는 '로맨티스트'들의 역할도 한편으로는 어느 정도 필요할 것이다. 그렇더라도, 지구 생태계의 한 축으로서 거의 수천 년을 지구의 주인인 양 휘젓고 다닌 인류 역시 거대한 생태변화의 흐름 속에서 그 지배적 영향을 받고 있으며, 벗어날 수도 없다는 건 부정할 수 없는 사실이다.

배우자의 존재는 왜 노년의 건강에 좋은가

인간의 수명이 더욱 늘어나 120세나 150세를 사는 시대가 오리라
는 사람들도 있지만, 과연 그렇게 될지는 알 수 없는 일이다. 무병장
수의 꿈을 실현하기 위해 과학자든 정치가들이 모든 노력을 기울이며
성과를 높여가고 있는 것과 별개로, 한쪽에서는 보다 위협적인 무기
며, 인간의 안전을 고려하지 않는 공해산업을 확대하는 노력도 꾸준
히 계속되고 있기 때문이다.

많은 노력과 비용을 들여 무병장수의 꿈을 실현하려는 범지구적 노
력과 동시에 인간의 건강을 고려하지 않는 무차별한 개발이 여전히
공존하고 있다는 것은 대단한 아이러니다. 예를 들면 대다수 국가에
서 생활위생과 의료서비스가 발달되어 역사상 어느 때보다 수명이 연
장되고 있는 반면, 일부 국가에서는 많은 사람들이 전쟁의 참화에 희
생되면서 국민 평균수명이 크게 떨어지기도 한다.

미세먼지의 문제가 심각해지고 있는데도 근시안적 정부는 공해산업의 문제를 애써 외면하는 경우가 많다. 어느 한두 나라만의 문제가 아니다. 지구상에서 가장 큰 경제를 운용하고 있는 미국은 여전히 기후환경협약 같은 국제적 노력에서 한 걸음 물러서 있기를 고집하고, 인구가 가장 많은 중국은 화석연료를 이용한 경제개발의 과정을 자신들도 한번은 거쳐 갈 권리가 있다는 듯 매연 산업을 방치하거나 오히려 확대하고 있다. 인간은 역시 지상에서 가장 영리한 동물인 동시에 가장 어리석은 동물인 것 같다. 건강과 행복을 위해 노력하면서도 공해산업이나 전쟁 준비 등을 멈추지 않는 인류의 이중적 태도와 갈등은 앞으로도 상당 기간 계속될 것 같다. 21세기 지구촌의 모든 정치적, 정책적 갈등 뒤에는 이 두 가지 상반된 태도가 자리하고 있는지도 모른다.

인간의 무병장수는 사회적 환경과 개인적 환경에 의해 영향을 받는다. 사회적 환경은 '병도 주고 약도 주는' 식의 모순을 여전히 안고 있으나, 개인적 환경에 있어서는 대부분 사회에서 크게 나아진 것이 분명하다. 내전이나 개발독재가 진행 중인 일부 국가를 제외한 대부분의 나라에서 개인들의 평균수명과 기대수명은 크게 늘어났다.

우리나라의 경우 2021년 현재 평균 기대수명은 87세(여성), 건강수명만도 75세 수준으로 늘어났다. 1백세 이상 인구는 1만 명이 넘는다(남자 2,230명, 여자 8,705명). 개인의 생활환경만을 놓고 볼 때는 가족의 형태나 성생활 여부가 건강과 장수에 가장 영향을 미치는 변수가 될 수 있다. 특히 가족해체와 고령화가 뚜렷이 진행된 21세기 초엽에서 노인 세대의 가족관계는 건강장수와 관련해 가장 관심을 가질만한 요소다.

이미 꽤 오래된 얘기인데, 한국과 일본의 경우 여성 노인은 배우자가 없을 때 더 장수하고 남성 노인은 배우자가 있어야 더 건강하다는 통계 보고가 나온 적이 있었다. 이 조사내용은 남자보다 여자들이 더 오래 산다는 통계와도 일치하면서 많은 사람들의 공감을 얻었다.

근래 연구를 보면 가족이 있는 사람들은 그렇지 않은 사람보다 더 건강하게 사는 경우가 상대적으로 많다고 한다. 재작년 바르셀로나 대학 연구팀이 미국의 성년 층을 대상으로 조사한 바에 의하면, 결혼한 사람이 더 건강하게 지내는 확률은 나이와 인종, 소득수준을 넘어서 똑같이 높았다.

30~40대까지의 젊은 연령대에서는 결혼한 사람들과 비혼자 그룹 사이에 차이가 크지 않지만 50대 후반에서는 12%까지 차이가 벌어졌다. 이 연구만으로는 그것이 반드시 성생활 여부와 관계가 있는지 분명치 않지만, 적어도 동거하는 가족이 있는가의 여부는 중요한 비교 요소로 받아들일 수 있다. 연구자들은 이 결과에 대해 '결혼의 보호 효과'라는 분석을 내놓았다.

동거하는 커플인 경우 개인의 위생이나 건강에 대한 의식이 더 높고(예를 들면 동거 중인 사람들은 담배를 끊을 가능성이 13%나 높다), 건강검진을 착실하게 받는 확률도 더 높다. 인간관계로 치면 누군가 함께 산다는 것은 최소한 대화 상대 혹은 갈등 상대를 갖게 되는 셈인데, 이것은 심리적으로 고독이나 우울을 벗어나는 데 아무래도 혼자인 경우보다는 상대적으로 유리한 조건이다.

너무 지나친 잔소리로 스트레스를 겪게 되는 경우가 아니라면, 서로 적당한 잔소리를 주고받으며 산다는 건 아무래도 혼자 지내는 것보다는 정신건강에 더 유리할 것이다. 함께 산다는 것이 반드시 성관계의 지속을 전제하는 것은 아니다. 다만 인간은 혼자 지내는 것보다는 누구든 함께 지내는 것이 (특히 나이가 들수록) 건강에 더 유리하다는 것만은 분명하다.

사랑도 성性도 IT 문명에 매몰되려나

《이기적 유전자》의 저자로 우리에게도 잘 알려진 영국의 리처드 도킨스 교수가 연초부터 한국을 방문해 가벼운 흥분을 일으켰다. 인류의 미래는 어떻게 될 것인가. 인간의 진화에 대한 특별한 통찰을 제공한 진화생물학자에게 질문이 쏟아지는 것은 당연한 일이었다.

그는 인간이 과학으로 생각할 줄 알기 때문에 과거 번성했다가 멸종한 공룡과는 달리 어떤 상황에서도 멸종은 피할 수 있을 것이라 예상했다. 그는 인류의 진화에 대해 생물학적인 측면보다는 문화적, 기술적 측면에 더 관심을 가질 때가 됐다고 말한다. 인간이 과거에는 머리가 점점 커지면서 진화한 것이 사실이지만 지금과 미래에는 문화와 과학기술의 변화에 따른 영향이 더 클 것이라고 내다봤다.

당연한 얘기지만 그의 관심사 중 하나는 인공지능이다. 한국에서도 프로기사 이세돌과 알파고의 대국을 통해 인공지능에 대한 관심이 높아진 터. 인간의 진화를 얘기할 때 인공지능은 빠질 수 없는, 어쩌면 미래 인류의 정체성에서 가장 핵심적인 테마일 것이다. 기후변화나 소행성 충돌 같은 물리적 변화가 인류의 미래를 결정할 외적 요인이라면 인공지능의 발전이야말로 인간 내적 요인으로서 가장 중요한 부분을 차지할 것이기 때문이다.

미래 인류의 성性에 대해서도 우리는 같은 관점에서 바라볼 수 있다. 인류의 미래 성생활을 예상할 때 떠올릴 수 있는 것이 바로 사이버 섹스다. 이는 꽤 오랫동안 전화기나 인터넷 영상, 채팅 등을 통한 실제 인간 대 인간의 성적 교감을 의미하는 말이었지만, 지금은 거기에도 인공지능의 개념이 끼어들었다.

사랑을 나눌 상대를 필요로 하는 인간과 그 인간에게 대응하는 인공지능 사이의 성적 교감이 가능한 시대가 올 수 있다는 것이다. 근래 그 가능성을 실감 나게 보여준 영화가 있었다. 국내에서도 개봉된 미국 영화 〈HER〉(2013, 스파이크 존스 감독)는 실재하지 않지만 마치 현실의 연인보다 더 영리하고 자상한 사이버 인격체와 한 남자의 사랑이 줄거리를 이룬다.

아내와 별거 중인 작가 테오도르는 공허한 삶을 달래주는 컴퓨터 속 인공지능 '사만다'와 소통하다가 사랑을 느끼고 연인처럼 지낸다. 사랑의 감정은 성적 교감의 욕망을 불러일으켜 고비를 맞게 된다. 사만다의 '대리 육체'를 통해 관계를 맺으려 하지만 실패한다. 진정한 사랑에서 정신이 더 중요한가 육체가 더 중요한가 하는 고전적 주제도 느끼게 되는 장면이다.

적어도 테오도르에게 있어서 '사랑'이라고 말할 수 있는 것은 육체보다는 정신적 교감에 더 무게가 있었던 셈이다. '말하는 비서 앱'으로서 폰의 주인 남성과 친근해진 인공지능이 남성의 데이트에 질투를 느껴 방해하는 내용의 영화도 있다.

상상을 좀 더 확장해 보자면, 개인의 특성에 맞게 최적화된 '인공지능 연인'은 조만간 기술적으로 가능해질 것 같다. 상상컨대 이러한 인공지능에 전통적인 섹스인형sex doll이나 휴머노이드 로봇을 접목시키면 20~30년 내에는 내게 꼭 맞는 인조인간 연인의 출현도 가능하지 않을까. 그래서 상품화된 인공지능 애인, 인공지능 남편이나 인공지능 와이프가 등장한다면 인류사회는 어떤 모습으로 바뀌게 될까.

과학기술의 발달이 늘 인간을 더 행복하게 해주었는가에 대해서는 반성이 필요하다. 외적의 침략 위협으로부터 자신을 지키기 위해 경쟁적으로 개발해온 다양한 무기들은 인류 전체로 보면 잠재적 위협을 오히려 확대시킨 면이 있고 특히 각국이 보유한 핵무기들은 인류 전체의 안전을 위협하게 되었다.

앞서 말한 도킨스 박사도 로봇이나 인공지능이 인간의 기능을 대체하게 될 미래사회에 대해 경고를 빠트리지 않았다. "스티븐 호킹 같은 학자들도 인류가 정교한 인공지능을 통해 '자기파괴의 씨앗'을 뿌리고 스스로 위험에 빠지게 되지 않을까 우려한 바가 있지요."

사람들은 사람들과 소통하는 데 점점 어려움에 빠져들고 있는 것 같다. 친구 대신 컴퓨터 게임과 더 친한 아이들. 만나서 대화하기보다는 인터넷과 SNS로 더 많이 소통하면서 정작 사람에 대한 애정을 잃어가고 있는 사람들. 이미 섹스가 퇴화된 채로 개인화되어가는 부부들과 가족들. 한번은 속도를 늦추고 이러한 현재에 대해, 그리고 이 현실이 초래할 미래에 대해 깊이 반성하며 숙고할 필요성이 높아지고 있다.

70

소중한 순간에는 생각을 꺼두세요

인터넷 발달에 가장 크게 기여한 콘텐츠는 19금에 해당하는 콘텐츠들이라 한다. 포르노가 유행하거나 유명인의 성 스캔들이 터질 때마다 컴퓨터 보급이나 인터넷 가입자 수가 폭발적으로 늘어났기 때문이다. 인터넷 보급 초기인 90년대 미국에서 인터넷 가입자가 크게 늘어난 계기 중 하나는 당시 대통령 빌 클린턴의 루윈스키 스캔들(일명 '지퍼게이트'라 불렸다)이 발생한 때였다고 한다.

컴퓨터나 모바일로 사서 읽는 전자책 가운데서도 판매 상위권에 해당하는 책자들은 대부분 19금에 해당하는 도서들이다. 종종 사회를 떠들썩하게 하는 포르노 사이트나 음란성 콘텐츠들이 아직도 건재하게 유통되고 있는 것을 보면 사람들의 성에 대한 본능적 욕구는 여전히 건재한 것 같이 느껴진다. 그런데 사람들의 이런 성적 관심은 얼마나 실제 성생활로 이어지고 있을까. 한국인의 경우 최근 언론에 보도

된 한 설문조사 결과를 보면 실제 성생활은 의외로 빈곤한 것 같다. 1천 명 넘는 성인 응답자 중 기혼남성의 25%, 기혼여성의 38% 정도가 성관계를 월 1회 이하(섹스리스 포함)로 하고 있다고 답했다는 것이다 (2011년 기준).

피임기구 '콘돔'을 만드는 미국계 회사가 해마다 세계 각국의 소비자를 대상으로 실시하는 이 조사에서 동양인들은 매번 서양인들보다 성생활에 소극적인 것으로 나타난다. 서양인들이 적어도 사흘에 한 번 정도라면 동양인들의 개인 평균 횟수는 대략 주 1회 정도에 머문다.

성생활의 빈도에 영향을 주는 요인은 여러 가지다. 동양과 서양인들 사이에 차이가 뚜렷하게 나타나는 것을 보면, 그중에서도 문화적 요인이 결정적 요인들 가운데 하나임을 알 수 있다. 서양인들은 성생활을 전적인 프라이버시로 여겨 되도록 간섭하지 않고, 나이 스물 즈음이면 아무리 부모와 자식 간이라도 그것에 참견하지 않는 경우가 많다.

대신 아시아의 대부분 국가에서는 성생활의 절제가 중요한 개인의 덕목 가운데 하나로 여겨진다. 결혼이나 성생활은 개인 당사자의 문제를 넘어 아직도 가족의 관심사다. 정조에 대한 관념도 마찬가지다. 아시아의 청년들 가운데는 아직도 혼전 경험을 죄악시하는 경우가 많은 편이지만, 유럽의 청년들은 훨씬 더 자유로운 시각을 갖고 있다.

구미에서는 심지어 결혼한 부부가 서로의 사생활에 간섭하지 않는다는 (주로 성생활이 시들해졌거나 별거 중인 부부 사이의 일이지만) '오픈 메리지 open marriage'의 경향도 찾아볼 수 있다. 요즘 국내에서도 종종 들을 수 있는 '졸혼卒婚'이니 '휴혼休婚'이니 하는 개념들도 실제로 흔하지는 않지만 이러한 조류의 영향으로 등장한 것 같다.

문화적 차이는 그렇다 치자. 성생활이 상대적으로 활발하지 못하더라도 스스로 별 불만이 없다면 다행이다. 문제는 그런 상태에 대해 많은 부부들이 실제로는 불만을 느끼고 있다는 점이다. 설문에 따르면 한국인들 대다수는(80% 이상) 인간관계(부부관계)에 있어 성생활은 중요한 요소라고 인식하고 있는 것으로 나타난다. 그러면서도 보통의 부부들 가운데 1/4에서 1/3에 가까운 수가 한 달에 한 번도 관계를 갖지 않고 있다는 건 분명히 모순된 현상이다.

부부관계에서 성생활의 중요성은 말할 것도 없이 중요하다. 이혼에 이르는 부부의 대다수가 언젠가부터 성생활이 중단된 상태였다는 얘기는 어렵지 않게 들을 수 있다. 이런 경우 남편과 부인을 각기 면담해서 들어보면 서로 그 책임을 상대에게서 찾는 경우가 많다. 상대가 정나미 떨어지게 해서 의욕이 안 생기는 것이라거나, 나는 정상적으로 욕구를 느끼는데 상대가 원하지 않는 것 같아서라고 말하는 경우가 많다. 구체적으로 왜 그렇게 되는지에 대한 설명은 없다.

상대가 섹스를 별로 달가워하지 않는다는 불만은 알고 보면 오해인 경우가 많다. 실제로 하기 싫은 건 아닌데, 상대가 자신의 기대와 다른 반응을 보이면 혼자 속으로 '하기가 싫은가보다' 혹은 '내가 싫은가

보다' 지레짐작하여 자신도 냉담해졌다는 경우가 적지 않다. 이런 오해를 없애려면 부부간 자신들의 섹스에 대한 구체적인 대화가 필요하다.

피곤해서 발기가 잘 안 된다거나, 관계를 가진 후에 너무 피곤해진다거나 자신이 관계를 회피하는 사유가 있다면 그것을 상대에게 구체적으로 말하고 함께 해결책을 찾아내는 것이 좋다. 눈치껏 알아주겠지 하며 침묵을 지키는 것은 현명하지 못하다. 자존심은 밖에서 타인들과의 사이에 지키면 된다. 배우자끼리 서로 말도 못하고 혼자 끙끙 앓는다면 서로에 대한 오해가 커질 수밖에 없다.

71

'거리두기' 시대에 '접촉'은 어떻게 하나

'사회적 거리두기'라는 말이 의미심장하다. 이것은 코로나19라는 자연의 압박에 의한 불가피한 선택이긴 하나, 인간에게 진즉 필요한 지혜가 아니었나 싶다. 1백 년 전 스페인 독감 때는 기록된 사망자만 2천만 명을 넘었다고 한다.

지금의 코로나19는 발생 22개월여 만에(2021년 10월 현재) 감염자 2억 5천만 명에 사망자는 500만 명 이내에 머물고 있다. 스페인 독감보다 약한 질병이라서가 아니다. 방역과 치료 기술도 기술이지만, 지금은 다양한 '비대면 접촉'의 수단들이 있어 사회적 거리두기가 비교적 용이해졌기 때문이다. 그렇지 않다면 뚜렷한 백신이나 치료제도 발견되지 않은 전파 초기에 이미 스페인 독감 못지않게 막대한 인명 손실을 피할 수 없었을 것이다.

그런데 '비대면 접촉'에도 한계가 있다. 코로나가 고개를 숙일만하면 다시 불거지는 재감염 사례는 주로 몇 가지 환경에서 나타나고 있다. 이른바 '집단감염 위험시설'로 꼽히는 장소들인데, 종교집회와 시장, 유흥업소들이다. 직장과 학교 등 현대인의 일상에서 빼놓을 수 없는 '접촉시설'들도 잠재적 위험을 안고 있다. 우리에게 익숙한 이러한 접촉 장소들을 제외해버린다면 현대인들은 일상의 패턴 자체를 바꿀 수밖에 없다.

우리의 주제와 연관하여 코로나19 시대의 성생활은 어떻게 변하고 있는지도 한번 살펴볼 필요가 있다. 성적 접촉이야말로 '밀접접촉'이 필수적으로 요구되는 일이다. '거리두기'라는 시대적 요구 앞에서 사랑을 나누는 일은 다른 어떤 일보다 더 근본적인 모순관계를 피할 수 없을 듯하다.

정색하고 하는 말은 아니지만, 이와 관련하여 몇 가지 생각들이 떠오른다. 우선, 지금 시대는 성생활이 예전 어느 때보다도 인류의 관심에서 소원해져 있었다. 벌써 20~30년 사이에 뚜렷해진 몇 가지 현상들이 '밀접접촉'이 어려워진 지금의 시대를 앞둔 하나의 예비적 징조라도 되는 것처럼 느껴질 정도라면 지나친 말일까.

처음에는 자유연애(혼외정사)가 한때 사회적 화두가 되더니 이어서 가파른 이혼율 증가가 나타났다. 2000년 전후 사회통계에서도 쉽게 확인이 된다. 2천년대 들어와서는 혼인의 감소가 나타났고, 여러 리포트에서 섹스리스 부부의 증가가 보고되었다. 이후에는 출산율 감소와 함께 사회적으로 '졸혼'이라는 말이 유행했다.

젊은이들은 합치지 않고 중장년에는 헤어지는 사람들이 늘어 오랫동안 현대 사회제도의 기반으로 여겨지던 일부일처제, 가족 중심 사회의 위기가 실질적으로 닥쳐왔다. '혼술', '혼밥' 같은 용어가 유행하고 TV에서는 혼자 사는 독신자들의 일상이 자연스럽게 그려지기도 한다. 이런 세태의 근저에 깔린 현대인의 심리 특성은 무엇일까. 독신·비혼 현상은 사실 기술문명이 발달하고 문화적 물질적 풍요를 누리는 대다수 선진국에서 일찍부터 나타나고 있는 현상이었다.

가까운 일본만 해도 나이가 40대를 넘길 때까지 성 경험을 전혀 갖지 못한 샐러리맨들이 많아 국가가 성인 대상의 성(촉진)교육을 실시할 정도였다. 성적으로 자유분방하다고 알려진 북유럽 국가들마저 '인구 감소를 막기 위해 자연스런 성생활을 가져달라'는 캠페인 광고를 TV에 내보낼 정도가 되었다.

생태주의 관점에서 보자면, 인구증가와 함께 물질적인 생산과 개발의 과잉, 거기에서 파생되는 환경의 변화(파괴와 오염)와 심리적 압박 등이 생식기능에 변화를 준 것으로 추정할 수 있다. 크게는 자연이 항상성恒常性을 유지하기 위한 시스템을 작동시킨 것이다. 근래의 코로나19조차도 지구 생태계의 자기방어 기제로 보는 사람들이 적지 않다.

현대의 가족은 성적, 혈연적 공동체라는 성격보다는 경제적 이해공동체적 성격이 강화되어 있는 듯하다. 종족을 유지 번식시키기 위한 수단으로서의 필요성보다는 치열한 경쟁 속에서 각자가 안전하게 생존할 수 있는 보호장치의 역할이 더 두드러지고 있다. 현대인은 자신도 모르는 사이에 '밀접접촉'이 억제되는 시대에 대비라도 해왔던 것일까.

한편으로는 코로나19가 많은 사람들을 자신들만의 가정으로 돌려보내고 있다. 20세기에 자유분방한 성 개방 풍조에 일격을 가한 에이즈보다도 더 강한 억지력으로, 코로나19는 믿을 수 없는 타인과의 밀접 접촉을 자제하게 만들었다. 밀접 접촉은 고사하고 2~3미터 이상의 사회적 거리가 새로운 룰이 되었다. 좋으나 싫으나 제한된 파트너와의 정숙한 성생활에 머물거나 아니면 대면접촉을 포함하지 않는 '플라토닉 러브'가 새삼 등장할지도 모른다는 생각이 든다.

죽는 날까지 멈출 수 없는 다섯 가지

스스로 고통스럽게 살고 싶어 하는 사람은 없을 것이다. 사람은 누구나 생로병사生老病死의 과정이 순조롭고 행복하기를, 최소한 고통스럽지 않기를 바란다. 그러려면 그에 맞는 노력을 해야 한다. 물론 여기서도 한 가지만은 예외다. 각 개인은 선택의 여지 없이 이미 태어난 존재로서 '어떻게 태어날生 것인가'에 관해서만은 고민하고 노력하는 것이 무의미하다.

선택의 여지 없이, 태어나려는 의지 없이 이미 태어났기 때문이다. 그러면 '어떻게 잘 늙고老, 어떻게 병고病를 피하고, 어떻게 잘 죽을死 것인가'의 문제가 남는다. 이것만은 얼마든지 연구도 할 수 있고 대비도 할 수 있다.

'어떻게 잘?'

나이의 숫자가 하나 더 늘어나는 새해를 맞을 때마다 이 질문은 더욱 새삼스러워진다. 어떻게 잘 늙고, 어떻게 잘 죽을 것인가. 관점에 따라 관심사나 환경조건에 따라 그 대답은 각양각색이겠지만, 나는 '죽는 날까지 멈출 수 없는 다섯 가지'를 그 대답으로 생각해 본다.

첫째는 호흡, 둘째는 음식이다. 숨 쉬는 일과 먹고 마시는 일은 기본적인 생리 대사와 연관된 것이니, 살아있는 사람이라면 새삼스레 의지와 상관없이 누구도 멈추지 못할 것이다. 굳이 '의지적 노력'을 강조하자면, 공해에 오염되지 않고 생기가 있는 맑은 공기와 물을 마시고 역시 유해 물질에 오염되지 않은 건강한 음식을 균형 있게 잘 챙겨 먹어야 한다는 것을 부연할 수 있다.

세 번째는 운동이고, 네 번째는 생각이다. 몸 운동과 정신의 운동을 멈추지 말아야 한다는 것이다. 신체 건강을 돌보는 일을 양생養生이라 하고, 혹은 섭생攝生이라고도 한다. 섭생의 섭攝은 '잡아당긴다. 굳게 지킨다' 등의 의미를 가진 글자다. 고전의 건강법에서 이를 설명할 때 곧잘 예로 드는 것이 대추나무 이야기다.

대추나무가 허약해지고 열매를 잘 맺지 못하면 나무 기둥에 기르는 염소를 매어둔다고 한다. 염소는 성질이 강하고 고집이 세서 가만히 앉아 있지 않는다. 돌아다니고 싶어서 자꾸 힘을 쓰는 바람에 대추나무에 묶인 줄이 당겨지고, 연약한 대추나무는 그 힘에 흔들리며 버텨 내느라 줄기가 단련되고 더 많은 열매를 맺게 된다는 것이다.

이처럼 몸을 자주 움직이고 어느 정도 물리적으로 힘을 써서 근육과 뼈를 단련하는 것이 신체운동의 목적이다. 이 목적에 맞게 근력운동과 걷기 같은 유산소운동을 해주는 것이 "어떻게 잘?"에 대한 중요한 해답의 하나가 될 것이다. 약간 힘든 정도의 걷기운동은 심장과 장을 비롯한 오장육부의 단련과 활력에 도움이 될 뿐 아니라, 특히 나이 든 사람들은 근육의 힘과 전립선을 포함하여 기력이 쇠퇴하는 현상을 막는 데 큰 도움이 된다.

여기 더하여 생각하기를 멈추지 말라고 한 것은 정신의 쇠퇴와 노화를 막는 정신의 운동 또한 중요하기 때문이다. 뇌가 노쇠하면 쉽게 피로를 느끼며 대화하고 생각하는 일을 귀찮아하게 된다. 사람의 건강은 육신이라는 하드웨어뿐 아니라, 이 몸을 조종하고 체세포의 변화를 관장하는 소프트웨어로서의 두뇌가 함께 건전해야만 잘 지켜질 수 있다.

단순한 반복적 뇌 활동보다는 가능하다면 작품 감상을 포함한 예술 활동에 참여하면서 다양하게 생각하는 기회를 갖는 것이 보다 효율적인 뇌 운동이 될 수 있다. 읽고, 쓰고, 대화하고, 음악을 듣고, 그림이나 경치를 감상할 수 있는 나들이 등의 자극은 뇌의 젊음을 유지하는 데 도움이 된다.

끝으로 다섯 번째는 사랑하는 마음이다. 마음의 건강을 지키는 것은 육체적 정신적 건강을 지키는 것과 똑같이 중요하다. 분노와 증오, 공포와 긴장 등의 감정은 몸 안에 생리적 엔트로피로서 독소를 증가시킨다. 반면 사랑과 관용의 마음으로 사는 사람들은 안색顔色과 피부의 질감부터 생기가 돈다.

이 감정이 몸 안에 생명을 강화시키는 행복의 호르몬을 활성화시키기 때문이다. 신체를 이루고 있는 세포의 물질들을 포함하여, 세상에 존재하는 모든 원소는 사랑과 증오의 힘에 의하여 생성되거나 소멸된다는 인식은 기원전 5세기 고대의 그리스 철학자들로부터 시작되었다.

"어떻게 잘 살 것인가." 호흡, 음식, 몸 운동, 뇌 운동, 그리고 사랑. 이 다섯 가지를 새기면서 건강과 행복을 함께 잡아보자.

전 림 선

4부

걸 어 라,
사랑을 향해

늙지 않는 전립선으로 싱싱한 삶을

전립선이란 말도 이제 심심찮게 들을 수 있다. TV의 건강 프로그램에서는 물론이고 드라마나 일반교양 연예 프로그램의 출연자들도 남성 기능의 상징으로 전립선이란 말을 사용하는 것을 흔히 볼 수 있다. 저녁시간이면 전립선을 강화시켜준다는 보조식품의 CF도 한둘이 아니다.

전립선이 이처럼 대중적으로 이해되기까지 적지 않은 시간이 필요했다. 25년 전 전립선 치료를 처음 소개할 때만 해도 일반인들은 전립선에 대한 기본 개념조차 알지 못했다. 증상을 소개한 기사를 보고 자신도 전립선에 문제가 있는 것 아닌가 묻는 여성도 있었다. 전립선은 여성에게는 없는 남성만의 장기다.

굳이 비교하자면 남성의 전립선은 여성의 자궁과 비교할 수 있는 장기라고 할 수 있다. 전립선의 내부 공간이 바로 자궁에 대비되는 공간이다. 그러나 역할로 보면 자궁과 전립선은 전혀 다른 구실을 하기 때문에 딱히 그 두 기관이 같다고 말하기도 어렵다. 여성의 자궁은 임신 출산과 관련될 뿐이지만, 남성의 전립선은 생식기능과 함께 소변이 배출되는 요도의 한 부분으로서 소변의 배출과 억제를 담당하는 밸브 구실도 맡고 있다.

그러니까 출산을 끝낸 노년의 경우, 여성 같으면 자궁을 건강하게 유지해야 할 필요성이 그리 크지 않은 데 비해 남성은 소변의 통제를 위해 전립선을 건강하게 유지해야 할 필요성이 여전히 남는다. 자궁을 절제한 여성은 일상에서 아무런 불편을 겪지 않을 수 있지만, 남성이 전립선을 제거하고 나면 일상 자체가 예전과 같지 않게 된다. 정상적인 소변의 조절이 불가능해지기 때문이다.

전립선 기능의 체크 항목에서 빠지지 않는 것이 소변 기능이다. 오줌발이 약해지고 소변을 본 뒤에도 잔뇨감이 있다든가, 소변이 마려울 때 그것을 참는 것이 어려워지는 등 전립선이 약화되면 소변의 문제가 함께 생긴다. 대개 노인이 되면 비교적 흔하게 나타나는 현상인데, 가장 흔한 원인이 바로 전립선 문제다.

이 시기에 전립선을 진지하게 관리하지 않으면, 마침내는 화장실 곁을 떠나서는 활동하기가 어렵게 된다. 예전에는 노인이 되어 오줌소태가 나타나면, 모든 노인이 겪는 일반적인 현상으로 보았다. 노인이 되면 잠자는 방에 요강을 들여놓고 일을 보면서 그 불편을 감수했고, 되도록 먼 길을 떠나지 않는 것을 상식으로 여겼다.

그런 문제들이 바로 전립선과 관련 있다는 사실을 알게 되면서, 많은 노년층이 그 일상적 불편과 문제에서 벗어나기 시작했다. 중년 이후 적극적인 전립선 관리로 소변이 새는 현상을 예방할 수 있게 되었으며, 이미 노화현상이 시작된 이후라도 보다 적극적인 개선을 모색할 수 있게 되었다.

물론 전립선 관리는 문제가 심각해지기 전부터 시작하는 게 최상이다. '치료보다 예방이 상책'이라는 것은 모든 질환에 해당한다. 전립선이 약화 되거나 문제가 생기는 것은 노년이 되어서가 아니라 중년기를 넘어서면서 이미 시작되는 수가 많으므로, 중년에 접어들어 소변이 약화 되거나 오줌이 탁해지거나 발기력, 사정할 때 파워가 떨어지거나 할 때는 전립선의 치료나 관리가 필요한 것은 아닌지 관심을 가져야 한다. 전립선이 건강하다면, 남성은 적어도 생리적으로는 젊은 편에 속한다.

건강한 전립선을 유지하기 위해서는 오래 앉아서 일하지 않도록 하고, 무엇보다 많이 걸어야 한다. 식생활에서는 술 담배 악성 콜레스테롤에 의한 비만 등을 경계해야 한다. 누적된 피로, 만성화된 스트레스 등도 남성 기능을 떨어뜨리는데, 이것은 단지 기력의 부족으로 성 기능이 약화되는데 그치지 않고 전립선의 상태를 악화시키는 요인이 될 수도 있다.

전립선 치료는 여러 가지 방법으로 행해지고 있지만, 누구나 만족시킬 수 있는 치료법은 찾기 어려우므로, 어떤 치료법이나 의사에게 의존하기 전에 스스로 운동과 영양, 생활습관의 개선에 특히 많은 노력을 기울여야 한다. 아무리 탁월한 치료법을 찾는다 해도 스스로 노력하지 않고는 전립선 질환을 완치하기 어렵다.

남성의 전립선은 조직의 특성상 약물의 침투가 어려워 전립선염이나 비대증 등을 치료하는 데 어려움이 많다. 요도를 통해 전립선 내부에 약물을 투입하는 전립선 세척 요법은 전립선 내부의 오래된 노폐물을 제거하면서 전립선 질환의 제 증상을 치료하고 동시에 기능을 강화하는 방법이다. 한방 전통의 외치와 내치 요법을 병행하므로, 치료 후에는 대개 성생활에도 뚜렷한 개선 효과를 얻게 된다.

걸어라, 사랑을 향하여

　오묘한 자연의 순리는 따뜻한 봄과 함께 자연 생태계의 긴 겨울잠을 깨워 온 세상을 로맨스로 가득 차게 만든다. 어찌 우수가 온 줄 알고 땅속의 뿌리들이 잠에서 깨어나며, 어찌 경칩이 지나는 줄 알고 개구리들을 동면에서 깨어나게 하는지. 수만 년을 지속해온 이 우주 자연의 섭리 속에서 생명체들은 때가 되면 잠을 자고 때가 되면 깨어나 움직이면서 자연의 사계를 반복해왔다.

　지상에 봄 여름 가을 겨울이 반복해 찾아들면 대지가 그에 따라 생태의 순환을 이루는 것처럼 인체도 계절의 영향을 받아 생명의 순환 작용을 반복한다. 일조량이 늘어나면 지상의 온도가 높아지는 것은 물론, 생명체들은 이를 신호로 몸 안에서 생리적 변화 작용을 일으킨다. 그 메커니즘은 인체에서도 정교한 프로그램처럼 작동한다. 일조량이 늘어나면 시각 자극을 통해 대뇌 시상하부가 활성화된다.

그 반응으로 세로토닌 호르몬이 늘어나는데, 이 호르몬은 사람의 성격을 긍정적으로 만든다. 괜히 마음이 들뜨게 되며 쉽게 명랑해지는 것도 바로 세로토닌의 작용 때문이다. 이것은 하루 중 아침에 잘 일어나는 감정이기도 한데, 아침에 창문을 통해 햇살이 들어오면 사람은 절로 기분이 고양되어 이부자리를 차고 일어나 움직이고 싶게 된다.

반면 저녁이 되어 햇빛이 사라지면 세로토닌은 몸 안으로 수렴되면서 기분이 가라앉게 된다. 밤이 되면 집에 돌아가 편안한 잠자리에 누워 쉬고 싶은 기분이 들게 되는 것도 이 때문이다. 완전히 어두워져서 세로토닌이 수렴되어 몸이 안정상태로 들어가면 뇌에서는 멜라토닌이 분비되기 시작한다. 멜라토닌은 신경을 안정시키고 낮 동안 흥분돼있던 인체에 깊은 휴식과 치유의 작용을 한다.

네온사인이나 사이키 불빛과 같이 자극적인 조명은 사람의 기분을 흥분시키며, 밤이라는 사실을 잊고 계속 머물고 싶게 만든다. 인공 불빛을 통해서 인체의 감각과 반응 작용을 교란시킬 수 있는 것이다. 이런 교란이 자주 반복되면 밤과 낮이라는 자연의 질서에 순응된 인체가 리듬이 흐트러진다.

밤을 낮같이 이용함으로써 밤의 어둠 속에서만 작용할 수 있는 멜라토닌의 시간이 줄어들거나 최소화되어 몸의 면역기능과 저항력을 심각하게 떨어뜨리는 결과를 가져오게 되는 것이다. 이러한 호르몬의 작용은 몸이 느끼는 빛의 변화와 깊은 관계가 있다. 단지 몇 시간을 잤다는 것만으로는 인체 생리 시스템의 요구를 충족시킬 수가 없다.

밤에 자고 낮에 활동한다는 것은, 야행성으로 적응된 동식물을 제외한 모든 생명체에게 필수적으로 적용되는 법칙이다. 봄에 청춘 호르몬이 작용하는 것은 하루 중 아침의 시간에 기운이 활성화되는 현상과 유사하다. 봄의 기온과 늘어난 일조량으로 인해 사람의 몸 안에서는 사랑과 관계된 성호르몬이 활성화된다.

고조되는 성적 욕망은 이성을 향한 그리움을 고조시키므로, 대개는 이성에 대해 보다 더 호의적이며 관대해진다. 봄은 사랑의 계절이라고 한다. 평소 사모하던 대상이 있다면 마침내 프러포즈해서 성공할 가능성이 높은 계절이기도 하다. 봄이면 사람은 식욕도 좋아지고 소화력도 왕성해진다.

물론 비타민과 같은 영양공급, 그리고 적당한 야외활동을 통해 햇볕의 작용으로 체내 생성되는 비타민류를 활성화하는 것도 따라줘야 한다. 이 시기에 영양공급이 충분하지 않으면 오히려 몸은 더 지치게 되는 수도 있는데, 춘곤증이라고 하는 이 현상은 영양이 부족할 때 더 잘 생기게 된다.

신선한 봄엔 야채와 과일을 통한 영양공급 외에도 운동을 많이 해주어야 한다. 햇볕이 따뜻하고 해 뜨는 시간이 길어지는 것은 겨우내 움츠렸던 몸을 움직여 야외로 나가기에도 좋은 조건을 동시에 제공한다. 중년 남성에게는 걷는 운동이 특히 유용한데, 그것은 성적 능력을 높이고 전립선을 보호하는 데 있어서 특히 필수적이다.

남성의 전립선은 중년 이후에 급격히 취약해질 수 있다. 70대를 넘어가면 전립선비대증 증상은 거의 80%가 넘게 나타난다고 한다. 전립선에 가장 해로운 것은 운동하지 않고 하루종일 앉아 지내는 생활 습관이다. 자주 일어나 운동하되 특히 발을 움직여 걷는 운동이 가장 좋다. 하루 30분 이상은 걷는 것이 전립선비대를 예방하는 데 최상의 방책이 된다.

아무리 한물간(?) 나이가 되었다 해도 청춘을 일깨우는 봄의 자극에서 벗어날 수 있는 사람은 없다. 아무리 수백 년 된 고목이라 해도, 그것이 살아있는 한, 봄이면 새롭게 움이 트는 것과 같은 이치다. 당장 일어나 햇빛 쏟는 가운데로 걸어가 볼 일이다.

임신능력 회복하려면 자연리듬 되찾아야

정상적인 여성의 난자에 남성의 정자가 결합하면 수정란이 된다. 난자는 단 하나의 세포에 불과하지만 수정된 난자는 곧 2세포-4세포-8세포-16세포로 분열을 시작하여 배반포가 되고 모체의 자궁 속에 착상하여 태아로 자라난다. 현대의 과학자들은 이 같은 자연의 법칙을 이용하여 인공적으로 여성을 임신시키거나 의료 연구 목적의 줄기세포로 만드는 연구를 잇달아 성공시키고 있다.

이러한 기술이 좀 더 발달하게 되면 최소한의 체세포만으로도 얼마든지 생체 복원이 가능할 것으로 여기고 있다. 지금까지 계속돼온 생물들의 본능적인 교배 과정이 없이도 생식이 가능한 시대가 온다는 것이다. 구체적으로 학술지를 통해 발표되는 생명복제의 성과들을 보면 인공적인 복제기술은 이미 실용 가능한 수준에 이른 느낌이다.

하지만 이런 기술이 실용화되기까지는 아직도 많은 시간이 필요하다. 동물실험에서 복제에 성공한 케이스가 보도될 때는 그 일이 아주 쉽게 성공한 것처럼 보일지 모르지만, 실제로 하나의 태아를 성공시키기까지 버려지는 난자의 수는 몇백 개가 넘는다. 백번 시도하여 한두 개가 성공하는 것만으로도 칭송받을 만큼 그 일은 어렵다는 의미다.

특히 이 기술이 인간에게 적용될 때는 더 큰 문제들이 있다. 아직 젊은 불임 부부들이 인공수정 클리닉을 많이 이용하고 있지만, 순탄하게 출산에 성공하는 케이스는 아주 드물다. 임신 기능에 문제가 없는 보통의 부부들이 피임에 신경 쓰지 않고 성관계를 가질 때 임신에 성공하는 경우의 비율은 10~25% 정도로 알려져 있다.

그런데 인공수정의 경우, 운동성이 떨어지는 남성의 정자를 따로 선별 처리하여 임신 주기에 맞춰 주입했을 때 임신에 성공하는 비율은 10%, 여성의 배란을 돕는 처치와 함께 주입했을 때 성공률은 10~15%, 아무리 높게 잡아도 20% 이상이 되기 어렵다고 한다. 만일 여성의 생식기관이 임신(착상)을 받아들이기 어려운 상태라면 성공률은 한층 더 떨어진다. 인공임신 클리닉을 4~5년 넘게 드나들면서도 아기를 갖지 못하는 젊은 부부들이 적지 않은 이유다.

세상에 음과 양의 이치가 있는 건 생동감 넘치는 자연을 위해서다. 음은 양을 위하여 품을 열고 양은 음을 향하여 기운을 낸다. 밤과 낮이 따로 없는 극지의 여름과 겨울을 생각해보라. 밤이 길게 이어지고 낮이 길게 이어지는 곳에서는 생명의 약동을 느낄 수가 없다. 밤과 낮이 적당한 간격으로 찾아들고 사라지는 현상이야말로 우주자연이 아름답게 피고 지는 조화의 원천이다.

음과 양의 이치가 그와 같다. 만일 암컷과 수컷이 따로 존재하지 않는다면 식물이 꽃을 피울 이유가 없고 새들이 춤추거나 노래할 이유가 없다. 죽은 것과 산 것도 구분되지 않을 것이다. 본래 태초의 지구가 그러하였으나 땅과 하늘이 분리되고 산과 바다가 분리되고 생명의 종種이 제각기 암컷과 수컷으로 나뉘면서 세상은 아름다워진 것이다. 번식에 있어서 암컷과 수컷이 분리되어 있지 않다면 생명의 진화는 일어나지 않았다.

그러나 이 아름다움도 낮과 밤의 질서가 흐트러진 20세기를 넘기면서 정점을 맞은 듯하다. 밤을 낮 삼아 일하고 놀고 경쟁하면서 인체의 생리리듬도 흐트러졌다. 아기를 갖고 싶어도 갖지 못하는 사람들이 늘어난 것은 인류문명이 스스로 초래한 과실이다. 근래 들어 가임연령 남자와 여자들의 임신 능력이 크게 떨어지는 이유는 주로 스트레스와 관련돼 있다. 과도하게 머리를 쓰고 제때 잠을 자지 못하며 식생활이 혼란해지면서 몸이 본래 가지고 있는 생식기능이 크게 약화된 것이다.

그렇다면 임신 능력을 되찾는 방법은 무엇일까. 여러 가지 방법이 있겠지만, 무엇보다 여자가 여성의 몸을 회복하고, 남자가 남성의 몸을 회복하는 것이 정석에 가까운 길이다. 무너진 것을 회복하면 질서가 돌아오고, 몸의 질서가 돌아오면 인체는 본래부터 가지고 있는 생식의 능력을 회복할 수 있다. 수년간의 불임 치료를 통해 아기를 갖는 부부도 있지만, 아무런 처치를 받지 않는 대신 그 기간만큼 요양 수준으로 몸을 편히 지낸 부부가 자연임신에 성공하는 경우도 적지 않다.

온갖 스트레스로 신체 바이오리듬이 혼란되어 신체 생리기능이 약화 된 사람도 긴장을 풀고 스트레스가 해소된 상태에서 생활하면 몸은 본연의 자연건강 상태로 돌아가게 된다. 최대한 자연적 환경으로 삶을 되돌린다는 것은 다른 어떤 인위적인 치료수단보다 안전하고 정통적인 방법이라 할 것이다.

76

남성의 자신감, 전립선에 물어보라

　요즘은 남자의 전립선을 곧 정력과 연결해 말하는 사람들을 어렵잖게 볼 수 있다. '전립선에 좋다'는 말이 곧 '정력 강화에 도움 된다'는 의미로 통하는 듯하다. 전립선의 개념조차 모르던 시절을 생각하면 격세지감이 크다. 지금 생각하면 농담같이 들리겠지만, 불과 25년 전 필자가 전립선세척요법을 처음 시행할 때만 해도 '여자는 전립선암에 걸리지 않나요?'라는 질문을 종종 받았다. 마치 남자가 자궁암을 걱정하는 것처럼 말이다.

　남성만의 상징인 전립선을 잘 모르던 시절, 남자들은 전립선 질환의 증상들을 어떻게 느꼈을까. 인체를 간심비폐신肝心脾肺腎 다섯 가지 장기계통의 개념으로 파악하므로, 전립선 질환은 자연히 신腎 계통의 균형이 깨지거나 기운의 과부족과 연관된 병증으로 인식했다. 신은 단지 콩팥이란 장기 하나를 가리키는 것이 아니라, 그와 연관된 배뇨,

생식기 계통의 장기 전반을 의미한다.

나이가 들면 기력이 약해지면서 신체 전반의 기능이 약화된다. 몸의 기운이 쇠약해지면서 저항력과 회복 능력도 다 같이 약화된다. 먹고 마시고 움직이는 모든 것에서 주의가 필요해지며, 운동과 영양 관리의 필요성도 높아진다.

노년에는 흔히 요실금, 오줌소태라 부르는 현상이 적지 않게 나타나는데, 소변이 시원하게 나오지 않고, 일을 보고 나서도 금방 오줌이 마려운 듯 방광이 개운치 않다. 막상 변기 앞에서 서서 자세를 취하더라도 쉽게 배설되지 않고 찔끔거린다. 옷을 입고 나면 또 마려운 듯하며 마려울 때는 잘 참기도 어려운데, 이 때문에 속옷을 자주 적시게 된다.

이 때문에 장거리 여행이 어렵고, 늘 불쾌감이 있으며, 노인의 거실이나 침실, 몸에서는 지릿한 냄새가 떠나지 않게 되는 것이다. 성욕을 느끼더라도 역시 발기가 되지 않으며, 발기가 되더라도 굳세지 못하다. 겨우 관계를 갖더라도 제대로 삽입이 되지 않거나 사정이 시원하게 되지 않는다. 남성은 잠들기 전이나 잠에서 깨어나기 직전 생리적으로 발기가 일어나게 되는데, 발기부전의 경지(?)에 이르면 새벽 발기조차 제대로 일어나지 않는다.

때문에 나이가 들면 노부부는 서로 등 긁어주는 것으로 만족하는 관계가 되는 것을 당연히 여겼다. 오줌발의 변화와 발기력의 변화는 거의 동시에 나타나는 현상이다. 옛사람들은 그것이 사람의 기운, 즉 생명력이 약화 된 것과 연관이 있다고 보았다. 그래서 아침 기상할 때 새벽 발기가 일어나지 않는 사람에게는 돈을 꾸어주지 말라는 속담이 오래전부터 있었다.

남성의 힘과 전립선을 연관 짓는 것은 의학적으로 타당하다. 남성의 요도는 소변과 사정의 기능을 동시에 수행하는데 방광과 정낭, 요도가 만나는 중요한 길목에 전립선이 자리하고 있다. 전립선이 기능을 제대로 수행하지 못하면 소변도 사정도 제대로 조절될 수가 없다. 전립선의 건강 상태는 발기력과도 연관이 있기 때문이다.

전립선은 작은 기관이지만 스스로 성과 관련된 호르몬을 배출하기도 하면서 물리적으로는 여러 개의 밸브를 가지고 안으로 소변을 가두거나 밖으로 내보내는 등의 중요한 역할을 한다. 요도와 연관된 괄약근과 수많은 미세근육들의 도움으로 펌프 역할을 해야 하므로, 걷기나 뛰기와 같은 동작이 큰 운동은 물론 항문 조이기와 단전호흡 등 미세근육을 단련시키는 운동도 중요하다.

일 년 중 하루나 한나절도 쉴 수 없는 그 역할의 중요성 때문에, 중년 이후의 전립선은 늙고 피로하기 쉽다. 각종 노폐물과 외부로부터의 병균 같은 것을 스스로 자정하는 기능을 갖고 있으나, 지친 전립선은 역시 자정능력도 떨어져 스스로 전립선염이나 비대증 같은 질환에 노출되기 쉽다.

전립선 내부에 직접 약물을 투입해 세척하는 세척요법은 가장 적극적인 치료법의 하나다. 전립선 조직은 약물 침투가 어려워 일반적인 항생제로 치료가 어려운 것으로 되어 있다. 세척 치료에서는 세포조직의 삼투압 원리를 이용하여 염증을 직접 개선하는 효과가 있고, 세포재생 성분들이 조직에 직접 작용하므로 환자들은 보다 빠르게 개선 효과를 느끼기도 한다.

신장의 기운을 돋구는 약재와 한의학 고유의 침, 뜸을 곁들이고 권고하는 운동을 성실히 병행한다면 전립선 질환은 그리 회복 불능의 질병이 아니다. 남성의 기운이 쇠하여 부부관계는 물론 사회생활에서도 자신감을 잃어간다면 전립선 회복에 관심을 가져볼 필요가 있다.

전립선은 대체로 비대해진다

전립선 질환의 대표는 아무래도 전립선염과 비대증이다. 전립선암의 발생률도 크게 늘어났지만, 여타 전립선 질환의 발생에 비하면 전립선염이나 비대증에 비할 수 없다. 전립선은 고환과 함께 남성으로 성장해가면서 그 존재나 역할이 뚜렷해진다. 신생아 시절에는 거의 찾아보기 어려울 정도로 작은 전립선은 사춘기가 되면서 빠르게 성장을 시작해서 25세 정도 청년이 되면 비로소 20g 정도 크기로 완숙되고 기능도 완전해진다.

전립선은 사정과 발기 그리고 배뇨의 중요한 역할을 하는데, 전립선에서 분비되는 전립선액은 남성 생식기능 및 정자의 생존을 돕고 살균작용이 있어 정자를 감염으로부터 보호한다. 전립선의 성장은 30대까지도 이어진다고 한다. 40대부터는 더 이상 자라나지 않는다. 그런데 이 시기부터는 조심해야 할 게 있다. 전립선 자체는 커지지 않지만, 전립선 내부로 조직이 늘어나는 전립선비대증이 생길 수 있기 때문이다.

전립선은 내분비선의 일종으로 내선과 외선의 구분이 있다. 외형의 크기를 의미하는 외선이 성장을 멈추는 시기에 이르면 내선 또한 성장을 멈춰야 하는데, 내선만 비정상적으로 커져서 전립선 내부를 채우고 전립선의 정상적 기능을 방해하는 현상이 전립선비대증이다.

특히 요도와 접해 있는 전립선 부분들이 커지면서 요도를 압박해, 방광에서 요도로 소변을 배출할 때 저항이 커져 소변 배출 속도가 느려지고, 방광은 소변을 내보낼 때 높은 압력을 유지해야 하기 때문에 기능이 손상되어 점점 비정상적인 상태로 변하게 되고 여러 가지 증상들도 발생하게 된다.

한 통계에 따르면, 40대 후반 이후 전립선비대증이 되는 비율은 50세 이상에서 25%, 80세 이상에서 절반 이상(조사에 따라 60~90%)에 이른다고 한다. 이 때문에 전립선비대증은 일종의 노인병으로 여겨지기도 한다. 전립선을 가진 동물 가운데 전립선비대증이 생기는 동물은 인간밖에 없다고 하는데, 이는 길어진 수명과 관계가 있는 것으로 보고 있다. 인간의 수명이 늘어나는 만큼 전립선비대증도 흔해질 가능성이 높다.

전립선 내부가 비대해진 조직으로 채워지면 요도를 압박하고 배뇨에 장애를 가져오게 된다. 그러나 실제로 전립선비대증이 있는 모든 사람이 소변 장애에 시달리는 것은 아니다. 비대가 오래 진행된 노년이 될수록 소변 장애가 나타나는 비율은 높아지지만, 상당수는 비대가 있음에도 소변 장애가 심각해지지는 않는다. 다만 소변이 시원치 않거나, 변기 앞에 서서도 곧바로 소변이 나오지 않는 등 소소한 문제는 비교적 흔히 볼 수 있다.

전립선은 항문 바로 아래 위치하고 있어 전립선 질환의 진단과 처치에서 항문을 통한 촉진이나 마사지 등 방법이 흔히 사용된다. 고무장갑을 끼고 만져보면 전립선의 크기나 외형에 변화가 생기지 않았는지 알 수 있으며, 전립선 마사지를 통해 얻어지는 전립선액으로 세균 감염 여부도 판단할 수 있다.

치료나 관리에 있어 전립선의 위치는 몇 가지 유리한 방법들을 제공한다. 옛날 노인들은 겨울이 되면 따뜻한 온돌방 아랫목에 앉아 엉덩이를 '지지는' 것을 좋아했는데, 이는 치질이나 전립선의 여러 증상을 가라앉히는 데 효과적이었기 때문이다. 그러나 전립선을 치료하는 어떤 관리법도 아직 효능이 완벽하다고 공인돼 있지는 않다.

의사들은 모든 치료법 가운데 자신이 임상경험을 통해 효능을 가장 믿고 장담할 수 있는 방법을 주로 사용하게 마련이다. 내 경우는 죽염을 주성분으로 하는 한약액을 도뇨관을 이용해서 요도로 직접 주입하여 전립선, 방광 등을 세척하는 요법으로 좋은 효과를 보았다. 특수 제조되는 세척액 재료 중에는 세포재생과 염증 치료에 효과가 있는 천연의 약성재료들이 포함된다. 30년 가까운 임상기간 동안 많은 중·노년 남성들을 치료하였다. 전립선 상태의 개선과 함께 남성 기능이 회복되는 효과를 경험하고 있다.

전립선비대증은 남성의 비뇨생식기의 노화에서 오는 하나의 증후군으로, 소변의 문제를 비롯해 사정감의 저하 등 기타 성 기능의 이상이 동반되기도 하는데, 세척 후 환자의 자각증상에서 시원한 배뇨와 함께 성 기능의 향상도 뚜렷하게 진전되는 것으로 나타난다. 세척 후 고환이나 회음혈에 실뜸을 뜨기도 하는데, 이는 전립선의 순환을 도와주고 양기를 보충하여 면역력을 향상시킴으로써 재발 방지에도 효과가 있다. 평소에 요도괄약근 운동을 규칙적으로 해주어도 도움이 되는데, 나이가 들어도 건강을 지키려면 꾸준함이 필요하다.

전립선, 지속적인 관리가 필요해

전립선 질환은 인간에게만 나타나는 질환으로 알려져 있다. 그 이유는 전립선이 노후 될 만큼 오래 살기 때문이다. 인간의 평균수명이 60세를 넘은 지 오래다. 지금 한국은 평균수명 81세, 평균 기대수명은 83세가 되었다. 100세 이상 노인의 숫자도 1만 명을 진즉 넘어섰다.

사실 전립선은 매우 야무지고 강한 조직이다. 신체의 다른 조직들이 꾸준한 관리를 받으면서 인간의 수명까지 버티는 데 비하면, 별도의 관리를 받지 못하면서도 노년까지 묵묵히 제 기능을 발휘하는 전립선이야말로 인체에서 가장 강인한 조직이라 하지 않을 수 없다.

하지만 많은 경우 전립선은 50대 이후 기능이 퇴화되고 60대 이후에는 대다수 남성이 문제를 느낄 만큼 여러 가지로 취약해지는 것이 사실이다. 요즘은 40대에서도 전립선 문제를 겪는 사람이 심심찮게 발견된다. 전립선은 일종의 성 기관이므로, 생리적으로 생식의 의무를 마친 50~60대 이후 연령에서 청장년기와 같은 능력을 잃어가는 것은 일면 자연스러운 현상으로도 볼 수 있다.

전립선이 퇴화되어 나타나는 대표적인 현상은 발기력이 떨어지거나 발기가 잘 안되고 소변이 힘없이 나오거나 소변 조절이 안 되어 빈뇨, 야뇨 등이 발생하는 것이다. 발기력이 떨어지는 것이야 감수한다쳐도 소변이 시원하게 잘 안 나오거나 시도 때도 없이 새 나오는 일은 참기 어려운 일이다. 중년 이후 전립선에 관심을 두어야 하는 이유와 전립선에 문제가 생겼을 때 치료를 미루어둘 수 없는 이유가 여기에 있다.

요즘 전립선이란 말이 아주 흔히 사용되고, 쏘팔메토 성분의 전립선 건강보조식품이 유행처럼 시판되고 있다. 과연 전립선에 얼마나 효과가 있느냐 하는 논쟁도 있지만, 서구에서는 오래전부터 이것을 비뇨-생식기 계통의 문제와 전립선 질환 해소에 효과가 있는 식물로 사용해오고 있으며, 여러 나라에서 전립선 질환 치료제의 성분으로 인정받고 있다.

'쏘팔메토Saw palmetto'란 서인도제도, 미국 남부 플로리다 지역에서 주로 자라는 식물이다. 잎자루에 톱니 모양의 가시가 달려 '톱야자'로 불린다. 유럽의 항해자들이 대서양을 따라 북미대륙에 처음 도착했을 때, 이 지역 원주민들이 톱야자의 열매를 수프로 만들어 먹거나 음료로 사용하고 있었다고 한다.

원주민들은 또 그것을 일반 식음료 이상의 용도로 사용하고 있었다. 즉 소변의 문제나 생식기 계통의 다양한 문제를 해결하는 약용식물로 이용하고 있었다. 이러한 용도는 과학적인 성분 분석이나 연구 이전에 항해자들을 통해 먼저 받아들여졌고, 1900년경에는 이미 미국을 대표하는 약성 식물 가운데 하나로 유럽에도 전파되었다.

톱야자에 대한 최초의 의학적 기술은 19세기 말에 발간된, 버태니컬 의과대학 킹 교수의 미국 약전King's American Dispensatory에서 찾아볼 수 있다. 1898년 세 번째 증보판에 보면 이렇게 기술되었다.

"(톱야자 추출물, 로르산은) 거담, 해소, 기침과 기관지염에 효과가 있고, 급만성 코막힘과 천식, 결핵성 후두염 등에 쓴다. 소화기관에 작용하여 소화기를 편안하게 하고 식욕을 증진시키며 소화를 돕는다. 그러나 가장 대표적인 효능은 남녀 모두의 비뇨-생식기 계통에서 발휘된다. 유방과 난소 고환 같은 기관에 작용하며, 무엇보다 전립선비대를 줄이는 효과가 있는 것으로 주장된다."

톱야자 열매에는 일종의 지방산인 로르산이 풍부하다. 로르산은 남성호르몬 테스토스테론의 산화작용을 억제하여 소변 곤란 등의 불편을 개선하는 효과들이 임상적으로 증명되어 있다. 대개 천연식물 성분의 약재들은 상태가 악화된 단계에서의 치료보다는 초기 치료, 또는 예방적 관리 단계에서 더 효과적인 것으로 생각된다.

인체에 유해 성분이 없는 식용 식물(과일)인데다, 오래전부터 아메리카 원주민들과 그것을 받아들인 유럽인들에 의해 200년 넘게 전립선 건강에 도움 되는 식물로 이용돼온 것은 사실이다. 한방의 자연 성분 약재를 이용하여 전립선 질환 치료를 시도하는 경우, 그것이 단지 전립선 증상을 개선하는 데 그치지 않고 남성의 힘이 강화되는 효과를 동반하는 일은 흔하다.

물론 전립선의 피로 증상들이 개선됨으로써 나타나는 효과도 있지만, 자연 성분의 약재들은 염증이나 비대 증상을 표적으로 함과 동시에 생식기 계통을 포괄적으로 강화시키며 면역력까지 높여주기 때문에 나타나는 효과로 보아야 할 것이다. 전립선 세척요법은 톱야자가 포함된 7~8가지의 약성 식물들로부터 추출하여 정제한 약물을 사용한다. 치료를 시작한 후 성 기능이 강화되는 효과를 덤으로 누리는 사람들이 많은 것도 우연이 아니다.

걷기가 최상의 운동인 이유

봄의 공원은 늘 붐빈다. 겨우내 움츠러들었던 몸과 마음을 녹이기에는 꽃핀 공원이나 산길을 산책하는 것만큼 좋은 것도 드물다. 걷기는 근육과 장기, 심혈관계, 순환계, 소화기 계통에 두루 좋고, 걷는 동안 햇빛을 보면 체내 비타민의 생성과 활성화를 유도하는 효과도 얻을 수 있다. 따라서 성인병 예방과 치료 효과를 기대할 수 있고, 감기와 같은 유행성 질병에 대한 저항력과 인체 면역능력도 강화된다.

특히 비만 과체중 등으로 격렬한 운동 시 근골격에 무리가 갈 수 있는 사람이라면 '부드러운 유산소운동'이라 할 수 있는 걷기가 일상적으로 할 수 있는 최상의 운동일 수 있다. 걷기의 건강 효과에 관한 연구 보고는 수없이 많다. 당뇨 환자가 1주일에 최소 2시간 이상을 빠른 걸음으로 걷는 경우 사망 위험이 39% 낮아졌다는 보고가 있다.

1980년대 하와이 호놀룰루 심장센터가 60대 이상 노인 7백여 명에 대해 추적 조사한 연구에 의하면 하루 2마일(3.2km) 이상을 꾸준히 걸은 사람은 1마일도 걷지 않은 노인들에 비해 사망률이 절반으로 낮았다고 한다. 유행하는 '1만 보 걷기'와 비슷한 수준의 운동량이다. 일찍이 히포크라테스는 "걷기는 인간에게 최고의 보약"이라고 말했다. 걷기가 몸에 좋은 점을 구체적으로 살펴보자.

▲ **근골격계** : 사람의 몸은 6백 개 넘는 근육과 2백 개 넘는 뼈들로 이루어져 있다. 걸을 때는 이 모든 근육과 뼈가 동시에 움직이거나 최소한 자극을 받는다. 걷기를 통해 성장기에 있거나 젊은 사람들은 근골격이 강화될 수 있고, 신체적 쇠퇴기에 있는 사람은 적어도 그 쇠퇴와 노화를 늦출 수 있다.

걷기는 허리와 다리의 힘을 특히 강화시켜주며 중년기 이후의 골다공증을 예방하는 데도 효과적이다. 팔과 어깨에서 근육의 노화로 나타나는 오십견과 어깨가 굳는 현상을 막는 데도 유용하다. 그냥 걷기보다는 중간에 한 번씩 팔다리를 흔들거나 크게 움직여 스트레칭하고, 중간중간 20~30초 정도라도 잠깐씩 뜀뛰기나 달리기를 하다가 다시 걷기를 반복해주는 방법도 좋다.

흔히 산책은 뛰기(조깅)에 자신이 없는 사람들이 선호하는 유산소운동이라 할 수 있는데, 일정한 속도, 일정한 보폭으로만 걷기보다는 변화를 가미하는 것이 더 효과적이다. 평탄한 지형만 걷기보다 적당히 오르막 내리막이 가미된 코스를 걷는다면 근골격에 충분히 좋은 운동이 될 것이다.

▲ **호흡기와 심장** : 걷기는 호흡과 맥박에 직접 영향을 주기 때문에 심폐기능 강화와 심장기능 및 고혈압 증상 개선에 도움이 된다. 개인별 조건에 따라 무리하지 않는 선에서 빨리 걷기와 천천히 걷기, 심호흡과 가쁜 호흡 등을 섞어가며 걸어보자. 또 걷는 운동으로 혈관 속을 흐르는 피의 움직임이 활발해져 각 장기에 생성된 노폐물과 산화물질을 청소하는 데 도움이 된다. 걷는 동안 발바닥이 자극되어 피돌기가 더욱 활발해진다. 발은 '제2의 심장'이라고도 불린다. 심장 기능이 약화되는 노년기일수록 매일 걷는 습관이 중요해진다.

▲ **소화기** : 걷는 동안 체내 장기는 물리적 자극을 받아 쌓인 노폐물이 쉽게 제거되고, 소화액 분비도 활성화되어 소화능력이 올라간다. 걷기 전후 깨끗한 물을 마셔 물리적 자극 효과를 높일 수 있다. 신진대사가 원활해지고 생리활성물질의 분비도 활발해지므로 몸은 한층 가벼워지게 된다.

▲ **생식기 계통** : 하체가 강하면 남성 기능도 강해진다. 무엇보다 남성의 전립선을 위한 운동으로 걷기가 첫손에 꼽히는데, 전립선은 남성의 정력과 밀접한 연관이 있는 기관이다. 2001년 이스라엘 라마트 간 발기부전센터에서 발기부전이 있는 50세 전후의 남성 234명을 대상으로 주 3회 이상, 매번 4㎞ 이상을 걷도록 운동처방을 내린 결과 수개월 뒤 67%의 환자가 더 이상 비아그라 처방이 불필요하게 되었다고 한다. 여성의 생리대사에도 걷기 운동은 효과가 있다. 늦어도 요실금이 나타나기 시작하는 50세 전후부터는 주 3회 이상 걷기를 생활화하는 것이 바람직하다.

▲ **두뇌와 정신 :** 하루도 빼놓지 않고 스스로 정한 시간에 같은 산책로를 걸었다는 임마누엘 칸트를 비롯하여 예로부터 많은 철학자와 시인, 예술가들이 꾸준한 걷기를 생활화했다. 걷기는 두뇌활동에 큰 도움이 된다. 프랑스의 사상가 몽테뉴는 "꼭 산책할 곳이 있어야 한다. 앉아 있으면 사유는 잠들어버린다. 다리가 흔들어놓지 않으면 정신은 움직이지 않는다"고 했다.

뇌와 관련된 조직들은 뇌 속에만 있는 게 아니다. 하반신에 분포되어 있는 긴장근의 운동은 뇌까지 자극을 보내며 자극을 받은 뇌에서 도파민이 분비되어 혈액 순환이 활발해진다고 한다. 스트레스 해소에 도움 되는 부신피질 호르몬도 분비된다.

가을은 남성의 '정비'에도 최적기

가을 수확이 끝나면 들판에는 서리가 내린다. 자연의 섭리가 오묘하다는 것은 일 년 사계의 순환에 담긴 합리성만 보아도 알 수 있다. 가을이 가장 풍성한 것은 다가오는 겨울에 대비할 수 있도록 하기 위해서다. 겨울에는 그 무엇도 자라기를 멈추고 결실을 내지 않는다. 가을엔 잘 먹고 많이 움직이고 또 많이 거두어 모아서 겨우살이에 대비해야 한다. 자연의 섭리에 따르는 야생의 동물들은 이 기간에 한껏 먹고 살이 찐다.

현대 도시인의 생활은 야생적인 자연환경과는 다소 거리가 있다. 한겨울에 푸른 채소를 생산해서 먹고 딸기 같은 과일을 거둔다. 기후가 같지 않은 먼 이국의 과일을 수입해 먹기도 한다. 하지만 근본적으로 계절의 질서에서 벗어나지 않는다. 아무리 그러하더라도 사람의 몸은 가을이나 겨울을 혼동하지 않는다. 계절에 맞는 건강관리가 필요하다는 뜻이다.

성생활도 계절의 영향을 받는다. 봄철에는 기운이 솟구쳐 춘정春情이라는 말도 있다. 많은 한해살이 화초들은 봄에 꽃을 피우고 생식활동을 거쳐 가을에 결실을 맺는다. 임신이나 포란 기간이 길지 않은 대다수 동물도 춘정에 따라 봄에 짝을 짓고 여름내 키워서 가을이 오기 전에 독립시킨다.

이에 비하면 인간의 성은 훨씬 자유로운 것 같다. 빛과 계절에 영향을 받지 않고 생식활동과 관계없이 전천후 성생활을 즐길 수 있으니 말이다. 과연 인간의 성생활은 계절과 관계가 없어도 되는 것일까. 원론적으로는 인간 역시 계절의 흐름과 조화를 이루는 성생활이 바람직하다. 춘정이 발동하는 봄에 좀 더 활발히 즐기고, 가만히 있어도 몸이 지치고 기운이 달리기 쉬운 여름에는 횟수를 줄이는 것이 좋다.

겨울은 어떨까. 밤이 길고 농사일도 쉬는 계절이 되므로 즐길 수 있는 기회가 늘어나기 쉽다. 생활 여건에 비해서는 그렇지만 생리적으로는 어떨까. 중국 동진시대의 고전 《양생요집》에 따르면 겨울은 그것도 쉬는 것이 좋다고 한다. '남성의 사정 횟수를 봄철에는 사흘에 한 번, 여름과 가을에는 한 달에 두 번, 겨울에는 좀 더 억제함이 좋다.'라고 하였다.

또 말하기를 '겨울에 한 번 사정하는 것은 봄철에 100번 사정하는 것과 맞먹는다'라고 하였는데, 이것은 정精의 소모를 기준으로 말한 것이다. 인간의 성 또한 크게는 다른 동물들처럼 겨울에 위축되기 쉽기 때문일 것이다. 생활 여건이 다른 현대인들이 고전에 있는 얘기를 반드시 따라야 하는 것은 물론 아니지만, 참고한다고 해서 나쁠 것은 없다.

인간은 겨울잠을 자는 동물이 아니고, 겨울이라 해서 '정을 굳게 닫고' 돌부처처럼 견딜 수 있는 존재도 아니다. 몸이 버거워하지 않는 한 한겨울에도 멈출 수는 없을 것이다. 이미 현대인의 생활환경은 인공조명이 없던 시대와는 판이하게 다르다. 계절적으로 성생활에 불리한 겨울의 성생활을 위해서는 가을에 충분한 대비를 하는 것이 필요하다. 즉 기운의 축적이다.

신선한 바람이 부는 동안 걷기와 달리기 같은 운동을 충분히 해주고, 유산소운동과 함께 하체 단련을 해두는 것이 정력 유지나 전립선 보호를 위해서도 바람직하다. 옛사람들은 가을에 보약 한 첩 먹는 것을 연례적인 겨울 채비로 여겼다. 가을에는 신선한 보약 재료가 많아 짓기도 수월하거니와, 여름처럼 활동이 많지 않은 까닭에 먹은 것이 곧바로 소비되지 않고, 몸에 축적되는데도 유리하다. 여름 동안 활발했던 활동을 멈추고 휴식에 들어가게 되는 겨울을 앞두고 건강점검을 해두면 겨울을 편하게 나면서 양질의 휴식을 취할 수 있게 된다. 건강검진에도 가을이 적기다.

남성의 전립선 관리에도 가을은 적당한 시기라 할 수 있을 것이다. 요도의 가려움, 소변의 부실과 혈뇨 또는 혼탁, 사정 기능의 약화, 발기력 저하, 만성적인 피로 등 전립선의 부실을 의심해볼 만한 증상이 나타난다면 전문의의 진단을 받아보는 것이 필요하다. 특히 30대 중반 이후부터 중·노년까지의 남성에게서 나타나는 성적 무기력은 전립선 문제와 연관돼 있을 가능성이 높다.

전립선은 일반 항생제와 같은 약물의 침투가 어려운 기관이어서 간단한 증상이라도 치료에 어려움이 있다. 전립선 질환이 통상 만성질환으로 발전되는 이유다. 전립선세척요법은 이러한 난제를 해결하기 위해 개발된 것으로, 오래된 증상을 치료하는 데에도 효과적이다.

겨울에도 멈추지 않는 전천후 남성의 힘을 유지하기 위해, 가을에는 기력의 비축과 함께 '정비'를 잊지 말자.

가을비에 젖은 낙엽? 주먹 쥐고 일어서라

　가을은 남성의 계절이라 했던가. 하지만 이것은 남성의 힘이 솟아오르는 낭만에 대하여가 아니라 우수에 관한 이야기다. 남성에게도 울적한 분위기가 흘러 가을의 서정에 지배를 받게 된다는 말이 더 적절할 것이다. 천고마비라든지 등화가친의 계절과 같은 생산적이고 진취적인 가을의 수식어는 이제 옛이야기처럼 들린다.

　가을이 되면서 일조량이 줄어들고 기온이 쌀쌀해지면 대개 활동성과 관계있는 호르몬들은 분비량이 줄어들고 대신 세로토닌같이 센티멘털한 감정과 관련 있는 호르몬이 늘어난다. 반면 햇빛을 받아 체내에서 생산되는 비타민D의 생산량이 줄어드는데, 이 때문에 우울한 기분이 스며들기 쉽다. 비타민D의 부족은 칼슘 등 미네랄의 섭취 능력을 떨어뜨리고, 생체리듬을 관장하며 면역력을 높여주는 멜라토닌 등의 분비를 어렵게 한다. 스트레스에 견디는 힘이 약화되어 짜증이 늘고 쉽게 좌절하며 불면과 우울증까지 가져올 수도 있다.

물론 이 같은 변화는 사람을 차분하게 만들어준다는 긍정적 측면도 있지만, 차분한 것도 정도껏이다. 기분이 너무 가라앉아 우울해지고 의욕마저 잃게 된다면 생존경쟁에서 상당히 불리한 입장에 처하게 될 것이다. 사회생활에서만 문제가 아니다. 부부생활에서도 문제가 생긴다.

중년의 남성들이 '의무방어전'에 급급하거나 성생활을 아예 전폐하고 사는 경우가 많다는 얘기는 너무나 흔한 얘기다. 기분이 가라앉으면 남성성은 더욱 위축된다. 이런 기분으로부터 헤어나는 것은 누가 해줄 수 있는 일이 아니다. 스스로 심기를 추슬러 주먹을 불끈 쥐고 일어나지 않으면 안 된다.

어떤 할머니가 아주 오랜만에 여고 동창 모임에 다녀왔더란다. 일찍 돌아와 남편의 밥상을 차리면서 할머니가 요란스럽게 달그락거렸다. 뭔가 심기가 불편한 것을 눈치채고 남편이 말을 걸었다. "그래, 재미있게 놀고 헤어졌소?" 할머니는 볼멘소리로 "헤어지긴 뭘 헤어져요. 재미가 넘쳐서 오늘 밤새 놀자고들 합디다."라고 대답했다. "아니, 할머니들이 밤새 논다고? 무슨 기운들이 그리 넘쳐서?" 남편이 놀라서 묻자 할머니는 "그럼 남정네들만 밤샐 줄 아는 줄 아셨소?"하고는 입을 닫아버렸다. "하긴. 그런데 왜 당신은 일찍 돌아왔소?" 머쓱해서 묻는 남편의 귀에 혼잣말처럼 내뱉는 할머니의 푸념이 들려왔다. "이게 내 팔자지. 하필 나만 남편이 살아있어서…."

비슷한 우스갯소리는 많다. 이사할 때 할아버지는 할머니가 아끼는 강아지를 끌어안고 트럭 운전석 옆에 미리 자리 잡고 앉아 있어야 버림받지 않는다는 이야기도 비슷하다. 중년 이후, 여성들의 세계와 남성의 세계는 이렇게 변한다는 것이다.

90세 이상 노년층 인구는 여성이 남성보다 7대3 정도로 많다는 미국의 보고서, 혼자 사는 할머니가 남편 있는 할머니보다 더 오래 산다거나 그와 반대로 남자는 부인이 있는 경우 홀로 사는 사람보다 더 건강하고 오래 산다는 등의 일본 보고서 등을 보면, 중·노년기를 거치면서 남성의 힘이 여성보다 상대적으로 취약해지는 현상은 인류 공통으로 나타나는 과학적 현상임이 분명하다.

그러나 이런 현상과 통계들도 절대적 이치를 의미한다고 결론짓기는 이르다. 1백세 이상 사는 남자도 얼마든지 있고, 60대에 애인을 두거나 아기를 낳았다는 남자도 얼마든지 있다. 일반적인 현상으로 위안을 삼으며 중년을 넘으면 '문을 닫아도 된다'는 게으른 생각에 안주하겠다면 할 수 없는 일이지만, 남자다운 삶의 자존심을 지키려고만 한다면 얼마든지 길은 있게 마련이다.

적어도 소변을 지리면서 남의 보호에 의존하는 삶만큼은 늦출 수 있는 데까지 최대한 늦추려고 노력하는 것이 중년기를 넘어가는 남자들의 당연한 의무 중 하나가 아닐까. 체력관리를 위한 운동과 섭생의 관리는 기본이고, 강건한 남성의 힘을 유지함으로써 남자는 보다 늦은 나이까지 남성으로서, 가장으로서의 권위를 스스로 지키고 가족의 존경과 사랑을 유지할 수 있다.

이러한 노력 가운데서도 건강한 전립선의 유지는, 사실 핵심적이다. 남성의 힘을 유지해 줄 뿐 아니라, 당당한 '오줌발'을 유지하는 데도 전립선의 건강은 필수적이기 때문이다. 오줌발이 약해지고 발기가 잘되지 않고 성적 욕망도 줄어들었다면, 그리고 당신이 이미 '젖은 낙엽' 같은 중년기에 접어들었음을 인지한다면, 미루지 말고 '전립선'을 검색하여 길을 찾는 것이 현명하다. 길을 찾는 사람에게는 반드시 길이 열려 있다.

당신의 전립선이 겪는 삼중고三重苦

날이 추워지면 사람들은 화장실을 찾는 횟수가 늘어난다. 날이 추워져서 땀을 덜 흘리게 되니 몸 안에서 사용되고 난 수분의 절대량이 소변으로 배출될 수밖에 없다. 반면 차가운 기온으로 인체의 장기들도 곧잘 위축되므로, 방광은 더운 날에 비해 모여드는 소변을 저장하는 능력이 오히려 떨어진다. 폐수의 양은 늘고 저수지는 작아지니 화장실을 자주 드나드는 수밖에 없다.

겨울은 그만큼 소변을 관장하는 요도 계통에 부하負荷가 많이 걸리는 계절이다. 평소 소변의 배출을 컨트롤하는 '밸브' 계통에 문제가 있는 사람이라면 이럴 때 고장을 일으키기 쉽다. 방광에 소변이 고였으나 그것을 잘 배출시키지도 못하고, 그렇다고 잘 막아주지도 못한다. 오줌이 마려운 듯하여 변기 앞에 섰으나 시원하게 배출되지 않고, 아직 더 참을 수 있을 것 같아서 참고 앉아 있다가 찔끔찔끔 지리기도 한다.

우리 옛말로 이를 '오줌소태'라 하고, 한자어로는 '요실금'이라고 한다(소태라는 말은 주로 남자에게, 실금이라는 말은 주로 여자에게 사용한다). 특히 한겨울에는 소변량이 늘어나기 때문에 오줌소태 현상이 더 자주 나타나기 쉽다.

소변의 밸브는 방광에 고인 소변량을 감지하여 배출이 필요할 때 이를 뇌에 전달하고 배출작업을 준비하는 자동 감지 기능도 갖고 있다. 그런데 감지 기능이 둔화되어 상황이 급박해진 뒤에야 이를 알아채게 된다면 화장실까지 달려갈 겨를도 없이 '아차'하는 사이에 오줌을 놓치게 되는 것이다. 이런 현상이 나이 든 사람에게 주로 생기는 것은 그만큼 방광과 밸브가 노화되어 성능이 저하된 것과 관계가 깊다.

남성의 소변 밸브를 관장하는 기관은 전립선인데, 방광과 음경 사이를 잇는 길목에 자리하고 있다. 전립선의 앞과 뒤, 즉 방광 쪽으로 내요도구, 음경 쪽으로 외요도구가 있어서 이 출입구를 여닫는 것으로 소변을 배출하거나 참을 수 있도록 컨트롤하는 것이 주 역할이다. 전립선은 남성의 사정射精 기능도 관장한다.

성교할 때 요도의 안쪽을 막아서 소변이 정액과 동시에 새 나오지 않도록 차단한 뒤 고환으로부터 올라오는 정낭액을 받아들여 정액으로 완성시킨다. 흥분이 고조되고 남성이 발사를 원하는 순간 전립선은 음경 쪽의 외요도구를 열고 가장 빠른 속도와 최대의 압력으로 내부를 순간 응축시켜 준비된 정액을 발사한다. 고무 물총과 같은 원리다.

소변을 배출할 때나 정액을 발사할 때의 힘과 속도는 전립선 조직이 얼마나 싱싱하고 탄력 있는 상태를 유지하고 있느냐, 그리고 앞뒤의 밸브조직(이것은 일종의 섬유근 조직이며 전립선에 인접한 BC근, PC근 등의 괄약근조직과 동시에 연동하여 수축 또는 이완한다)이 얼마나 건재한가와 관련이 있다.

건강한 남성이라면 소변이나 정액을 발사하는 힘이 뚜렷하고, 자신의 의지에 따라 맺고 끊음이 깔끔할 것이다. 이러한 힘은 전립선의 상태와 밀접한 관련이 있다. 남자의 '오줌발'이 정력과 비례한다는 것도 틀린 말은 아니다. 전립선의 힘은 대개 나이가 들면서 노화와 함께 약해지는 것이 보통이지만, 노화의 속도는 개인차가 크다. 건강한 전립선을 유지하기 위해서는 평소 체력을 잘 관리하는 것이 중요하다.

겨울은 전립선에 특히 불리한 계절이다. 추위로 인해 소변의 양과 횟수가 늘어나 부하가 커지는 것이 첫째고, 연말연시에 늘어나는 술자리와 수면 부족 등으로 쉽게 피로해질 수 있다는 점이 둘째다. 연말연시에 해야 할 일이 늘어나 업무 스트레스까지 가중되면 당신의 전립선은 삼중고三重苦를 겪게 되는 셈이다.

소변이 부실해지거나, 과음한 뒤에 소변을 놓쳐 바지를 적시거나 이부자리를 적시는 불상사가 일어난다면, 새벽 발기가 잘되지 않는다면, 그 즉시 술을 중단하고 긴급 관리에 나서야 한다. 음주 후 '필름 끊기는 현상'은 뇌세포에 심각한 적신호다. 마찬가지로 음주 후 '소변을 놓치는 현상'은 남성 기능에 심각한 적신호로 받아들여야 한다.

소변 조절이 안 될 정도라면, 그것은 일시적 실수로 끝나지 않고 장차 남성 기능을 완전히 잃게 될 위험을 예고하는 것일 수 있다. 전립선비대증이 있는 경우는 과음으로 인해 전립선 내부가 더욱 부풀어서 요폐尿閉(요도구가 막혀 소변을 보지 못하게 되는 현상)가 일어날 수도 있다. 많은 양의 오줌을 누는데도 줄기가 가늘다면 전립선비대로 배출구가 좁아진 것은 아닌지 의심해보는 게 좋다. 파이프가 완전히 막혀 배출이 안 되면(급성 요폐) 응급실로 실려 가기도 한다. 결코 가볍게 보아 넘길 일이 아니다.

전립선은 겨울을 알고 있다

"날씨 탓일까요." 그가 어렵사리 입을 열었다.

"소변을 보고 난 뒤에도 방광에 소변이 남아있는 기분이 들어요." 기분만 그러고 만다면 다행일 터인데, 자기도 모르는 사이에 남은 오줌이 흘러내려 속옷이 조금씩 젖곤 한다는 것이다.

"그거 오줌소태예요." 말해주지 않을 수 없었다.

평생 남자로서의 기능에 문제가 있다고 느껴본 적이 없다는 P씨. 그런데 근래 와서 발기력에 문제가 생기고 있음을 스스로 눈치채기 시작했는데, 이제 나이 들어 그런 것이려니 자연스럽게 받아들이려고 노력하는 중이라고 했다. 웬만한 자극에는 잘 흥분되지 않는가 싶더니 모처럼 발기되어 기분을 내보려고 해도 즐길 수 있는 시간이 짧아졌다고 한다.

거기까지는 참을 수 있었던 그도, 마침내 소변마저 시원치 않고 종종 속옷에 오줌을 지리는 지경까지 와서는 고민을 누구에겐가 털어놓지 않을 수 없게 된 것이다. 남자로서의 기능에 아무런 문제를 느끼지 못하던 사람으로서는 쉽지 않은 고백이었을 것이다. 결국 그 문제를 털어놓을 수 있는 대상은 가까운 친구거나 한의사, 의사일 수밖에 없었을 것이다.

"왜 이런 현상이 나타나죠? 나이 탓인가요?"

물론 근본적으로는 나이 탓과 무관하지 않다. 정력 넘치던 남자들도 일반적으로 나이가 들면서 이런 현상을 겪게 된다. 대개 60대를 넘어 노인이 되면 소변 기능이 약화되어 오줌발이 흐물거리고 오줌이 마려운 듯 마렵지 않은 듯, 감각도 무뎌지며 급기야 오줌소태가 나타나게 된다. 대책을 세우지 않고 그대로 두면 결국 소변 감각이나 배변을 조절하는 기능까지 잃게 되어 위생 패드(기저귀) 착용을 피할 수 없게 된다.

아직 기능이 멀쩡한 중장년 남성들은 이해하기 어려울지 모르지만, 70~80대 이상 노인들의 태반은 이것을 사용하고 있다. "그대로 있지 말고 이제라도 일삼아서 운동을 좀 하세요. 지어드리는 약도 좀 드시고요"라고 조언해드렸다.

소변을 시원하게 보지 못하고 남은 오줌이 흘러나와(잔뇨) 속옷을 조금씩 적시는 현상이 이제 시작되는 단계라면 아직 단념할 단계는 아니다. 이러한 증상이 나타나는 원인을 인체 장기의 기능과 연관 지어 설명하자면 가장 직접적인 원인은 전립선에 있다. 전립선은 방광과 요도 사이에서 배변을 조절하는 밸브의 역할을 하기 때문이다. 물론

성 기능과도 직접 연관이 있다. 전립선이 약화되면 섹스를 할 때도 사정을 시원하게 하지 못한다. 발기력이 떨어질 때부터가 전립선이 약화되고 있다는 신호라고 볼 수 있다.

겨울 추위는 전립선에 특히 상극이다. 남성의 성 관련 장기 가운데 전립선은 찬 것을 싫어하여 (고환과 달리) 몸속 가장 깊은 곳에 감춰져 있다. 겨울이 되면 소변 장애를 겪는 중·노년 남성들이 늘어난다. 가장 먼저 생각해야 할 일이 전립선을 보호하는 일이다.

무엇이든 가장 좋은 것은 자연스럽게 하는 것이 생태 법칙에도 맞다. 자연의 법칙에 따르자면 겨울에는 상대적으로 운동량이 좀 줄어도 문제 될 게 없다. 추운 날씨에 급작스러운 체온변화는 혈관계에 문제를 야기할 수 있고, 뼈관절과 근육도 추위로 인해 위축되어 있기 쉬우므로 무리한 운동은 피하는 게 좋다. 미끄러운 길에서 넘어질 경우 긴장된 근육과 뼈가 손상될 위험도 높고, 더욱이 겨울에는 쉽게 낫지도 않는다.

하지만 운동을 아예 안 할 수는 없다. 아무리 자연스럽게 계절의 조건에 따른다 하더라도, 인간은 다른 동물들처럼 겨울잠을 자는 존재가 아니기 때문이다. 겨울에도 다른 때와 마찬가지로 일상적인 활동을 계속해야 하기 때문에 오히려 몸 관리에 더욱 공을 들여야 할지도 모른다.

전립선을 강화하기 위해서는 매일 산책 이상의 하체운동을 하고 한두 시간은 햇볕을 쬐도록 한다(최소한 30분 이상). 담배를 끊거나 줄이고 식생활도 너무 기름지지 않도록 절제를 해야 한다. 무엇보다 자주 걷는 것이 이롭다. 항문 조이기나 단전호흡 같은 운동으로 생식기 주변의 미세근육들을 강화하면 전립선 보호에 도움이 된다.

붉은 포도주를 한 잔씩 마시는 것이 심장병이나 전립선 질환 예방에 좋다는 보고서도 종종 나온다. 우리나라 전통에서도 저녁 반주 한 잔이 노년의 건강관리에 도움 된다는 말이 있으니 참고할만하다. 다만 '약으로 한 잔'이어야지 '술'로 마신다 싶게 많이 마시는 것은 역효과다.

전립선의 월동준비

역법曆法상 사계절은 봄-여름-가을-겨울이 각기 석 달씩으로 구성 돼 있다. 음력으로 정월(1월)에 봄이 들어오고 섣달(12월)로 겨울이 끝 난다. 이론상 사계절은 제각기 석 달씩이지만, 사람들은 보통 여름과 겨울을 길게 느끼고 봄과 가을은 상대적으로 짧게 느낀다. 따라서 가 을의 한가운데 추석을 지나고 나면 금방 겨울을 체감할 수도 있다. 당 장 겨울이 아니더라도, 겨우살이 준비만큼은 더 미룰 수는 없는 때가 된 것이다.

인체의 건강관리 측면에서 보면 겨울은 가장 불리한 계절이라 할 수 있다. 건조하고 찬 겨울바람은 인체에 불리한 풍한서습조風寒暑濕燥 라는 다섯 가지 기운(환경조건) 가운데 적어도 세 가지를 한꺼번에 갖고 온다. 더구나 추운 날씨 때문에 다른 계절처럼 운동을 많이 하기도 어 렵다는 점을 생각하면, 체력을 유지하는 데에도 유난히 불리하다. 눈이 내려 길이 얼어붙기라도 하면 가벼운 산책조차도 쉽지 않게 된다.

그러므로 이 불리한 계절 조건에 대비하기 위해서는 체력관리와 영양 보충 같은 충분한 사전 준비를 겨울 채비로 빼놓지 않는 것이 현명하다. 전통 풍습으로 말하자면 겨울의 땔감과 먹거리를 비축하고 지붕을 새로 이어 삭풍에 대비하는 것 등이 겨우살이 준비의 핵심이었다. 오늘날 대개의 현대인은 이러한 겨울 준비의 부담에서 벗어나 있으나, 건강과 체력관리를 위한 준비는 여전히 개인의 몫으로 남아있다.

덥지도 않고 춥지도 않은 가을 동안 충분한 운동으로 신체 컨디션을 최대한 끌어올리는 것이 겨울을 대비하는 중요한 자세라 할 수 있다. 옛사람들은 주로 이 시기에 보약을 지어 먹고, 하다못해 닭 한 마리라도 고아 먹으면서 체력을 보충해두었다. 날이 선선해지는 가을은 약을 달이거나 고기를 고아 며칠씩 두고 먹어도 쉽게 상하지 않는다는 장점도 있는 데다, 여름 더위에 지친 몸을 추스르고 겨울 추위에 대비하여 영양을 비축하기 위해서였다.

특히 남성의 전립선은 추운 겨울에 유난히 불리한 환경을 맞게 된다. 전립선비대증 같은 만성화된 질환을 가진 남성이라면 이 시기에 더욱 관리에 주의하지 않으면 안 된다. 겨울은 활동이 적어 운동량이 부족해지기 쉬운데다 땀을 많이 흘리지 않기 때문에 소변량이 늘어난다. 찬 기운으로 몸이 위축될 때 더욱 소변이 자주 마렵기 마련인데, 전립선비대증으로 인해 배출이 원활하지 못한 사람이라면 그만큼 불편이나 고생이 커진다.

전립선비대가 심한 사람은 오줌이 막혀 잘 나오지 않는 요폐가 나타날 수도 있는데, 특히 감기약을 먹게 되는 경우 각별히 주의해야 한다. 재채기, 콧물 등에 작용하는 항히스타민제가 포함된 감기약은 요도의 막힘 현상을 심화시킬 수 있다. 전립선비대증 환자가 방광이 부어오를 때까지 소변이 나오지 않는 급성 요폐로 응급실까지 실려 가는 사건도 주로 겨울에 생긴다. 전립선비대증이 있는 사람은 감기약을 구입할 때 반드시 약사에게 이를 먼저 알려야 한다.

염증의 증상은 일반적으로 냉기를 느낄 때 증상이 더 악화된다. 전립선염이나 비대증이 있는 사람에게는 찬 바닥이 좋지 않다. 방구들에 아랫목과 윗목이 있던 시절에 나이 든 어른들이 따뜻한 아랫목을 떠나지 못했던 이유는 항문과 전립선 부분을 뜨끈한 바닥에 붙이고 앉아 지지면 증상이 완화되고 후련한 기분도 느낄 수 있었기 때문이다.

이 같은 원리를 이용한 전립선 관리기법이 바로 온열요법이다. 가려움이 심하거나 비대 증상이 심화될 때 뜨뜻한 물을 받아놓고 좌욕을 하거나 전기방석 등을 이용해 덥혀주면 일시적이나마 증상을 가라앉히는 데 도움이 된다.

겨울철 전립선 관리요령을 알아두는 것도 중요하지만, 추위가 닥쳐오기 전에 미리미리 전립선을 강화하는 운동과 관리를 시작하는 것이 더욱 좋다. 겨울에는 햇빛이 있는 시간을 놓치지 말고 쪼이면서, 안전하고 효과적인 운동을 할 수 있도록 보다 더 신경을 쓰는 게 좋다.

무엇보다 많이 걷는 것은 근육 강화와 비만 예방을 위해 필수적이다. 잘 걷지 않고 앉아서 지내는 습관은 기름기 많은 음식과 함께 전립선에 가장 위협적이다. 의자에 오래 앉아 있을 때는 적어도 한 시간에 한 번 이상은 자리에서 일어나 스트레칭이나 서성거리는 운동을 하고, 기회가 있을 때마다 계단을 오르내려 운동량을 최대화하는 게 좋다.

야외 운동이 어려운 시기일수록 일상에서 운동 효과를 얻을 수 있는 기회를 더 많이 찾아내도록 노력해야 할 것이다. 생각날 때마다 복식호흡을 하면서 항문 조이기를 하는 것도 좋다.

일상생활 속에서 남성을 강화하는 습관들

남자는 일생에 세 번 운다는 말도 있지만, 아내에게 미안한 순간도 세 번 온다고 한다. 첫째는 아내가 분만실에서 힘들게 출산할 때, 둘째는 과도한 카드대금 청구서가 날아올 때, 그리고 마지막은 부인이 비아그라를 사올 때라나.

반면 부인이 남편에게 실망할 때도 세 종류가 있는데, 첫째는 시내를 운전하고 지나가는 동안 길을 걸어가는 이쁜 여자에게 한눈팔 때, 둘째는 기껏 샤워하고 누웠는데 잠결인 척 돌아누울 때, 셋째는 비아그라를 사다 먹여도 효과가 없을 때라고 한다.

남자의 정력이 떨어지는 게 순전히 나이 탓뿐이라면, 중년 이후 남녀들은 오직 경제나 정치나 손주 키우는 재미 외에는 관심 둘 곳이 없을 것이다. 그러나 반드시 나이와 비례하는 것은 아니다. 중년을 넘은 나이에도 몸 관리를 철저히 하는 사람은 성생활을 거뜬히 유지할 수 있다.

몸 관리의 첫째는 적극적인 운동이다. 매일 일정 거리 이상을 힘차게 걷거나 뛰는 사람은 심장 기능이 유지되어 혈액순환이 활기를 유지하고 하체의 근육이 쇠퇴하지 않으므로 남성 기능을 잘 유지할 가능성이 높다.

중년 이후에 약화되기 쉬운 전립선 건강을 위하여 최소한 하루 30분 이상의 걷기를 권장하는 이유도 여기에 있다. 사무실에 드나들 때 계단을 이용하는 습관도 좋다. 하루 종일 앉아서 일할 때 남성의 성기는 답답한 옷 속에 갇혀 제대로 숨을 쉬지 못하며 바지 속의 온도도 올라가 호르몬기관들이 쉽게 피로해진다.

그 위에 복부 장기의 무게가 고스란히 실리면서 혈액순환이 느려져 발기력 약화뿐 아니라 전체적으로 기능이 저하되는 것이다. 책상에 앉아 있거나 종일 자동차 운전석에 앉아 있어야 하는 경우라도 바지 속에 땀이 배일 정도로 계속 앉아 있는 것은 피해야 한다.

좀 더 적극적으로는 회음부 주변의 미세근육들을 단련시키는 근육운동을 자주 해주는 것이 좋다. 심호흡과 더불어 항문을 조이고 푸는 운동이 가장 알기 쉽고 간편한 운동법인데, '항문 조이기', '항문호흡', '케겔 운동' 등으로 많이 알려져 있다.

복식호흡부터 시작해보자. 숨을 들이마실 때 배를 부풀리며 공기를 한껏 들이마시면 회음부는 자연히 이완된다. 이때 회음부 주변의 미세근육들이 전반적으로 함께 이완되는 느낌으로 하면 된다. 숨을 크게 들이마신 뒤에 호흡을 멈추는데, 이와 동시에 항문을 통해 외부 기운을 모두 빨아들인다는 기분으로 항문과 회음부 주위의 근육을 긴장시켜 조인 상태로 멈추는 것이다.

처음에는 이런 정지 상태를 1~2초간 유지하는 것도 어려울 수 있지만, 반복하여 훈련하면 숨을 멈출 수 있는 동안에는 얼마든지 긴장 상태를 유지할 수 있다. 그다음에 코를 통해 천천히 숨을 뱉어낸다. 숨을 뱉을 때 괄약근을 최대로 조이는데, 마치 아랫배까지 가득 찼던 공기를 내보내기 위해 서서히 쥐어짠다는 기분을 가지면 된다.

제대로 조인다면 괄약근의 긴장감은 곧바로 척추를 타고 올라가 대뇌와 정수리까지 뻗쳐오르는 기분을 느끼게 될 것이다. 성기 주변에 힘이 생기는 것과 동시에 머리까지 맑아지는 효과를 느낄 수 있다. 이 운동을 반복하여 습관이 생기면 점차 집중력이 높아지고 시력도 좋아져 일의 능률도 올라가게 된다.

이 운동은 성관계 시 작동되는 괄약근을 비롯하여 회음부의 1백 개가 넘는 미세근육들을 강화시키고 전립선을 강화하는 데도 효과가 있다. 조루 개선이나 발기력 향상, 사정시간 조절 등 성생활이 크게 개선될 수 있다. 한번 숨을 들이마시고 내뱉기까지 걸리는 시간은 짧게는 30초부터 길게는 2~3분 이상까지 늘려갈 수 있다. 복식호흡과 항문조이기는 배꼽 아래 있는 단전 부위를 의식하면서 하는 게 좋다.

정력이 충만할 때 단전은 단단해진다. 따로 운동시간을 만들지 않더라도 휴식 시간을 이용하여 앉은 자리에서, 혹은 자리에서 일어날 때마다 잠깐씩 되풀이하는 식으로 하기에도 적당하다. 밤에 잠들기 전, 혹은 아침 깨어난 직후 침대나 방바닥에 앉아서 해도 좋다.

또 다른 간단한 운동으로는 걸을 때 발뒤축을 살짝 들고 까치발로 걷기, 소변볼 때 뒤꿈치를 들고 누면서 괄약근을 조여 오줌 줄기를 끊었다 풀기를 반복하는 식의 단련법도 있다. 취침 전에 헐렁한 속옷을 입거나 모두 벗은 상태에서 하체를 좌우로 움직여 성기와 고환이 함께 흔들리게 하는 놀이(!)도 도움이 된다. 남성이 강해질수록 삶에도 자신감이 높아진다.

정력음식=건강음식, 동서양의 추천식품

　남성의 힘을 흔히 정력精力이라 하는데, 정이란 살아가는 데 필요한 생명의 기운이라 할 수 있다. 어머니의 뱃속에서부터 형성되어 앞으로 살아가는 기운의 원천이 되는 에너지를 '선천적 정'이라 하고, 태어난 뒤 여러 가지 음식과 공기 등으로부터 보충되는 영양을 통해 얻어지는 기운을 '후천적 정'이라 한다. 이것들이 삶을 유지하는 에너지다. 이 에너지는 기본적으로 몸의 건강과 뇌의 활동과 생식활동의 유지에 사용된다.

　정력이 떨어지면 오장육부와 뇌의 활동이 저조해지며 생식능력도 저하된다. 병들어 눕는 것은 정이 자기 주변으로부터 가해지는 외기의 기운보다 약해져서 밖으로부터 침투하는 풍한서습조의 기운을 감당하지 못한다는 의미이고, 자기 기운이 더욱 약해지면 마침내 생명이 위태롭게 되는 것이다.

그 어떤 작은 물체라도 거기에는 겉과 속이 함께 있게 마련이다. 이런 상대적 개념들 가운데 어느 것은 좋고 어느 것은 안 좋다고 단정하기는 어렵다. '빛은 좋은 것이고 어둠은 안 좋은 것이다'라고 생각하기 쉽지만, 1년 365일 어두운 시간 없이 오직 낮만 계속되는 곳이 있다면, 거기에서는 건강한 생명이 자라날 수 없다. 사람 또한 하루 한 번은 어둠 속에서 충분한 숙면을 취하지 않으면 건강에 큰 위협을 받게 된다.

물은 위에서 아래로 흐르는 것인데, 만일 흐르는 통로가 막힌다면 고여서 썩게 된다. 물이 쉼 없이 흐르고, 철 따라 초목은 피었다 지고, 바람은 흘러 오고 가는 데 막힘이 없어야 한다. 인체 역시 생태적인 자연스러움이 보장되어야 건강한 신체기능과 뇌의 작용, 즉 건강한 정신을 가질 수 있다. 생식기능 또한 그 자연스러움 속에서 원만하고 건강할 수 있다.

그러나 과연 현대인의 생활환경은 그러한 자연스러움을 유지하고 있는가. 지금 한국에서 젊은 부부들의 임신 출산 활동이 활발하지 못한 현상도 이런 맥락에서 살펴볼 수 있다. 생활환경의 생태에 문제가 있어 생식과 관련한 기능이 위축되는 것이다. 구체적인 원인은 복합적이다. 우선 잠을 충분히 자지 못한다는 점을 들 수 있는데, 오늘날의 도시에서는 온전히 조용하고 어두운 밤을 확보하기 어렵다.

충분히 어둡고 조용한 환경을 얻는다 해도 일에 대한 스트레스로 마음이 억압돼 있어 역시 편안한 잠을 얻기가 어렵다. 해야 할 일도 많고, 알아야 할 일도 많다 보면 편안히 누울 시간이 부족할 수도 있다. 일상적인 숙면이 불가능하다면 몸은 늘 지쳐있고 신경도 예민해진다. 잠재적인 스트레스를 피하기 어렵다.

대기오염과 불건전한 식생활도 몸의 생태를 해치는 요인이다. 이러한 원인으로 인해 몸의 생태 시스템에 지속적인 장애가 발생하면 기운이 허약해지고 정이 부족해지는 것은 당연한 결과다. 일상을 유지하는 데에도 벅찬 몸으로 활발한 성생활이나 생식활동을 기대하기는 어려울 것이다.

섹스는 단지 정을 소비하기 위한 행위가 아니다. 그것은 정을 소비하기도 하고 또 새로이 샘솟게도 하는 지극히 정당하고도 필수적인 행위다. 자연 속의 샘물은 주기적으로 퍼냄으로써 샘이 매몰되거나 썩지 않고 잘 유지된다. 정을 소비하고 축적하는 데에도 같은 이치가 적용된다.

자연환경이나 사회환경이 불건전해진다면(개개인이 손쉽게 바꿀 수 있는 것이 아니므로), 인위적인 방법으로 부족한 것을 보충하는 것이 불가피하다. 외부의 조명 때문에 침실이 너무 밝다면 두꺼운 커튼을 사용할 수 있고, 거실의 공기가 탁하다면 실내 식물을 가꾸거나 공기정화기와 가습 도구들을 사용할 수 있을 것이다.

음식으로도 도움을 받을 수 있는데, 특히 정과 기가 허해졌을 때는 정력을 북돋우는 음식을 먹는 것이 방법이다. 정력을 높이는 것은 단지 성 기능만을 목표로 하는 것이 아니다. 정이 강해짐으로써 오장육부와 뇌의 활동에 원기를 더할 수 있으니, 바로 심신의 건강을 위한 것이다. 한국에서는 이런 음식으로 특히 마늘, 부추, 새우, 낙지, 굴 등을 꼽았고, 싱싱한 야채와 과일을 매일 섭취하는 것을 기본으로 삼았다. 국제적인 의학단체들은 야채와 과일류를 하루 다섯 번 이상 섭취하는 것이 좋다고 권하고 있다.

나라마다 정력에 좋은 음식의 리스트가 가끔 발표된다. 2012년 미국의 영양학자가 발표한 '사랑을 돕는 8가지 음식' 리스트에는 붉은 포도주와 초콜릿, 오메가3가 풍부한 연어, 참치, 식물성 오메가3인 아마씨기름, 귀리(오트밀), 검은콩과 강낭콩 등 여러 가지 견과류, 블루베리, 산딸기 등 색깔 있는 알과일(berry류) 등이 포함되어 있다.

건강과 기력을 함께 챙기는 자연식품

　한방에서 사용하는 약재들은 대개 정력에도 좋다고 하는 인식이 있다. '한약은 곧 정력제다'라고 말하는 것은 무리가 있지만, 그렇다고 완전히 근거 없는 말이라고 할 수도 없다. 우선 한의원에서 처방하는 첩약의 재료 가운데는 기본적으로 정력에 도움 되는 약재들이 거의 빠짐없이 들어간다. 흔히 들어가는 인삼, 녹용이나 계피, 감초, 황기, 당귀들만 해도 혈행 개선이나 기력 회복을 통해서 결과적으로 소위 말하는 정력 강화 효과를 나타낼 수 있다.

　이런 약재를 쓰는 직접적인 목적이 반드시 정력을 개선하려는 데 있는 것은 아니다. 한의학은 오장육부의 균형과 조화로운 작용을 통해 총체적인 건강 상태를 회복하도록 돕는 원리의 의학이다. 따라서 어떤 질병이든 내부 장기의 상태를 함께 살피고 특히 허약하거나 문제가 생긴 장부계통의 회복이나 개선을 위한 처방을 내린다.

건강한 사람이라면 정상적인 성 기능을 갖는 게 당연하다. 정상적인 사람이라면 음식을 먹고 소화하고 배설하는 능력이 필수이듯이, 일상적 성생활이 가능한 정도의 기능에는 문제가 없어야 한다. 성욕이 떨어지거나, 마음이 있어도 몸이 차가워 반응하지 않거나, 몸이 뜨거워져도 발기가 제대로 되지 않거나, 발기가 되어도 굳세지 못하다면 몸의 기능이 정상 수준에 비해 저하 되어 있는 것이다.

물론 심리적인 이유도 있을 수 있지만, 그런 원인 없이 몸이 말을 듣지 않는다면 의학적으로 문제가 있다고 봐야 할 것이다. 대개 한약의 처방은 신체기능을 정상화하는 것을 목표로 하는 것인데, 그동안 몸이 허약했던 사람이 다른 치료를 받는 동안 '정력도 좋아졌다'고 느끼게 되는 것은 자연스러운 현상이다.

특별히 정력 회복이 필요한 경우에는 성 기능에 초점을 맞춘 전문적인 치료와 처방을 받을 수도 있다. 한방에서는 비아그라처럼 순간의 발기력만을 목표로 하는 치료가 아니라 성 기능과 연관된 신체 전반의 기능회복을 목표로 하게 된다. 물론 비아그라 이상으로 특정 기능을 빠르게 높여줄 수 있는 약재나 치료법이 없는 것은 아니지만, 그것은 근본적으로 바람직한 접근이 아니다. 인체 장기는 서로 유기적으로 연관되어 있어서, 오장육부 상호 간의 조화와 균형을 고려하지 않은 처방은 좋은 처방이 되기 어렵다. 발기부전이 나타난다 하더라도 그것이 근본적으로 어디가 약해서 생기는 문제인지를 정확하게 진단하고 근본부터 개선하고 들어가지 않는 대증對症치료는 가능하면 지양해야 할 것이다.

요즘 부쩍 늘어나고 있는 남성의 전립선 질환 치료에 있어, 전립선은 마이신이나 주사제로는 약물의 침투가 어려워 전립선 내부에 직접 약물을 투입하여 치료하는 세척요법을 사용하는데, 이러한 공격적인 한방 외치법을 사용할 때도 관련 장기의 상태를 정교하게 살펴서 내치內治와 외치外治가 동시에 이루어지게 해야 효과적이다.

몸을 깨끗하게 하려는 사람이 목욕을 하지 않고 옷만 새것으로 갈아입거나 목욕만 하고 옷은 갈아입지 않는다면 이내 다시 더러워질 수밖에 없다. 전립선 질환은 한방이나 양방에서 다 같이 완치가 어려운 것으로 간주되고 있으나, 내치와 외치를 병행하는 한방의 치료를 통해 개선 효과는 점점 높아지고 있다.

날이 더운 여름에 일시적으로 정력이 약화되는 것은 딱히 신체의 문제라고 단정 짓지 않아도 된다. 이런 날씨에는 체온 조절을 위한 체력 소모가 크게 늘어나기 때문에 인체는 에너지 절감을 위하여 자동적으로 덜 긴요한 기능들을 약화시킨다. 그 영향으로 성욕이나 성 기능이 약화된 듯 보이는 것뿐이다.

따라서 계절 요인에 의한 정력의 약화에는 발기력만 끌어올리는 약물 같은 것을 쓸 게 아니라 잠시 몸을 쉬어주며 영양관리 등으로 기력을 회복시키는 것이 급선무다. 체력을 전반적으로 강화시킬 수 있는 음식 등을 섭취하여 에너지 총량을 늘려줌으로써 체온 조절 능력과 정력을 동시에 유지할 수 있다.

삼지구엽초는 신경을 안정시켜 여름철 불면을 극복하는 데도 도움이 되며, 가시오가피는 피로를 물리치는 데 효과가 있는 식물이다. 인삼(홍삼)은 피로 회복과 함께 면역력을 높여주어 여름에 흔한 전염병이나 바이러스 감염질환 등으로부터 몸을 지키는 데 도움이 된다.

특별히 '약초'로 분류되는 특용 식물만 도움 되는 건 아니다. 여름철 식단에서 더덕, 도라지와 마늘 등은 신경을 안정시키고 소화력을 돕는 찬거리로 유용하다. 연근, 우엉과 같은 뿌리채소는 마음을 안정시켜 숙면을 돕는다. '제철 과일'이라는 말도 있듯이, 여름에 나는 과일과 채소들을 챙겨 비타민도 충분히 섭취하도록 하자.

마늘, 포도주, 양파를 섭취하라

구하기 쉽고 먹기 편한 식품 가운데서 전립선 건강에 좋다고 알려진 최고의 식품은 토마토다. 빨갛게 익은 토마토에는 리코펜 성분이 풍부한데, 이것은 몸 안에서 생성되는 활성산소를 흡수해 제거해주기 때문에 노화를 막는 데에도 효과가 있다. 활성산소를 줄인다는 것은 몸의 노화를 줄여준다는 것과 같은 의미다. 면역체계 활성화에 도움이 되는 아연Zn도 풍부하게 들어 있다.

토마토는 흔히 과일처럼 날로 먹는 경우가 많은데, 같은 양의 토마토에서 리코펜을 더 많이 섭취하기 위해서는 물에 삶거나 졸여서 먹는 것이 더 효과적이다. 토마토를 구하기 어려운 계절에는 토마토를 가공해 만든 소스가 많이 사용되는 식품을 자주 먹는 것도 좋다. 전립선 건강에 도움 되는 것으로 알려진 또 다른 식품으로는 마늘, 포도주, 양파 등과 식물성 지방이 풍부한 콩류를 꼽을 수 있다.

리코펜은 사과를 비롯한 과일에도 많이 들어 있다. 마늘의 효능은 2000년대 들어 항암효과에 대한 과학적 논문들이 발표되면서 세계적으로 주목을 받았다. 마늘의 알리신 성분은 전립선암 세포를 주입한 쥐 실험에서 80% 이상 암의 발병을 막아냈다는 결과가 보고된 바 있다.

이후 마늘은 국제보건기구가 추천하는 암 예방식품 1위에 랭크되었다. 알리신은 마늘을 익히거나 장아찌 등으로 가공하여 먹더라도 어느 정도 섭취가 되지만, 본래 열에 약하므로 날로 먹거나 살짝 익히는 정도가 좋다. 날로 먹을 때 나는 독한 냄새가 알리신 냄새다.

포도와 포도주는 폴리페놀 성분이 주 무기다. 이 가운데 몰식자산, 타닌산, 모린, 케르세틴, 루틴 등 다섯 가지 대표적 성분을 스페인의 한 연구소가 분석한 결과 전립선암 세포의 성장을 막고 암세포의 소멸을 촉진하는 효능이 있는 것으로 확인되었다. 폴리페놀은 색소 성분인데, 붉은 포도주의 색소가 특히 효과가 좋다. 이 성분들은 혈액순환에도 크게 도움을 주므로 심장병 예방에도 효과가 있다. 반드시 포도주가 아니더라도 여름에 포도를 충분히 먹어두면 좋겠다. 과일에서 신맛을 내는 여러 종류의 산酸 성분들은 일반적으로 몸의 피로회복과 면역력 향상에 효과가 있다.

식물성 지방에 대해서는 미국 뉴욕주립대학의 연구팀이 동물실험을 통해 효과를 발표한 적이 있다. 전립선암 세포에 대한 실험에서, 정제되지 않은 식물성기름과 견과류, 콩 등에서 얻은 식물성 스테롤이 많이 함유된 먹이를 먹은 쥐들은 다른 그룹의 쥐들에 비해 전립선암의 성장이 절반 이상 억제되었다. 시험관실험에서는 식물성 스테롤인 베타 시스테롤이 암세포 증식을 70% 이상 억제했다고 한다.

식물성 지방을 가장 손쉽게 얻을 수 있는 식물이 바로 콩이다. 콩은 전립선암을 비롯한 각종 암세포를 억제하는 데 유용할 뿐 아니라, 아르기닌 성분 때문에 발기력 증진에도 도움이 된다. 양파와 마늘, 부추는 말초 혈관의 노폐물을 제거하는 성분이 있으므로 혈액순환에 매우 도움이 된다.

미국의 암센터가 추천하는 전립선암 예방 성분으로는 비타민E와 셀레늄도 있다. 사우스웨스트 종양그룹이 임상실험을 통해 확인한 바에 따르면, 비타민E와 셀레늄은 전립선암의 위험을 30~60%까지 낮춰준다. 비타민D도 전립선암 예방에 효과가 있는 것으로 알려져 있는데, 비타민D는 피부가 햇빛을 받을 때 체내에서 자연 생성된다. 햇빛을 많이 받으면 전립선 건강에 도움이 되는 것이다.

해가 있는 시간에 야외에서 햇볕을 받으며 걷는다면 몇 가지 효과를 동시에 얻을 수 있는 셈이다. 미국 버몬트 대학에서는 비대해진 전립선에 알코올을 주입해 전립선비대 증상을 완화시키는 연구가 성공적으로 진행된 바 있다. 53g까지 비대해진 전립선에 알코올 성분을 주입한 결과 37g으로 증상이 감소하였다고 한다.

전립선에 약물을 직접 주입하는 방법은 세계의 여러 전문 의사들에 의해 시도된 바 있다. 전립선은 조직의 특성상 먹는 약이나 주사약 등으로 효과를 얻기가 어렵기 때문에 이 방법은 합리적일 수 있다. 치료

효과를 높이기 위해서는 단순한 알코올이 아니라 전립선 질환에 효과를 낼 수 있도록 성분이 최적화된 약물을 개발하는 것이 과제라 할 수 있다. 전립선 조직에 잘 침투되기 위해서는 삼투압의 원리를 이용하는 것이 불가피하므로 약물의 농도는 적절하게 조절되어야 한다. 이 원리로 개발된 전립선세척요법에 한방적 전통치료법을 가미한 전립선 EZ요법에는 25년이 넘는 전립선 전문 치료의 노하우가 담겨 있다.

남성 강화를 위한 은밀한 훈련 8가지

우주와 사물의 기초성분과 그것에 작용하는 에너지의 원리를 설명하려는 시도는 아주 먼 옛날부터 있었다. 그리스의 경우 기원전 7~6세기 무렵 밀레토스의 현인들에게서 여러 가지 발상들이 전해졌다. 우주는 흙으로 이루어졌다거나 생명의 기원은 물이라거나 공기라거나 불이라고 하는 정의들이다. 탈레스, 아낙시만드로스, 아낙시메네스, 피타고라스 등의 시대에 이미 지구가 둥글다거나 별이 흙으로 되어 있다는 등의 지식이 있었다는 것은 놀랍기도 하다.

동양에서는 밀레토스의 현인들보다도 더 멀리 기원전 12세기쯤에 '주역'(64괘)이 완성되었는데, 그 바탕이 되는 음양오행의 사상은 기원을 모를 만큼 더 오래전부터 전해졌다. 사물의 이치를 음과 양이라는 두 가지 상대적 개념을 가지고 설명한 이론은 매우 과학적이며 탁월하다. 높음과 깊음, 밝음과 어두움, 차가움과 뜨거움, 이러한 상대적 속성들 사이에서 운동 에너지가 발생한다. 이러한 에너지가 인간의 심리에 작용할 때, 그것이 욕망이다.

노자老子의 상선약수上善若水라는 말은 에너지가 물 흐르듯 자연스럽게 순환하는 것이 선善(=자연스러움)이라는 뜻으로도 해석할 수 있다. 인간의 욕망도 마찬가지다. 문명사회가 가진 여러 가지 제도나 관념, 관습에 의해 일정하게 억압이 가해지긴 하지만, 가장 좋은 것은 필요와 충족의 사이클이 물 흐르듯 자연스럽게 순환되는 일이다. 그것은 정신적 평화를 위해서나 신체의 건강을 위해서도 바람직하다.

일찍이 중국의 황제가 나이 들면서 몸이 쉽게 피로해지는 것을 이유로 성생활을 중단하고자 했을 때, 수도자인 선녀仙女는 그것을 만류했다. 역시 욕망은 자연스럽게 해소시키는 게 건강에 바람직하다. 음양 기운의 조화를 위해 별도의 기술을 배울 필요도 없이, 남자와 여자가 따로 있음으로 해서 자연스럽게 음과 양의 기운을 순환할 수 있다는 건 실로 오묘한 매카니즘이 아닐 수 없다. 어쩌면 성생활을 잘 조절하는 것만으로도 건강관리의 절반은 성공할 수 있을지 모른다.

옛날 사람들은 섭생과 운동, 그리고 잘 조화된 성생활을 건강관리의 주요 요소로 여겼다. 특히 성생활은 가장 직접적인 음양의 조화운동이므로 가장 자연스럽고 편안하게 유지할 수 있도록 하는 것이 바람직하다. 잘하면 건강에 크게 도움이 되고 잘못하면 건강을 크게 해칠 수 있기 때문이다.

음과 양의 기운이 순환함에 있어 어느 한쪽이라도 너무 넘치거나 너무 모자라지 않게 조화를 도모하는 것이 이상적이다. 특히 성생활을 통한 양생법은 '방중양생술'이란 기법으로 발전되었다. 간단히 설명하기는 어려우나 대원칙을 한마디로 요약하자면, '기운이 넘칠 때는 배출하고 모자랄 때는 자제하여 저장하라'로 말할 수 있다. 남성의 기운을 보전하기 위해 일상에서 간단히 실행할 수 있는 단련법들을 소개한다.

▲ **냉온욕** : 샤워할 때 음경을 위로 치켜 잡고 더운물을 5회 끼얹는다. 충분히 릴렉스되었을 때 찬물을 5회 끼얹는다. 이 방법을 10회 반복한다.

▲ **치골마찰** : 손바닥을 펴서 엄지를 제외한 네 손가락으로 치골 부위를 가볍게 누르며 시계방향으로 20회, 반대방향으로 20회 돌리며 문질러준다.

▲ **두드리기** : 적당히 발기되었을 때 귀두 끝부터 연필 끝으로 가볍게 두드려준다. 다음에는 음경 전체를 오르내리며 골고루 두드려준다.

▲ **탄력 운동** : 발기된 페니스 끝을 엄지손가락을 이용해 최대한 아래로 누르고 항문에 힘을 주어 강하게 조였다 풀기를 20회쯤 반복한다.

▲ **주무르기** : 발기된 상태에서 음경을 손으로 꽉 움켜잡았다가 놓기 10회, 고환을 움켜잡았다가 놓기 10회. 같은 동작을 5회 반복한다.

▲ **소변볼 때 하는 훈련** : ① 까치발로 서서 일을 본다. 소변볼 때가 아

니더라도 자주 발끝으로 서는 연습을 하면 도움이 된다. ② 소변을 보다가 갑자기 멈춘다. 의도적으로 소변줄기를 뚝뚝 끊어가며 누는 것도 좋다. 조루 예방에 효과가 있다.

▲ **회음부 자극** : 항문과 고환 사이 한가운데 경혈지점을 마찰하거나 눌러준다.

▲ **흔들기** : 옷을 벗었거나 헐렁한 바지를 입은 상태에서 양쪽 다리를 어깨너비 정도로 벌리고 서서 허리를 상하좌우로 강하게 흔들어준다. 평소 통풍이 잘되는 헐렁한 바지를 입는 것이 좋다.

▲ **물구나무서기** : 두 손을 깍지 끼어 뒷머리를 감싼 채 거꾸로 선 자세에서 허리에 힘을 주면서 다리를 서서히 들어 올리고 복식호흡을 하면서 항문을 조인다.

"침착하게…" 전립선도 관리가 대세

몸에 병이 생겼을 때 그것을 즉각 '처치'한다는 개념의 의료 패러다임은 아무래도 20세기를 정점으로 바뀌기 시작한 것 같다. 많은 종류의 질병들이 즉각적인 치료와 처치보다는 기다림과 관리가 더 효과적이라는 관점이 늘어났다. 실제로 환자들이 병을 대하는 방식도 이런 방향으로 바뀌는 추세다.

바이러스에 의해 일어나는 증상에 대해 항생제나 해열제 같은 것으로 대응하는 '신속한 처치'보다는 꾸준한 운동과 영양관리 등 근본적으로 몸을 건강하게 하는 노력을 통해 바이러스나 세균에 대한 저항력, 질병에 대한 면역능력을 기르는 평소의 '꾸준한 대비'가 더 중요하다는 인식이 늘어났기 때문이다.

수년 전 미국 캘리포니아 의과대학 연구팀은, 미국 내 의학계에서 초기 전립선암을 적극적인 방법으로 처치하지 않고 '예의주시watchful waiting'하는 방법을 택하는 비율이 크게 높아졌다고 발표한 바 있다. 1990년부터 2009년까지 수술이나 방사선, 호르몬요법을 쓰지 않고 종양이 커지는지 예의주시하는 방법을 택하는 비율은 7%에 불과했으나, 2010년대 들어서는 그 비율이 무려 40%로 높아졌다는 것이다.

물론 다른 곳으로 전이 없이 전립선에서만 국소적으로 나타난 초기 암의 경우에 한정된 것이지만, 뒤집어보면 2009년 이전까지는 대다수 초기 환자들이 공격적인 치료를 받았다는 얘기가 된다. 그런데 예의주시 방법이 급격히 올라간 데에는 그만한 이유가 있다. 이는 초기 암에 수술이나 방사선 호르몬요법 같은 적극치료를 하는 것이 그냥 놓아두는 것보다 낫다는 결론을 얻지 못했거나, 굳이 수술이나 방사선 호르몬요법을 쓰지 않고 놓아두어도 당장 치명적으로 위험하지 않음이 통계적으로 입증된 데 있을 것이다.

보도를 보면, 코퍼버그 박사는 국소적인 전립선암이 대부분 큰 문제를 일으키지 않고 진행 속도도 매우 느리기 때문에 특히 고령 환자의 경우 적극적인 치료를 하지 않고 놓아두어도 대개는 자기 수명까지 사는 데 큰 문제가 없다고 설명했다. 오히려 방사선 치료를 택하는 경우 성 불능, 요실금 등 보다 심각한 부작용이 나타날 수 있다. 전립선암과 관련하여 사망하는 사례를 비교해보아도 치료 없이 관찰만 하는 경우의 사망률은, 공격적인 치료를 받은 환자의 사망률보다 훨씬 낮다고 한다.

전립선암을 가진 90대 노인 환자를 상담한 적이 있었다. 가장 간단하고 확실한 치료법은 수술로 전립선을 절제하는 방법이라는 의사의 설명을 듣고 고민 중이라고 했다. 절제를 할 것인가, 치료하지 않고 두고 볼 것인가. 지금 미국 의사들의 추세를 따른다면, 그대로 두고 보는 것이 낫다. 그러나 환자는 전립선이 구체적으로 몸 안에서 어떤 기능을 하는가를 잘 알지 못한다.

90대 노인이 성생활에는 더 이상 미련이 없다 하더라도, 소변은 어떻게 할 것인가. 전립선이 없어지면 소변을 전혀 조절할 수가 없게 된다. 병든 전립선이지만, 그것이 급격히 악화하거나 다른 곳으로 전이될 위험이 크지 않은 이상, 더 커지는 여부를 살피면서 두고 보는 것이 소변 조절 기능을 상실하는 것보다 훨씬 나을 것이다.

나아가 미국의 비뇨기과학회는 전립선특이항원검사PSA에 대해서도 과過진단의 위험성이 재평가되어야 한다며 그 횟수를 줄일 것을 권고했다. 40세 이하에서는 PSA검사가 거의 필요치 않고, 70세 이상에서의 주기적 PSA도 불필요하다는 것이다. 지나치게 공세적이고 적극적인 치료에서 한발 물러서려는 추세는 전립선암뿐 아니라 갑상선암이나 자궁경부암, 또는 고혈압, 당뇨 같은 다른 종류의 만성 난치질환에서도 목격된다. 다만 '예의주시'라는 방법은 대다수 환자에게 새로운 불안감을 남긴다.

병이 생길 때마다 병의원으로 달려가 즉각적이고 적극적인 처치를 받는데 익숙한 현대인들로서는 '가만히 두고 본다'는 것이 마치 그것을 방치하여 더 악화되기를 기다리는 일은 아닐까 불안해하는 것이다. 감기에 관한 재미있는 서양속담이 있다. '감기는 약을 먹으며 치료하면 1주일 만에 낫고, 치료하지 않고 놓아두면 7일이 지나야 낫는다.'는 말이다. 적극치료보다 예의주시하는 방법이 더 나을 수 있는 질병은 의외로 많다.

예의주시하는 방법의 성패는, 그것을 어떤 자세로 지켜보느냐에 달려있다. 막연히 놓아두는 것은 방치일 뿐이고, 예의주시하면서 몸에 필요한 보조적 관리가 효과적으로 이루어지는 것이 중요하다. 신체가 더 강인한 저항력을 발휘해서 암이 더 악화되지 않고 점차 극복해갈 수 있는 계획을 찾아내는 게 관건일 것이다.

'일단 멈춤'의 건강법

어떤 사람이 자기 그림자가 두렵고 발자국 남는 것이 싫어서 그것들로부터 달아나려 했다. 그림자보다 빨리 달아나고 발자국으로부터 벗어나려 했지만, 아무리 빨리 달아나도 그림자는 몸에서 떨어지지 않았고, 발을 디딜 때마다 발자국이 생기는 것도 피할 수 없었다.

그는 아직 자기가 충분히 빠르지 않기 때문이라 생각하여 더욱 빠르게 뛰었는데, 그래도 결과는 마찬가지였다. 그는 점점 더 빨리 달아나기만 하다가 결국 지쳐 죽고 말았다. 중국 고전 《장자》에 나오는 예화다. 쉬지 않고 달리다가 지쳐 죽었다는 뜻으로 질주불휴 절력이사(疾走不休 絶力而死)라는 고사가 여기서 나왔다.

질주疾走라는 말은 병적으로(미친 듯이) 달린다는 뜻이다. 고대 사람들이 이미 질주라는 말을 썼으니, 그보다 속도가 한결 빨라진 현대인들의 삶에서 질주라는 말은 과장법도 아니다. 한 인간이 사회생활을 시작하면서 20년, 30년 살아온 세월을 돌이켜보면, 그사이에 엄청나게 많은 길을 지나오고 많은 사건을 거쳐 왔음을 발견하게 될 것이다.

질주를 잠깐 멈추고 지나온 시간을 되돌아보는 나이는 대략 중년 이후가 될 것이다. 자부심 느낄 일도 많지만 후회되거나 아쉬웠던 순간도 많을 것이다. 만일 질주해 온 시간의 대가로 이제 안온한 휴식을 취하면서 남은 생을 여유롭게 보낼 준비가 되어 있다면 그 질주는 결코 후회될 게 없을 것이다. 그러나 대다수의 사람들은 후회와 아쉬움을 느낀다.

경쟁사회에서 살아남기 위해 질주해 오면서 겪은 일들을 회상하면 명예와 회한이 한꺼번에 밀려와서 때로는 참을 수 없이 벅차오르기도 하고 때로는 한없이 후회스럽기도 하다. 한 가지 다행스러운 것은, 미친 듯한 레이스를 마치고 나무 그늘에서 쉬는 동안 느끼는 이 같은 감정은 대다수 사람에게 똑같이 일어난다는 점이다. 정도의 차이는 있을지언정, 잠시라도 이 복합적인 감정에 휩싸이지 않는 사람은 없을 것이다.

중요한 것은 지난 일에 대한 감정에 너무 오래 매여 있지 않고 벗어나는 일이다. 여러 가지 정신적 위로를 주는 수양의 프로그램들도 좋지만, 그와 함께 힘써야 할 일은 육체의 건강이다. 아무리 마음 달래는 훈련을 한다 해도 몸이 건강하지 않고는 지난 시간에 대한 낭패감으로부터 쉽게 벗어나기 힘들다. 노쇠해진 몸은 심리적으로 자신감을 빼앗아 정신력을 더욱 약화시키기 때문이다.

옛날 선비들은 글공부만 하지 않고 신체의 건강을 돌보기 위한 다양한 양생법이나 활인술들을 함께 연구하여 실생활에 응용했다. 공자 문하에서는 사서오경 외에 활쏘기가 체력단련을 위한 필수교과였다. 퇴계선생의 활인법도 선비들의 신체단련법으로 전해온다.

중·노년의 건강 이상 신호는 주로 뱃살과 전립선의 변화에서 감지된다. 체력단련을 소홀히 하여 근육이 줄어들 때면 십중팔구 뱃살부터 늘어난다. 배가 임신부처럼 부어오를 정도가 되면 고지혈증으로 시작해서 고혈압, 동맥경화, 심장병의 위험이 커졌을 것이다. 호흡이 곤란하고 혈액순환이 둔해지면 자연히 몸 안에 산소공급이 원활치 않게 된다. 위로는 뇌세포와 신경의 작용에 지장을 주고, 아래로는 전립선의 활동이 둔해지면서 성기능 장애를 초래한다.

신체 조직의 유기적 연관성을 생각한다면 이와 연관된 여러 가지 질병의 가능성을 유추하기란 어려운 일이 아니다. 날씨가 추워지면 이미 문제가 있는 전립선은 곧잘 증세가 악화된다. 전립선비대증 환자가 갑자기 증세가 악화되어 급성요폐로 응급실을 찾는 것도 겨울에 자주 있는 일이다. 이러한 증상은 흔히 감기약과 연관이 있다.

전립선비대증 때문에 평소 소변 배출이 시원치 않던 사람이 감기약을 먹었을 때 감기약에 포함되는 성분들(콧물을 억제하는 항히스타민제, 기관지 확장을 돕는 에페드린 등)이 방광수축을 방해하여 소변 배출이 어렵게 된다. 이 때문에 전립선비대증이 있는 사람은 감기약을 함부로 먹지 말고 약을 처방 받을 때는 반드시 의사에게 먼저 이 사실을 알려야 한다.

　전립선에 불리한 겨울이 다가오면 다음과 같이 전립선 상태를 미리 점검해보자. 최근 한 달을 기준으로 ▲소변을 보고 나서 곧바로(2시간 이내) 다시 소변을 본 일이 있다. ▲소변 줄기가 약해졌다. ▲소변을 갑자기 참기 어려운 적이 있다. ▲용변 후 잔뇨감이 느껴진다. ▲소변 줄기가 끊어진다. ▲소변이 잘 안 나와 시간이 걸린다. ▲취침 도중 소변 때문에 깨어난 적이 있다. 해당 항목이 여럿이거나 한두 가지라도 빈도가 잦다면, 적극적인 관리가 필요하다는 신호로 받아들여야한다.

끝나지 않을, 노년의 성을 대비하라

독신으로 살고있는 소설가 K씨는 요즘 덧없이 삭아가는 육체의 고민을 호소하고 있다. 한동안은 남자라는 자존심 때문인지 '섹스쯤이야'라면서 마치 성욕 정도는 초월해 사는 사람처럼 굴더니 얼마 전부터는 '앞으로 발기가 가능할지 모르겠다'며 엄살인지 하소연인지 장탄식이 늘어졌다. 진화이론에 있는 '용불용설用不用說'의 취지에 따른다면, 잘 사용하지 않는 신체 기관의 퇴화나 무력화는 정해진 이치다.

그렇다면 독신인 그는 정말 걱정하는 것처럼 모든 남성 기능이 퇴화되고 말까. 전문가 입장에서 말한다면 그가 그대로 모든 것이 퇴화되어 열반(?)에 들 때까지 무용지물이 되리라는 단정은 성급하다. 1년을 쉬었든 10년을 쉬었든, 인간의 성 기관은 물리적으로 망가지지만 않았다면, 그가 살아있는 한 얼마든지 재활(?)이 가능하다. 또 건강하게 살기 위해서는 이런 힘을 되찾아야 한다.

남자는 젓가락 들 힘만 있어도 그것에 대한 욕망이 남아있다고 한다. 그런데 이 말은 잘못됐다. 진실은 '남자나 여자나'라고 보아야 하지 않을까 싶다. 우리 오랜 관습을 보더라도 이런 무의식적인 관념은 뿌리가 깊다. 예를 들어 어떤 사람이 배우자와 사별했을 때, 사람들은 흔히 살아남은 사람이 여자일 때보다 남자일 때 그를 더 많이 걱정해주는 경향이 있다.

특히 여자보다는 남자의 재혼에 대해 더 관대하고 필요성도 더 높다고 생각한다. 자식들이 나서서 홀어머니를 위한 새아버지를 구하려는 경우와 홀아버지를 위해 새어머니를 구하려는 경우를 비교해본다면, 우리 의식 속에 자리하고 있는 차별의 뿌리는 보다 구체적으로 드러난다.

방송의 토크 프로그램에 출연한 연예인이 '홀로된 우리 어머니가 재혼한다는 것은 생각하고 싶지도 않다'라고 말하는 장면도 쉽게 볼 수 있다. 그러나 이들 가운데 '홀로 된 우리 아버지가 재혼한다면 평생 반대하겠다'고 말하는 사람은 보기 어렵다.

2012년 80세의 나이로 죽은 뉴욕의 저명한 잡지편집자 헬렌 브라운은 1962년에 독신 여자들의 섹스를 주제로 하는 책을 써서 큰 사회적 반향을 얻었다. 그때까지 독신 여성들의(60년대는 주로 미혼의 '골드미스'들이 주제) 섹스는 미국사회에서도 그저 공공연하면서도 은밀한 얘깃거리에 지나지 않았지만, '혼자 사는 여자들도 섹스를 즐긴다'와 같은 주제가 공개적인 매체에서 다뤄짐으로써 충격을 주었다.

요즘도 TV에서 방영되는 '섹스 & 시티'라는 테마 드라마는 헬렌 브라운이 일으킨 사회적 반향의 연장선상에 있다. 갱년기나 60대를 넘은 여자들에게서는 이성에 대한 관심이나 성욕이 아예 사라지거나 무시해도 될 만큼 충분히 진정되는 것으로 오해하는 사람들이 많다.

물론 대다수 독신의 중·노년들이 부질없는 환상으로 정신적 고통을 당하느니, 가족이나 친척 등 주변 사회가 요구하는 자제력을 택해 살고 있는 것 같지만, 그것이 '욕망의 소멸'을 의미하는 것은 결코 아니다. 어쩌면 가족이나 사회가 강요하는 기대에 부응하려는 처절한 노력을 감추고 있는 것이다.

미국에서 50대 이상 이혼 남녀를 대상으로 수행된 한 조사에 따르면 이혼 후 2년 이내에 재혼이나 데이트 등의 형태로 새로운 로맨스를 시작한 사람의 비율은 남자나 여자 모두 절반이 넘었다. 남자는 81%, 여자는 75%였다 하니 남자들이 좀 더 적극적이라는 말을 할 수는 있겠지만 여자들의 적극성 역시 크게 뒤지지 않았다는 것이다.

신체 생리적으로 여자는 남자보다 환경 적응력이 훨씬 뛰어나며, 노년의 건강 상태 역시 남자보다 우수하다. 남자들은 여자에게 의존하지 않고 살기가 힘들지만, 여자들은 남자 없이도 아주 잘 산다. 현대에 와서 여자들의 수명이 남자보다 훨씬 더 길다는 점이나 90대 이상에서 여자의 숫자가 남자의 숫자보다 훨씬 더 많다는(대략 75:25 비율로 기울어진다) 점을 생각해 보라. 여자는 남자보다 훨씬 강한 존재다.

미국에서는 중년까지 독신으로 살던 여자가 67세에 남자를 구한다는 광고를 내서 평생에 못다 한 섹스를 경험한 뒤, 그 모험담을 책으로

엮어 낸 일도 있다(Jane Juska라는 이름을 검색해보라. 생생한 실화다). 중년에 접어들면서 몸이 지치고 발기력이 떨어질 때, 곧 부부생활이나 로맨 스로부터 은퇴할 것이라고 게으르게 생각하는 남자들이라면 새겨들 어야 할 일이다.

당신은 쉽게 은퇴할 수 없을 것이다. 이제는 몸이 말을 듣지 않는다 고 엄살 부리면서 '성적 은퇴'를 선언한다면 당신은 진짜 '퇴물'이 될 수도 있다. 몸을 단련하고 전립선을 추스르면서, 최소한 인간다운 삶 을 포기하지는 않도록 반드시 노력해야 할 것이다.

KI신서 10126

걸어라, 사랑을 향해

1판 1쇄 인쇄 2022년 3월 21일
1판 1쇄 발행 2022년 3월 28일

지은이 이은주
펴낸이 김영곤
펴낸곳 (주)북이십일 21세기북스

TF팀 이사 신승철
TF팀 이종배
출판마케팅영업본부장 민안기
마케팅1팀 배상현 한경화 김신우 이보라
출판영업팀 김수현 이광호 최명열
제작팀 이영민 권경민
진행·디자인 다함미디어 | 함성주 홍영미 유혜진 유예지

출판등록 2000년 5월 6일 제406-2003-061호
주소 (10881) 경기도 파주시 회동길 201(문발동)
대표전화 031-955-2100 **팩스** 031-955-2151 **이메일** book21@book21.co.kr

© 이은주, 2022
ISBN 978-89-509-9958-2 03510

(주)북이십일 경계를 허무는 콘텐츠 리더

21세기북스 채널에서 도서 정보와 다양한 영상자료, 이벤트를 만나세요!
페이스북 facebook.com/jiinpill21 포스트 post.naver.com/21c_editors
인스타그램 instagram.com/jiinpill21 홈페이지 www.book21.com
유튜브 youtube.com/book21pub

· 책값은 뒤표지에 있습니다.
· 이 책 내용의 일부 또는 전부를 재사용하려면 반드시 (주)북이십일의 동의를 얻어야 합니다.
· 잘못 만들어진 책은 구입하신 서점에서 교환해드립니다.